DR. MED. MATTHIAS RIEDL
MIT KATHRIN HALFWASSEN

DER ULTIMATIVE SCHLANKHEITS-CODE

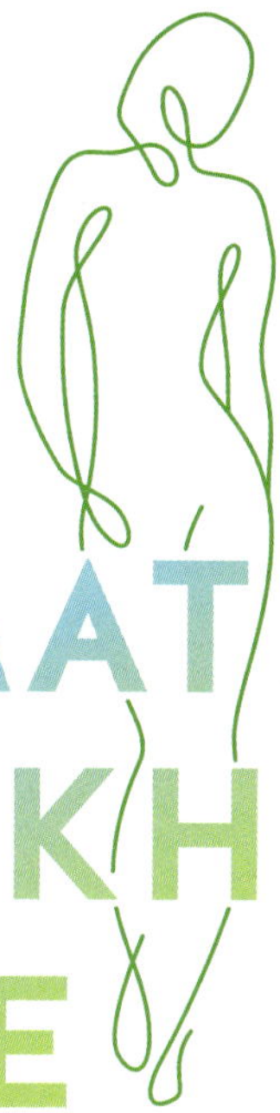

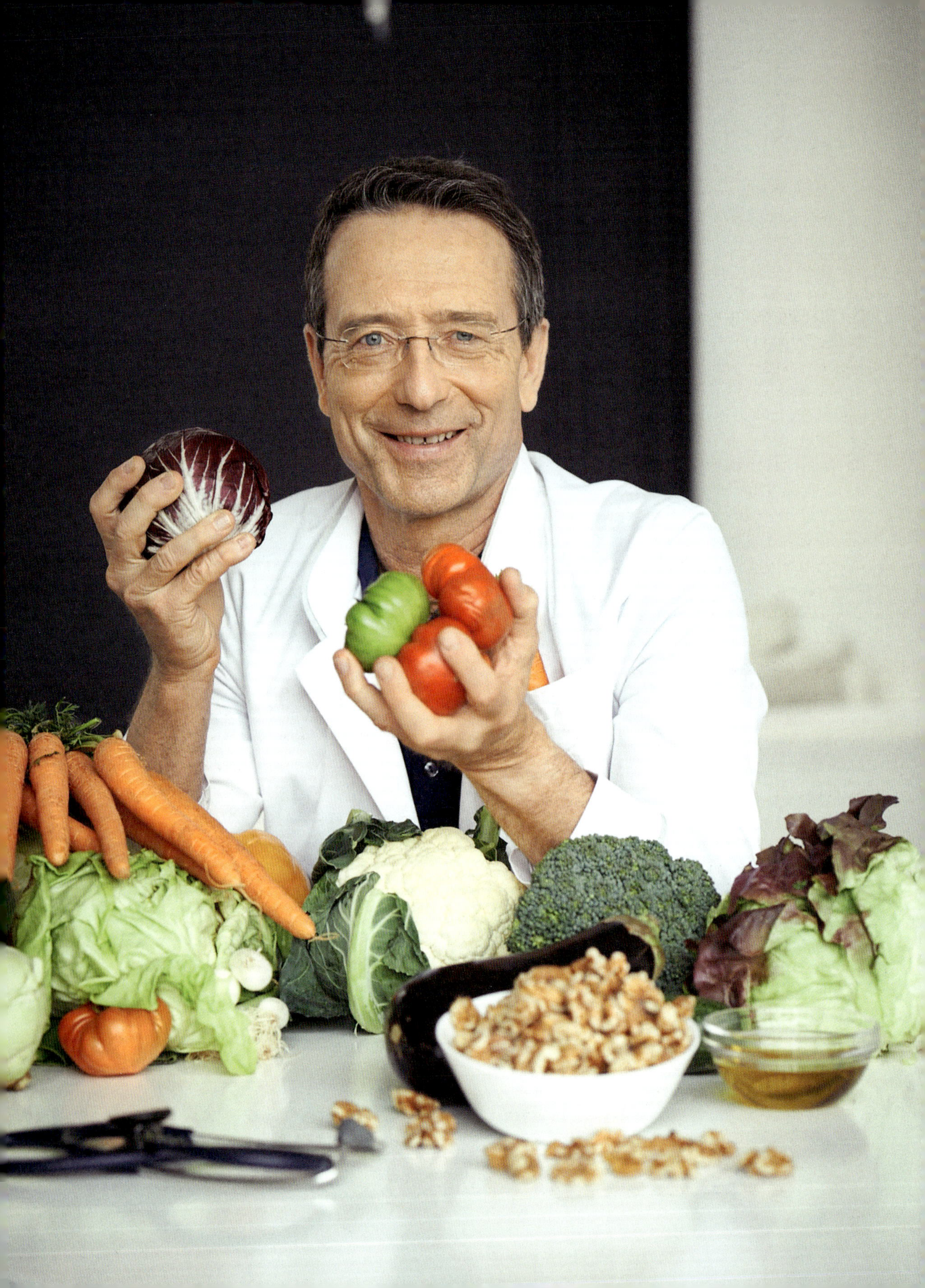

EIN WORT VORAB

Liebe Abnehmwillige, Naschkatzen, Waage-Hasser, Wohlfühlgewicht-Suchende, Idealgewicht-Suchende, Nachtesser, Schoko-Süchtige, Diätskeptiker, Diätgläubige, Diätkonzept-Verwirrte, Wunderdiät-Verweifelte, Dauer-Ernährungsumsteller und nicht zuletzt Dicken-Witz-Geplagte!

Der Titel dieses Buches ist gewagt. Denn »der ultimative Schlankheitscode« – das klingt nach etwas wie einer letzten Wahrheit. Und natürlich kann es die nie geben. Denn jede Forschung, auch die zum Thema Schlanksein, hat ihre Grenzen. Zudem kann das, was den einen Gewicht verlieren lässt, für den anderen ungünstig sein, etwa weil er Vorerkrankungen hat. Dass nun trotzdem das Wort »ultimativ« auf dem Cover steht, hat einen einfachen Grund: Es gibt im Bereich der Ernährungsmedizin inzwischen viele nachweisbare Fakten und Zusammenhänge, die der Wahrheit sehr nahekommen. Die zusammengenommen also tatsächlich so etwas bilden wie den ultimativen Schlankheitscode.

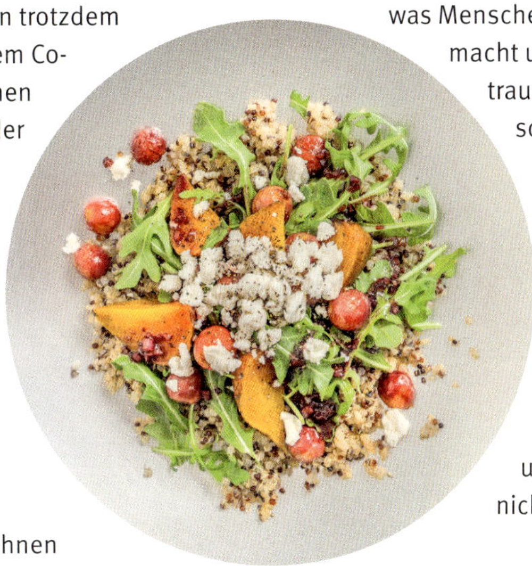

Dieses Wissen will ich mit Ihnen teilen. Und damit auch anschreiben gegen Pseudo-Experten, die neue, möglichst simple (und meist absurde) Abnehmkonzepte kreieren. Die »Expertise« dieser Menschen beruht meist auf der Tatsache, dass sie selbst irgendwann einmal abgenommen haben oder aber nie wirklich dick waren. Als Diät-Gurus podcasten und influencern sie sich durch die Bevölkerung und erklären dabei, wie einfach es doch sei, ähnlich schlank und fit zu werden. Mit ihrer Gier nach Geld und Anerkennung diskreditieren sie jede ernsthafte Ernährungsforschung. Und bereiten allen Schuld- und Schamgefühle, die mit den vermeintlichen Wunderrezepten immer wieder scheitern (müssen).

Doch nur, wer die Erkenntnisse der Schlankforschung umsetzt, kann wirklich nachhaltig abnehmen. Dass ich dies so rückhaltlos sagen kann, liegt an meiner umfassenden Erfahrung aus der Praxis. Als Ernährungsmediziner helfe ich seit 30 Jahren Übergewichtigen beim Abnehmen. Ich beschäftige mich also täglich mit der Frage, was Menschen individuell schlank macht und schlank hält. Daher traue ich mir auch zu, die Forschungsergebnisse zu bewerten und einzuordnen. Ich nutze dafür in diesem Buch – wo immer möglich – die bewährten Symbole »+« und »–«, etwa um darzustellen, welche Nährstoffe uns beim Schlankwerden unterstützen und welche nicht.

Wenn Sie das Buch gelesen haben, werden Sie also sehr genau wissen, welche Ernährungskonzepte und Lebensmittel Ihnen tatsächlich beim Abnehmen helfen – und womit Sie sich im Gegenteil selbst sabotieren. Dadurch werden Sie bald viel Spaß auf der Waage haben. Und unseriöse Diät-Gurus? Können nie (wieder) bei Ihnen landen …

In diesem Sinne: Viel Freude bei der Lektüre, beim Umsetzen der Erkenntnisse – und ein langes gesundes Leben mit einer schlanken Figur!

Ihr Matthias Riedl

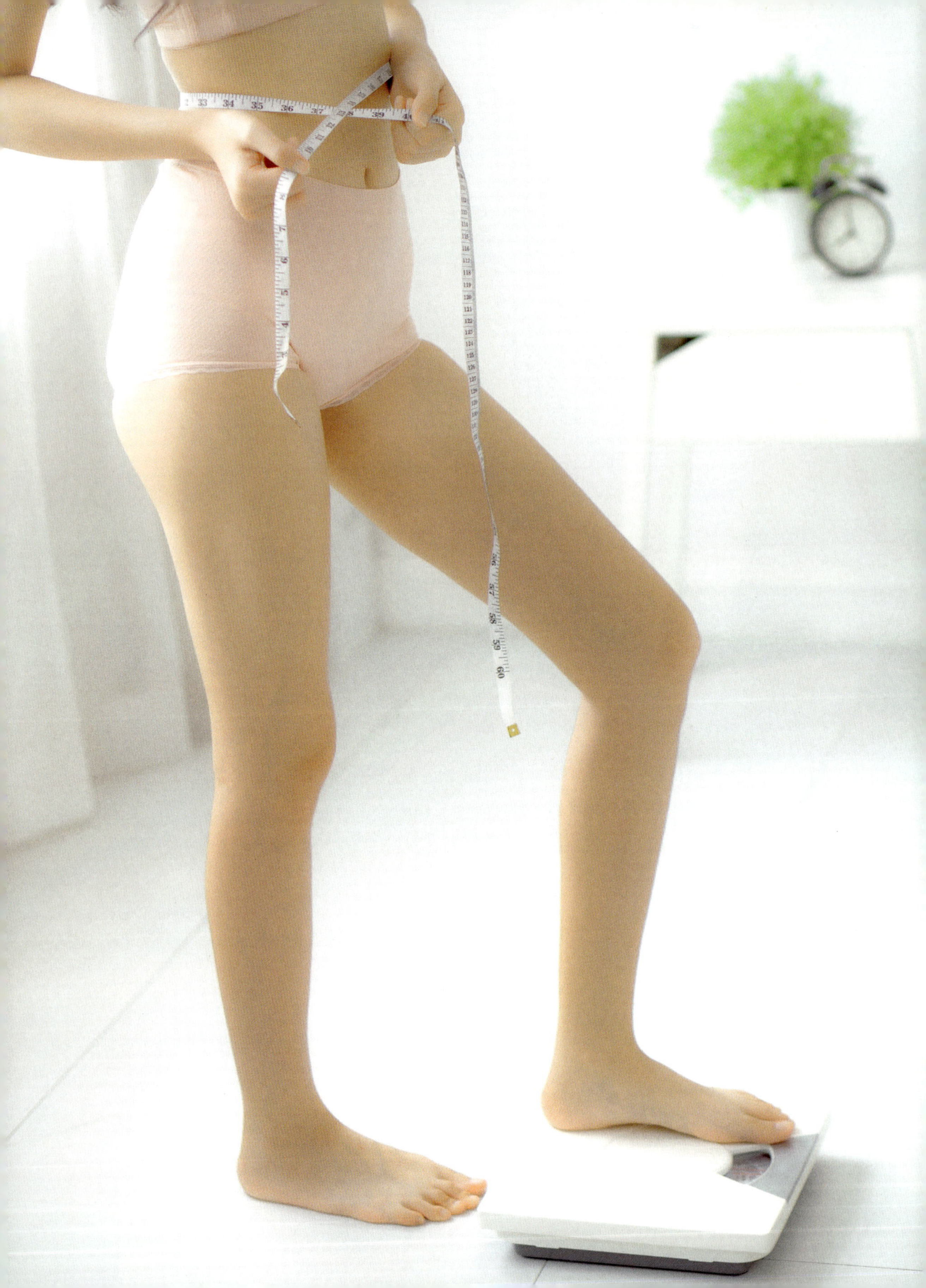

GIBT ES DIE ULTIMATIVE SCHLANK-WAHRHEIT?

Ernährungswissenschaftler gewinnen immer umfassendere Erkenntnisse zur Frage, was uns dick macht und was umgekehrt der Figur guttut. Trotzdem werden Studienergebnisse häufig angezweifelt. Auf den folgenden Seiten erfahren Sie, warum eine gewisse Skepsis mitunter berechtigt ist, eine seriöse Forschung aber grundsätzlich üblich – und nötig!

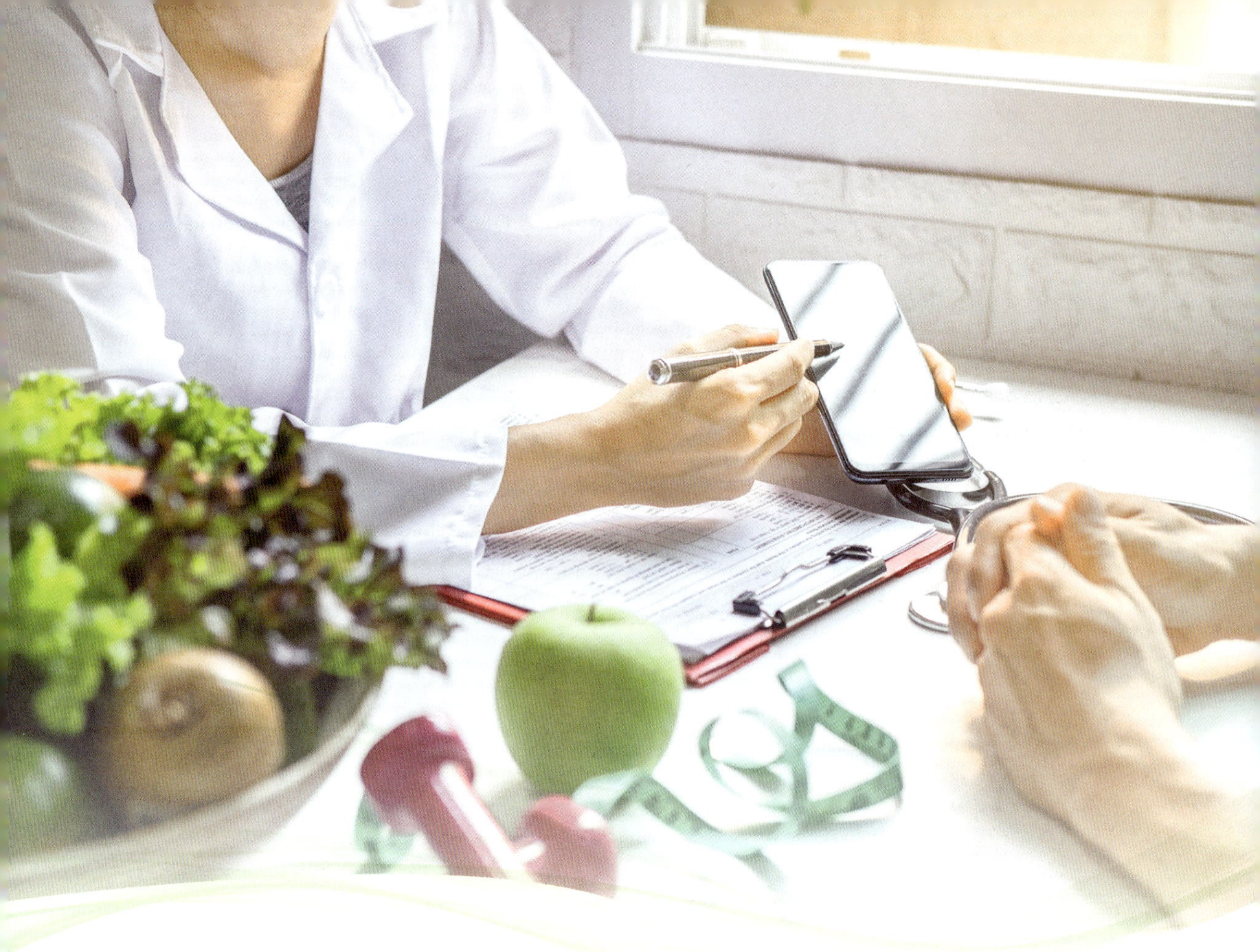

SCHLANKFORSCHUNG ALS ERNSTE WISSENSCHAFT

In den letzten 15, 20 Jahren hat die ernährungsmedizinische Forschung unglaubliche Fortschritte gemacht: schlicht, weil das Problem Übergewicht und die damit verbundenen Folgekrankheiten weltweit zum immer größeren Problem werden und das entsprechende Forschungsfeld längst kein Randgebiet mehr ist.
So wächst die Zahl und Qualität der Studien kontinuierlich: Mittlerweile haben Wissenschaftler zu großen wie spezielleren Themen in Sachen Ernährung umfangreiche Erkenntnisse erzielt. Wie etwa zu den Fragen »Warum essen wir, wie wir essen?«, »Inwieweit beeinflussen Evolution und Kultur unser Essverhalten?«, »Welche Rolle spielen die einzelnen Organe im Hinblick auf das Gewicht?«, »Was bringen die verschiedenen Diäten?« – und natürlich vor allem zur großen und entscheidenden Frage dieses Buchs: »Welche Ernährungsweise sorgt für eine schlanke und damit gesunde Figur?«

Da ich mich als Ernährungsmediziner schon aus beruflichen Gründen – aber auch aus privatem Interesse heraus – stets informiert halte und darüber hinaus im engen Kontakt mit Kollegen stehe, entgeht mir nichts, was relevant ist. Diese wirklich wichtigen Forschungsarbeiten also haben Eingang in das vorliegende Buch gefunden. Indes, allen Erfolgen der Forschung zum Trotz, stelle ich fest: Wenn ein Ernährungsmediziner mit Experten anderer Disziplinen am Tisch sitzt, ist er bis heute mitunter so etwas wie der verschrobene Onkel, den man einladen muss, weil er zur Verwandtschaft gehört. Den man ab und an eine Rede halten lässt – insgesamt aber nicht immer richtig ernst nimmt. Auch wenn sich dieses Image glücklicher- und notwendigerweise langsam wandelt, so hat die Skepsis nachvollziehbare Ursachen. Diese möchte ich nicht verhehlen, sondern Ihnen nachfolgend in aller gebotenen Kürze darstellen. Meine Hoffnung: Indem ich die Schwierigkeiten der ernährungsmedizinischen Forschung zum Thema Schlanksein offen benenne, gewähren Sie, liebe Leserin, lieber Leser, mir im Anschluss den nötigen Vertrauensvorschuss. Denn nur wenn Sie mir glauben, dass ich die präsentierten Erkenntnisse sorgfältig ausgewählt und geprüft habe, sind Sie nach der Lektüre (hoffentlich) angemessen motiviert, um Ihre Ernährung anzupassen.

SCHWIERIGKEIT 1: DAS WEITE FORSCHUNGSGEBIET

Setzen Ernährungswissenschaftler Studien auf, die sich mit der Frage befassen, was uns schlank macht beziehungsweise schlank hält, wissen sie schon vor der Auswahl ihrer Probanden: Es spielen Dutzende andere Fachgebiete in Ihre Beobachtungen mit hinein – abgesehen von Disziplinen wie Materialforschung und Astrophysik vielleicht. Wenn die Forscher also wirklich gute Arbeit machen wollen, müssen sie umfassend gebildet sein: Sie sollten beispielsweise über die Einflüsse der Genetik auf unsere Figur ebenso Bescheid wissen wie über medizinisch-physiologische, psychologische und auch soziologische Aspekte, die unser Essverhalten bestimmen. Der Blick über den Tellerrand hinaus ist also Grundvoraussetzung, um überhaupt eine gute Fragestellung entwickeln zu können, anschließend die Probanden richtig auszuwählen – und schließlich die Ergebnisse angemessen zu deuten und einzuordnen. Über diesen klaren Blick verfügen nicht alle Wissenschaftler.

SCHWIERIGKEIT 2: KEIN GOLDSTANDARD

»Macht ein hoher Fleischkonsum dick?« Die Überlegung, wie solch eine Frage zu beantworten wäre, macht eine weitere Herausforderung der Ernährungsforschung deutlich: Erkenntnisse lassen sich in den meisten Fällen nur über sogenannte Beobachtungsstudien gewinnen. Wissenschaftler könnten für Antworten auf die obige Frage beispielsweise den BMI einer großen Anzahl von Fleischfans messen – und mit dem einer ebenso großen Zahl von Veganern vergleichen. Tatsächlich zeigen entsprechende Studien: Begeisterte Fleisch- und Wurst-Esser weisen vergleichsweise häufig Zivilisationskrankheiten wie Adipositas, Krebs und Diabetes auf. Das Problem: Solche Untersuchungen können wechselseitige Beziehungen abbilden, sogenannte Korrelationen, nicht aber ursächliche Zusammenhänge (Kausalitäten) erklären. Denn womöglich ist es nicht (nur) das viele tierische Fett, das die Menschen krank macht. Vielleicht bewegen sich Fleischfans weniger als andere? Oder essen auch ansonsten ungesünder, konsumieren also etwa zu wenig Gemüse? Um wirklich klären zu können, ob Fleisch tatsächlich dick macht, bräuchte es eine sogenannte »randomisierte, kontrollierte« Studie. Wissenschaftler müssten dafür zunächst – möglichst

Der Grund dafür: Wir sind umgeben von einem historisch einzigartigen Überfluss. Und dem geben wir uns, wenn wir uns selbst von der Kette lassen, hemmungslos hin – evolutionär bedingt, wie Sie noch sehen werden. Wir greifen also ganz intuitiv natürlicherweise sehr viel lieber zum Burger als zur Gemüsesuppe, snacken lieber Chips als Rohkost – und rutschen so mit Ansage ins Übergewicht mit all seinen üblen Folgekrankheiten. Intuitives Essen klappt in einer natürlichen Lebensumgebung, aber nicht mehr in unserer modernen westlichen Welt!

INFO

ZAHLEN UND FAKTEN RUND UMS ÜBERGEWICHT

- Seit 1975 hat sich die Zahl der Übergewichtigen weltweit verdoppelt.
- Hierzulande sind etwa 57 Prozent aller Menschen übergewichtig (BMI über 25) – Tendenz steigend.
- Etwa jeder Vierte in Deutschland ist fettleibig, also adipös (BMI über 30) – Tendenz ebenfalls steigend.
- Bei Kindern und Jugendlichen zwischen elf und 15 Jahren sind 18 Prozent der Mädchen und 14 Prozent der Jungen übergewichtig.
- Die durch Übergewicht verursachten Kosten – wie etwa Behandlungs- und Arzneimittelaufwendungen, Kosten für Produktionsausfall oder vorzeitige Verrentung – machen in westlichen Industrienationen bis zu 15 Prozent der gesamten Gesundheitskosten aus. In Deutschland sind es laut Schätzungen 22 Milliarden allein für das Jahr 2020.

Abgesehen von solchen allgemeineren Konzepten ist das Prinzip hinter hippen Abnehmtrends meist gleich: Man nehme eine Gruppe von Lebensmitteln, die einen speziellen Stoff in großer Menge aufweisen, lasse dann einen Star diese Lebensmittel essen – bei insgesamt deutlich reduzierter Tagesenergiezufuhr – und erkläre den erwartbaren Gewichtsverlust des Promis anschließend nicht mit der verringerten Kalorienzahl, sondern einer vermeintlichen Schlankwirkung der jeweiligen Lebensmittelgruppe. So geschehen etwa bei der aktuell angesagten Sirtfood-Diät. Natürlich sind die propagierten sirtuinreichen Lebensmittel wie Grünkohl, Buchweizen und Walnüsse gesund und mit einem besseren Gewichtsverlauf assoziiert – per se schlank machen sie aber nicht!

All dieser Unbill zum Trotz: Die Zahl der ernst zu nehmenden Studien ist in den letzten Jahren enorm gewachsen. Ebenso die Anstrengung, die Qualität ernährungsspezifischer Forschung zu sichern – eine Studie wie die gerade erwähnte, die den Einfluss der Lebensmittelindustrie auf die Wissenschaft beleuchtet, wäre vor einigen Jahren noch undenkbar gewesen.

Daher konnte ich für dieses Buch aus dem Vollen schöpfen! Ich habe mit meinem Team Tausende Studien durchforstet – immer mit einem inneren Zensor im Kopf, der die Frage aufwarf: »Kann ich diese Erkenntnis zum Thema Schlanksein guten Gewissens weitergeben?« Nun, da Sie dieses Buch in den Händen halten, werden Sie direkt bemerken: Es ist nicht wenig, was es zu berichten gibt. Dem englischen Philosophen Francis Bacon wird der berühmte Satz zugesprochen: »Wissen ist Macht.« Diesen möchte ich, in aller Bescheidenheit, ein klein wenig ergänzen: »Wissen ist Macht – und macht schlank.« In diesem Sinne: Folgen Sie mir in die faszinierende Welt der Schlankforschung. Jedes Gramm Wissen, dass Sie sich auf den folgenden Seiten aneignen, wird Sie Kilos kosten und Ihnen damit jede Menge Spaß auf der Waage bereiten.

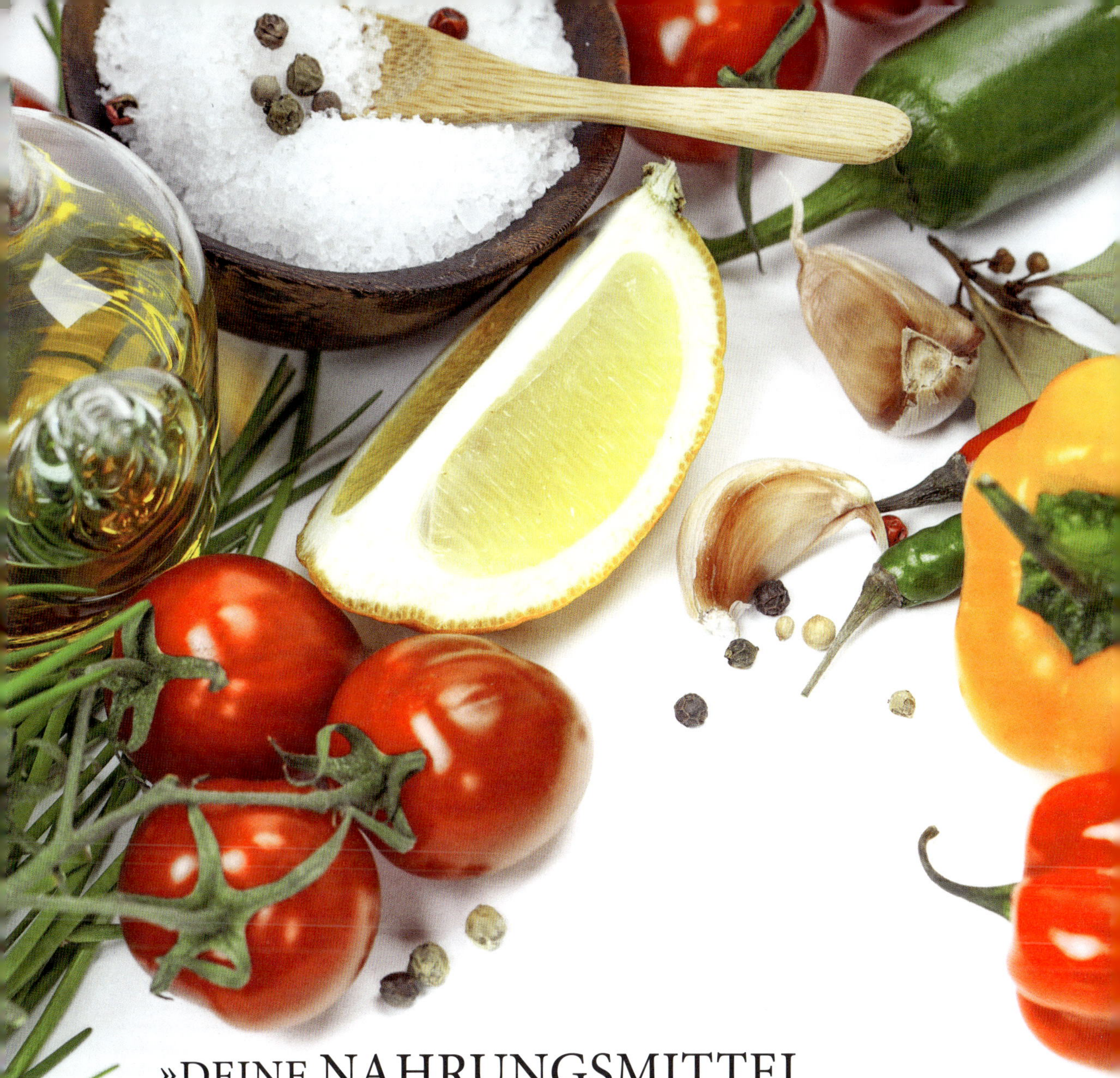

»DEINE NAHRUNGSMITTEL SEIEN DEINE HEILMITTEL.«

HIPPOKRATES

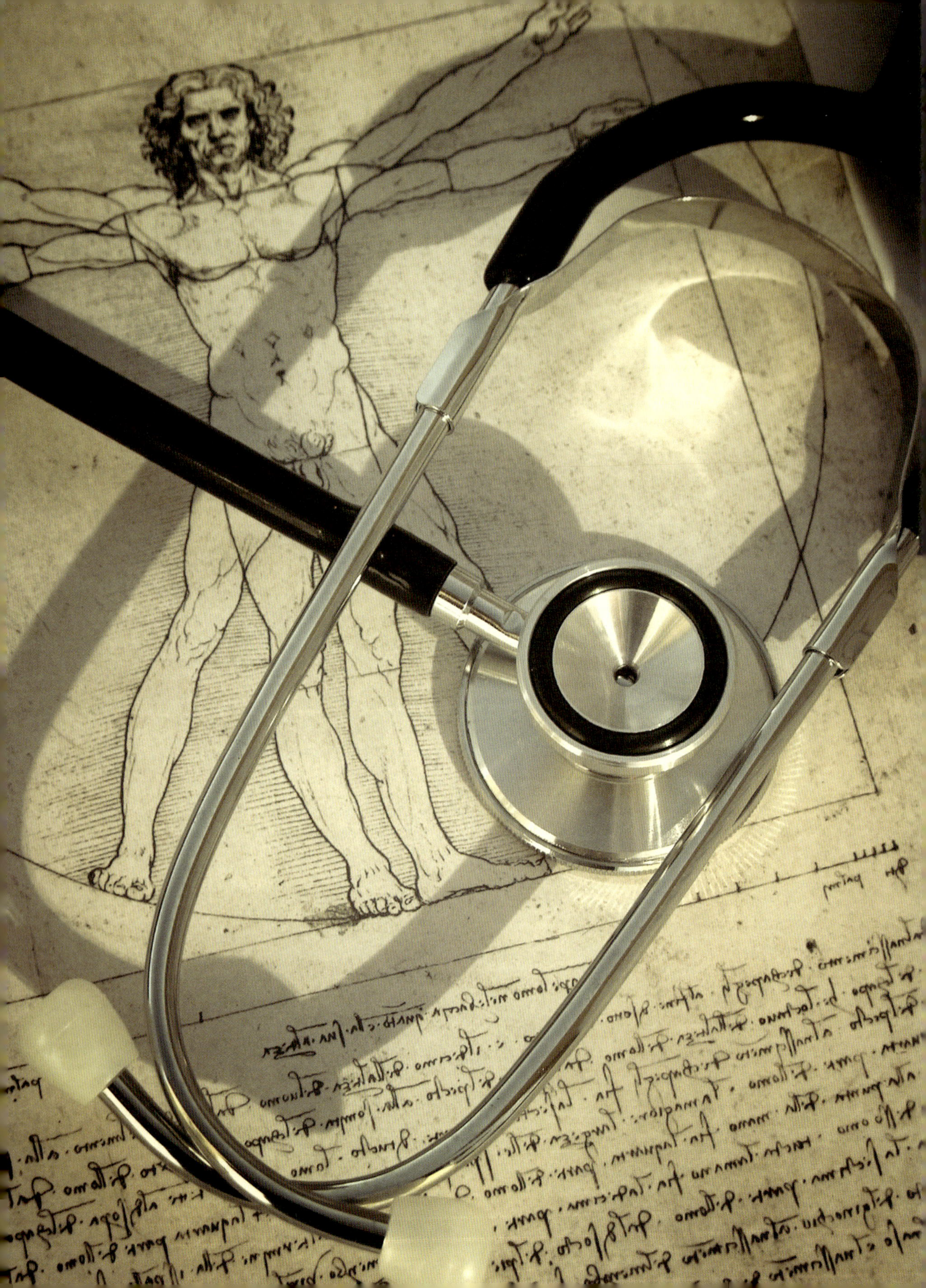

ESSEN – VIEL MEHR ALS NUR NAHRUNG

Menschen, die beim Abnehmen allein auf ein angepasstes Nährstoffverhältnis achten, werden zuverlässig scheitern. Denn ehe wir die Speisekammer umräumen, gilt es zu verstehen, welche Funktionen Essen für jeden von uns hat: Dies schafft die Voraussetzung für eine ganzheitliche und damit dauerhaft erfolgreiche Ernährungsumstellung.

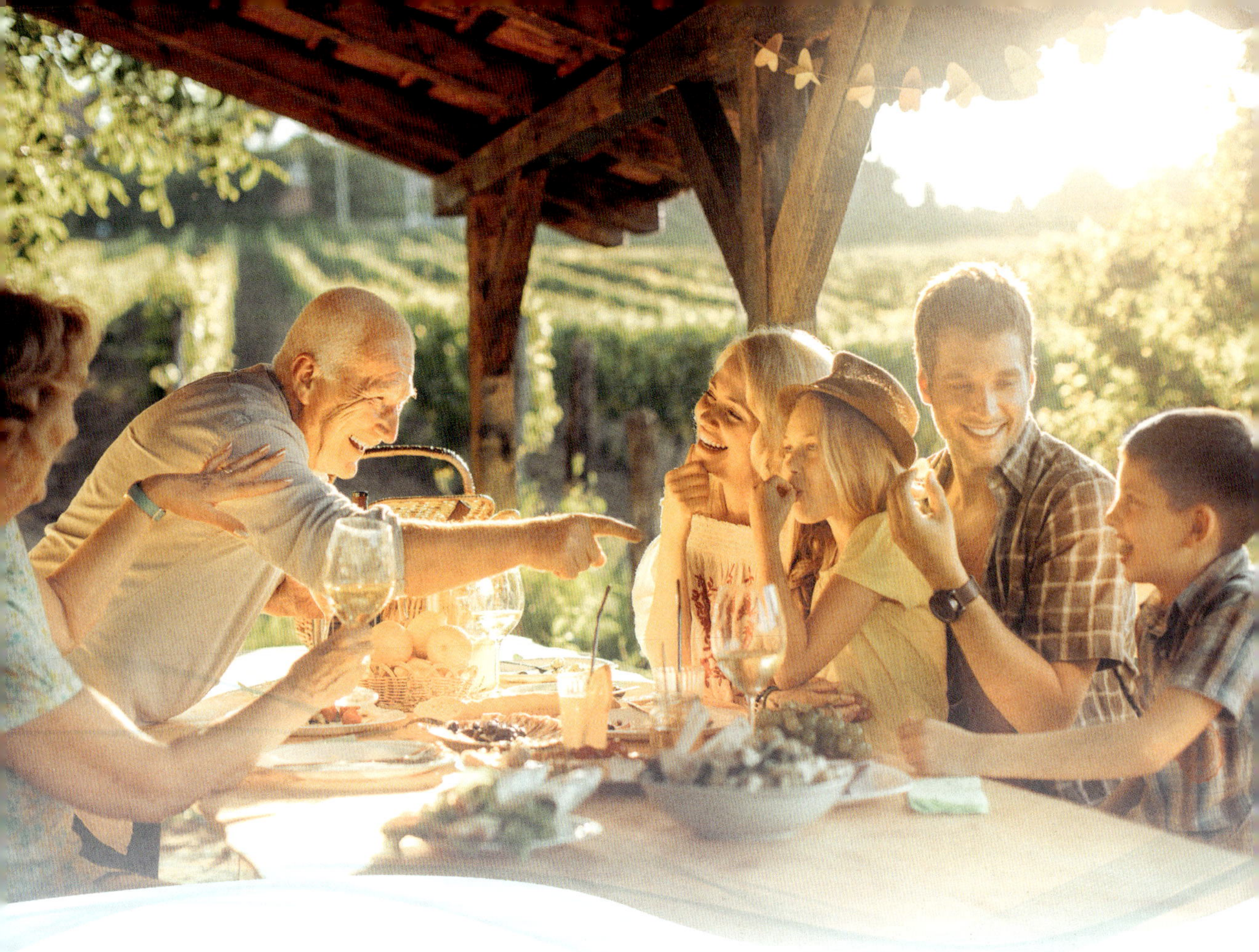

DER MENSCH – DAS ESSENDE SOZIALE WESEN

»Essen hält Leib und Seele zusammen.« – »Liebe geht durch den Magen.« – »Jemandem ordentlich die Suppe versalzen.« Ein kurzer Blick auf den Schatz der Redewendungen genügt, um zu erkennen: Wenn wir etwas zu uns nehmen, bedeutet das sehr viel mehr, als unseren Körper mit Nahrung zu versorgen. Es geht um mehr als Verdauungs- und Stoffwechselprozesse. Obwohl diese Tatsache so offensichtlich ist, beschäftigen sich nur die allerwenigsten mit der Frage, wie soziale Faktoren unser Essverhalten und unsere Figur beeinflussen. Dabei kann niemand, der ernährungsmedizinische Empfehlungen isoliert betrachtet, nachhaltig abnehmen. Denn dafür braucht es auch ein tiefes Verständnis davon, dass Essen einen essenziellen Bestandteil unserer menschlichen Kultur darstellt. Nur wer über die vielfältigen Funktionen von Lebensmitteln, Gerichten und Mahlzeiten Bescheid weiß und erkennt, wie sie unser individuelles Essverhalten

steuern, kann Letzteres auf genussvolle Weise und damit dauerhaft in Richtung »gesund« und »schlank« drehen.
Genau diese Voraussetzung schaffen Sie mit der Lektüre der nächsten Seiten.

MAHLZEIT! SOZIALE FUNKTIONEN DES ESSENS

Ob Nudeln mit Tomatensauce oder Salat mit Ofenlachs: Egal wie eine Mahlzeit auch aussieht – immer ist sie für uns Menschen ein intensives Erlebnis, bei dem Genuss, Gefühle und soziale Rituale eine wichtige Rolle spielen. Mit jeweils ganz verschiedenen Funktionen.

Nahrung als Genussgarant

»Essen ist der Sex des Alters«: Diesen Spruch höre ich in meiner Praxis regelmäßig, vor allem von Männern in den 70ern. Sie wollen mir damit augenzwinkernd zu verstehen geben, warum sie ein paar Pfund zugelegt haben und dieses Übergewicht kaum loswerden. Natürlich muss ich dann schmunzeln. Zum einen, weil ich als Ernährungsmediziner genau weiß, dass eine angepasste Ernährung und der Abbau von Übergewicht wieder zu mehr Spaß im Bett führen können – und zwar durchaus auch bei Männern über 70. Und zum anderen, weil dieser Spruch etwas extrem Wichtiges illustriert, das den meisten, die ihn zitieren, nicht bewusst ist: Kochen und Essen sind tatsächlich zutiefst sinnliche Erlebnisse. Ein Beispiel: Wir kneten den Brotteig, sehen, wie der Laib im Ofen seine verführerische Kruste bekommt. Wir riechen diesen unvergleichlichen Duft, während das Brot abkühlt. Wir hören das verführerische Knistern, wenn wir es brechen. Wir nehmen die jedes Mal wieder so betörende Aromenvielfalt wahr, wenn wir den ersten Bissen kauen – und die Geschmacksrezeptoren mit den Duftrezeptoren Tango tanzen. Kurz: Lebensmittel, die wir mögen, sind das sprichwörtliche Fest für die Sinne!
Damit gehört Essen zu den Genussgaranten schlechthin – wie ein Entspannungsbad, eine Folge der Lieblingsserie, ein gutes Buch, ein edler Whiskey oder (ab und an) eine Zigarre. Werden uns diese Genussgaranten geraubt, etwa weil Schokolade während einer Diät auf der Verbotsliste steht, halten wir diesen Zustand eine kurze Weile durch, nie aber auf Dauer.

Nahrung als Kitt der Gemeinschaft

»Du bist, was du isst«: Auch an diesem Satz ist viel Wahres dran. Allerdings geht es dabei nicht allein um die Frage, inwieweit uns Lebensmittel ausreichend mit Nährstoffen versorgen. Vielmehr verdeutlicht dieser Spruch Folgendes: Nahrung und Mahlzeiten setzen den Einzelnen in Bezug zu anderen. Und machen damit aus einem Individuum das Mitglied einer Gemeinschaft – kurz: einen Menschen. Da jeder von uns essen muss, meist mehrfach am Tag, bilden kulinarische Routinen die stabilsten Rituale, die wir haben. Und damit zugleich jene, die uns am stärksten prägen. Mahlzeiten beeinflussen also unsere Identität in umfassender Weise mit, indem sie gruppenbildend wirken – von der sehr kleinen bis zur ziemlich großen Gemeinschaft.

Die Familie

Kommt ein Kind auf die Welt, sind die Eltern Bezugspunkt Nummer eins: Was auch immer sie den Jüngsten voressen, möchte und wird auch der Nachwuchs irgendwann zu sich nehmen. In der ursprünglichen Natur wirkte dieses Verhalten lebenserhaltend: Das Kind lernte dadurch, was essbar war – und was möglicherweise tödlich. Entsprechend bildet bis heute jeder Mensch während seiner Kindheit Vorlieben aus, die vermeintlich individuell sind, in Wahrheit aber nichts anderes als eine Folge der elterlichen kulinarischen

Erziehung und damit der Prägung! Während es in der Kernfamilie des einen Kindes etwa morgens Käsebrötchen gibt, mittags Milchreis und abends Wurstbrot, verzehrt man in einer anderen zum Frühstück Müsli, zum Mittag Bratkartoffeln und abends Salat. Indem der Nachwuchs an diesen Ritualen teilnimmt, macht er die Gewohnheiten zu seinen eigenen. Knüpft enge innerfamiliäre Bande – und stärkt diese mit jeder Mahlzeit.
Wie wichtig solche kulinarischen Traditionen sind, zeigt die Tatsache, dass jede Familie ihre eigenen hat. Häufig zeigen sich diese bei festlichen Anlässen, etwa an Geburtstagen: Die eine Familie begeht das Jubiläum mit einem Besuch des immer gleichen Restaurants, für die andere ist eine Kaffeetafel mit Kaltem Hund obligatorisch und für die dritte macht erst das Spanferkelgrillen den Start ins neue Lebensjahr perfekt.

Die Region und das Land

Mit der Zeit weitet sich der Bezugsrahmen, in dem ein junger Mensch seine kulinarische Prägung erfährt: Das Kind lernt bald auch die Eigenarten der weiteren Verwandtschaft kennen – und schließlich, etwa im Kindergarten, der Schule und bei lokalen Festen, die Rituale der Bewohner einer Region. Indem es auch diese Traditionen übernimmt, wird es zum Mitglied dieser größeren Gruppe.

Essen und Trinken – nicht nur Nahrungsaufnahme, sondern auch Heimatgefühl.

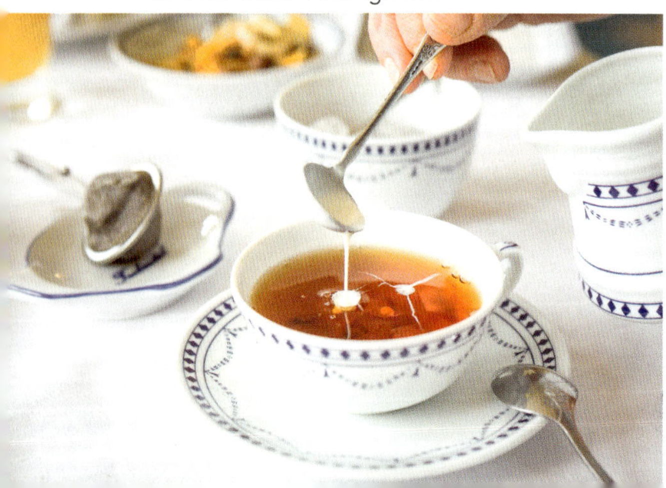

Ein Beispiel: Stammt ein Mensch aus Ostfriesland, gehört die Begeisterung für Schwarztee mit Sahne sowie Grünkohl mit Kasseler aller Wahrscheinlichkeit nach ebenso zu seiner kulturellen Identität wie die Liebe zum flachen Land. Ein Mensch aus Bayern dagegen würde sich eher bei Brezel und Weißwurst sowie der Vorstellung eines Bergpanoramas »zu Hause« fühlen.

Die Nation

Im ganz großen Maßstab schließlich machen uns kulinarische Traditionen zu Angehörigen eines Landes. Über Jahrtausende hinweg haben sich in allen Regionen dieser Erde typische Gerichte ausgebildet – basierend auf den Lebensmitteln, die dort aufgrund der vorherrschenden geografischen und klimatischen Bedingungen verfügbar waren. Während sich in Deutschland beispielsweise infolge des Getreideanbaus eine derart große Vielfalt an Brotsorten entwickelte, dass diese Backkunst inzwischen zum UNESCO-Weltkulturerbe zählt, entstand in Indien, dem Reich der 1000 Gewürze, eine bunte Palette würziger Currys.
Kurz: Gemeinsam ein Essen zu teilen ist ein extrem wichtiges soziokulturelles Ereignis, das uns zu dem macht, der wir sind. Und uns immer wieder zeigt: Du bist nicht allein! Wie wichtig diese Funktion des Essens für die allermeisten von uns ist, hat jeder schon einmal erfahren, der für eine gewisse Zeit im Ausland war. Egal, wie schön es in der Ferne auch sein mag: Irgendwann fehlt uns beispielsweise das Vollkornbrot. Und wenn dann auch noch, etwa während eines Auslandssemesters in Rom, persönliche Traditionen wie der Käsekuchen zum Geburtstag wegfallen, weil es in Italien keinen Quark gibt, dann spüren wir eine gewisse Wehmut, wenn nicht gar einen kurzen Stich im Herzen – ganz egal, wie gut die Pizza schmeckt, die Freund Antonio zum Feieranlass gebacken hat. Weil wir in solchen Momenten eben genau nicht das sind, was wir essen.

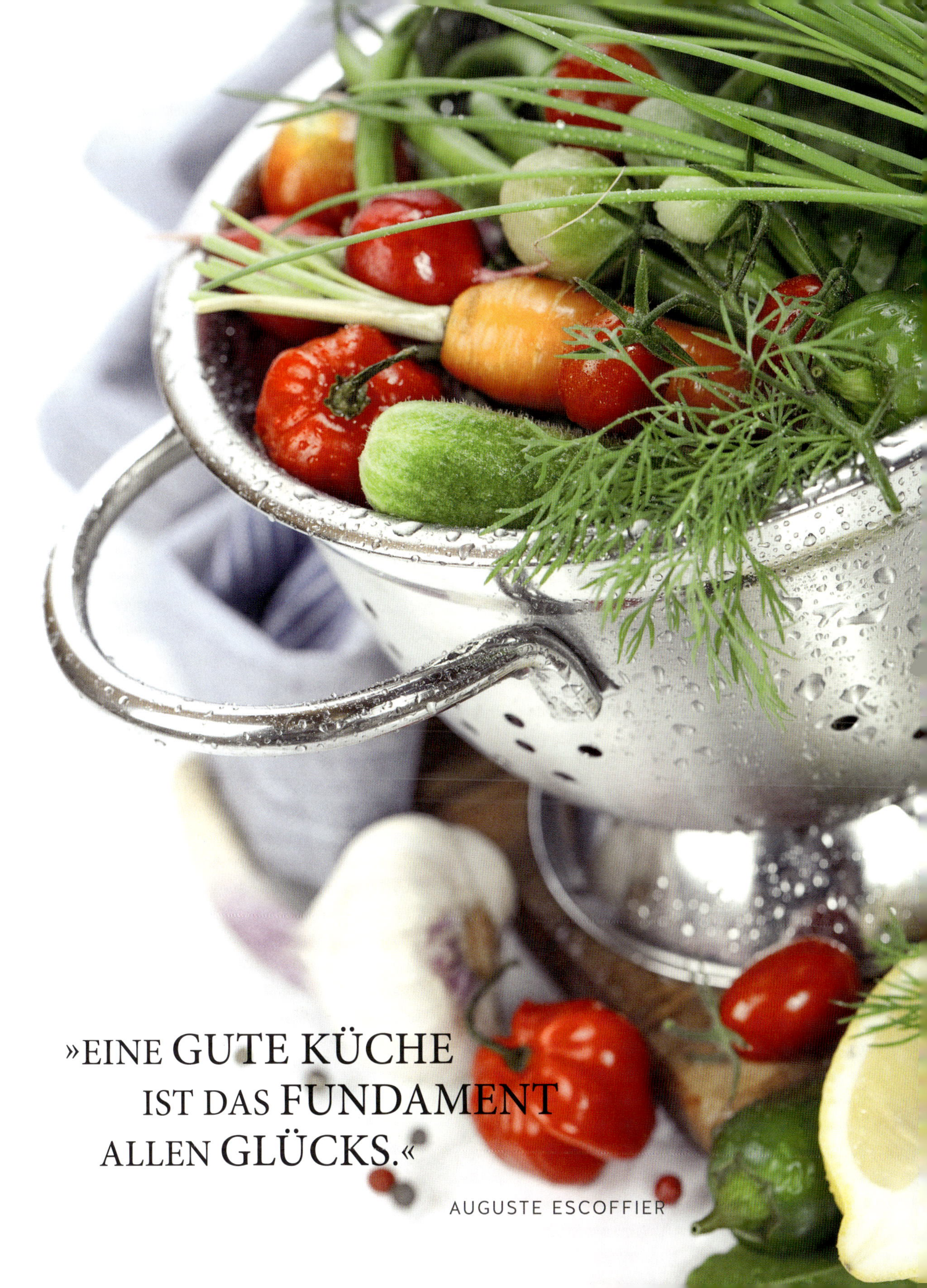

»EINE GUTE KÜCHE IST DAS FUNDAMENT ALLEN GLÜCKS.«

AUGUSTE ESCOFFIER

DAS SCHLANKGEHEIMNIS DER 100-JÄHRIGEN

In einigen Regionen der Welt werden viele Menschen außergewöhnlich alt – unter anderem, weil sie stets ein gesundes Gewicht bewahren. Grund genug, ihnen einmal genauer auf den Teller zu schauen …

Um das Jahr 2000 herum beschäftigte den Demografen Michel Poulain vor allem die Bergregion Nuoro auf Sardinien: Denn dort schienen auffällig viele Bewohner die 100-Jahre-Marke zu knacken. Um diese Beobachtung zu bestätigen, durchforstete der Langlebigkeitsforscher zusammen mit Kollegen unter anderem Geburts- und Sterberegister in 40 Gemeinden. Anschließend markierte er die Region der 100-Jährigen mit blauen Kreisen auf einer Karte: Die »Blue Zones« waren geboren. Heute gehören zu diesen Gegenden der Langlebigkeit auch die japanische Inselgruppe Okinawa, die Nicoya-Halbinsel (Costa Rica), die Adventisten-Gemeinde von Loma Linda (Kalifornien) sowie die griechische Insel Ikaria.
Warum die Menschen dort so alt werden konnten, haben andere Wissenschaftler inzwischen gut erforscht. Demnach halten ein ruhiger Alltag und eine spezifische Ernährung die Bewohner der Blue Zones schlank – und gesund. Daher sollten sich Abnehmwillige folgende lebensstilistische Besonderheiten dieser Regionen unbedingt abschauen:

Sich ursprünglich ernähren

In den Gegenden der 100-Jährigen ernähren sich die Menschen in weiten Teilen automatisch so, wie es unserer evolutionären Prägung zufolge ideal ist:

- Gemüse, häufig aus eigenem Anbau, bildet die Basis der Ernährung.
- Täglich auf den Tisch kommen Lebensmittel, die reich sind an gesunden Fettsäuren (etwa Olivenöl, Nüsse, Algen).
- Pflanzliche Proteine, etwa aus Tofu oder Hülsenfrüchten, stehen ebenfalls jeden Tag auf dem Speiseplan.
- Fleisch und auch Fisch gibt es im Schnitt nur einmal wöchentlich. Viele Bewohner der Blue Zones essen vegetarisch – oder sogar vegan.
- Stark verarbeitete Produkte und zuckerreiche Nahrung kommen kaum vor.
- Sich zu überessen gilt in den Blue Zones als unstatthaft. Die Menschen nehmen meist nur kleine Portionen zu sich und hören mitunter schon auf zu essen, ehe ein Sättigungsgefühl eingetreten ist.
- Alkohol wird nur selten getrunken – und wenn, dann in Form von Rotwein.

Kohlenhydrate sofort verbrennen

In einer Sache unterscheidet sich der kulinarische Alltag in den Blue Zones deutlich von dem, was ich meinen Patienten rate: Die Menschen essen viel Kohlenhydratreiches – etwa Reis, Kartoffeln, Brot und Mais. Dass dies den 100-Jährigen offensichtlich nicht geschadet hat, liegt daran, dass sie die Zuckerverbindungen über viel alltägliche Bewegung zuverlässig verbrannt haben: Gemüse anbauen, die Ziegen hüten, ein Stück Fisch besorgen – allein um etwas essen zu können, mussten die Menschen teils weite Wege zurücklegen.

In der modernen westlichen Gesellschaft dagegen muss sich für eine reichhaltige Mahlzeit niemand mehr viel bewegen. Essen wir nun jedoch genauso viele Kohlenhydrate und dabei vor allem isolierte oder raffinierte – was die meisten von uns tun! –, macht uns das dick und in der Folge krank. Einen Beleg für diesen Zusammenhang liefern die Langlebigkeitsregionen selbst: Dort sinkt die Lebenserwartung mittlerweile drastisch – weil die westliche Ernährungs- und Lebensweise die traditionelle immer mehr verdrängt!

Das Essen bewusst genießen

Die Menschen in den Blue Zones versorgen sich dank wertvoller Lebensmittel nicht nur ausreichend mit Nährstoffen – sie nutzen das Essen auch, um ihrer Psyche Gutes zu tun. So zelebrieren die meisten 100-Jährigen das Kochen, diese so sinnliche Verwandlung von Lebensmitteln in kulinarische Köstlichkeiten. Sie genießen das Ergebnis in – mitunter großer – Gesellschaft. Wer so isst, kann nicht nur nicht schlingen. Sondern feiert jede Mahlzeit als Genussgaranten und sozialen Akt, der Bindungen festigt und hilft, sich als Teil einer Gemeinschaft wahrzunehmen.

Oft genug entspannen

Der traditionelle Alltag in den Blue Zones ist hart, das Wort »Ruhestand« verpönt – und trotzdem: Entspannte Pausen gehören ebenso zum Lebensentwurf der Hundertjährigen wie die Arbeit. Mittags-Nickerchen, Plausch mit Nachbarn, Tee mit Freunden, freier Sonntag, Meditation und Yoga: Alles, was innere Einkehr oder ein Gefühl von Zugehörigkeit verspricht, praktizieren die Menschen täglich – und zwar bis ins hohe Alter. Daher muss in den Blue Zones niemand mit Snacks gegen Alltagsstress ankämpfen.

Hektik durch Routinen ersetzen

Die Tage, Wochen und Monate gleichen sich in den Langlebigkeitsregionen meist extrem: Modernes Getriebensein ist den 100-Jährigen fremd – auch weil materieller Erfolg absolut keine Rolle spielt. Wichtiger ist es, einen Sinn im Leben zu sehen, bis ins hohe Alter aktiv zu sein und auch etwas für andere zu tun. Diese Routinen senken das Stresslevel der Menschen tatsächlich enorm – und damit auch den Spiegel an Hormonen, die für chronische Entzündungen sorgen, dick und krank machen können (siehe Seite 146).

Das Geheimnis der 100-Jährigen lautet also wie folgt: Sie tun alles, um auf gesunde Weise satt und zufrieden zu sein. Damit befriedigen sie genau jene zwei Grundbedürfnisse, die wir Menschen seit jeher haben und die deshalb auch die Grundlage der artgerechten Ernährung bilden (siehe ab Seite 135), wie ich sie uns allen empfehle.

Die Schlankfoods der Blue Zones

Blue Zone	Superfoods
Sardinien	Grünes Gemüse
Okinawa	Süßkartoffeln, Algen
Nicoya	Bohnen
Loma Linda	Porridge, Nüsse
Ikaria	Olivenöl, Linsen, Kichererbsen

Essen als Statussymbol

Nahrung verbindet jedoch nicht nur – wir nutzen sie umgekehrt auch, um uns von anderen abzugrenzen. Wieder dient dies dazu, Identität zu stiften. Wenn etwa der ehemalige FC-Bayern-Star Franck Ribéry, aufgewachsen in einer Plattenbauwohnung eines sozial schwachen Stadtviertels von Boulogne-sur-Mer, ein Video teilt, das ihn dabei zeigt, wie er ein mit Blattgold überzogenes Steak isst, dann demonstriert er damit: »Hey, schaut her, zu was ich es gebracht habe!« In ähnlicher Weise garantiert es einen gewissen Status, wenn etwa 40-jährige Haudegen immer extremere Schärfegrade von Chilischoten ertragen lernen und mit dieser Fähigkeit entsprechende Wettkämpfe gewinnen. Und auch die junge, vegane, fitte Influencerin mit den drei Millionen Followern grenzt sich ab, wenn sie einen Grünkohl-Smoothie trinkt und Zucchinischeiben grillt – von der großen Menge jener, die sich weniger konsequent gesund ernähren.

Sicher, ich zeichne hier klischeeverdächtige Bilder. Doch die Beispiele dienen nur dazu, in aller Drastik zu zeigen: Wir alle nutzen den Konsum oder das demonstrative Weglassen bestimmter Nahrungsmittel, um uns so zu präsentieren, wie wir gesehen werden wollen.

WARUM ESSEN GLÜCKLICH MACHT

Neben all den gerade beschriebenen sozialen Funktionen hat Essen auch eine immens wichtige psychobiologische Funktion. Ob wir nun unser Lieblingsgericht genießen, uns mit Freunden auf einen Cocktail treffen oder unser erstes selbst gebackenes Brot genießen – eine Sache eint all diese Szenen: Wir sind entspannt. Dieser Zustand ist für unseren Körper besonders erstrebenswert: Denn anders als in stressigen Situationen läuft der Stoffwechsel dann auf Sparflamme. Und da unser Körper evolutionär bedingt aufs Energiesparen hin optimiert ist – schließlich war Nahrungsmangel über Jahrhunderttausende hinweg die Bedrohung Nummer eins für uns Menschen –, versucht er uns dazu zu bringen, diesen Zustand so oft wie möglich einzunehmen.

Dafür schüttet das Gehirn Dopamin aus, einen im Volksmund »Glückshormon« genannten Botenstoff. Dieses Hormon beschert uns ein Wohlgefühl und wirkt damit als sogenannter positiver Verstärker: Denn wenn wir uns gut fühlen, wollen wir die Handlung, die diesen Zustand ausgelöst hat, wiederholen. Dopamin steht daher auch hinter jeder Form des Lernens.

Das Spannende nun: Beim Essen produziert unser Körper so viel Dopamin wie bei keiner anderen Tätigkeit – abgesehen von Sex. Der Ausstoß fällt umso stärker aus, je hochkalorischer die Nahrungsmittel sind. Der Grund: Nahrung, energiereiche zumal, war über den weitaus größten Teil der Menschheitsgeschichte hinweg absolute Mangelware – sodass es einen Überlebensvorteil darstellte, immer wieder zulangen zu wollen, wenn Kalorien doch einmal in Reichweite waren. Besonders groß ist die Dopamin-Flut beim Essen dann, wenn wir eine Mahlzeit mit unseren Liebsten teilen. Auch dies hat einen guten Grund: Stabile soziale Bande, die, wie gesehen, vor allem beim Essen entstehen, waren ebenfalls wichtig fürs Überleben. Denn nur wenn die Starken aufgrund enger Beziehungen zu den Schwächeren die vorhandene Nahrung mit ihnen teilten, konnten alle in der Gruppe überleben. Eiweißreiches wie Fleisch auf den Speiseplan zu nehmen bot unseren Ahnen dabei übrigens einen wichtigen Vorteil: Forscher konnten zeigen, dass viel Protein unsere Bereitschaft steigert, mit anderen zu teilen.

Wer dagegen allein war, konnte in der Savanne nicht überleben – und kann es auch in modernen Zeiten nicht, zumindest nicht gut. Denn sind wir allein, setzen im Körper typische Stressreaktionen ein. Werden diese chronisch, machen sie uns krank – weshalb Einsamkeit inzwischen als ei-

INFO

MYTHOS ODER WAHRHEIT? – »SEX MACHT SCHLANK«

Dass sich mit der schönsten Nebensache der Welt ein Abnehmturbo zünden ließe, gehört zu den verführerischsten Annahmen in Sachen Diät-Theorie – und leider auch zu den größten Fehleinschätzungen. Bis zu 300 Kalorien könnten Liebende pro Akt verbrennen, erklären die Verfechter dieser Schlankstrategie. Doch damit überschätzen sie Studien zufolge nicht nur den Kalorienverbrauch beim Liebesakt, sondern auch die Dauer desselben. Tatsächlich ähnelt der Energieaufwand beim Sex dem eines Spaziergangs in gemächlichem Tempo: Ein 70 Kilo schwerer Mann würde dabei pro Stunde etwa 210 Kalorien verbrennen – das entspricht der Energiemenge, die 40 Gramm Chips liefern. Allerdings dauert ein durchschnittliches Stelldichein nur etwa sechs Minuten: Das macht 21 Kalorien – oder vier Gramm Chips. Um mit Sex effektiv Gewicht zu verlieren, müssten Abnehmwillige also schon im Pornobusiness arbeiten.

genständiger Risikofaktor für beinahe alle Krankheiten gilt, von Bluthochdruck bis Depression. Halten wir also fest: Die üppige Lasagne unter Freunden polt uns buchstäblich auf »happy«. Der mit anderen geteilte Salat macht uns aufgrund der geringeren Energiedichte schon ein bisschen weniger froh. Und wenn wir alleine vorm TV sitzen und eine Selleriestange knabbern, fühlt sich das für uns eher freudlos an.

WARUM DAS WICHTIG IST FÜRS SCHLANKSEIN

Sämtliche bislang dargestellten Funktionen des Essens haben erhebliche Folgen für unsere Figur. Denn indem die soziale Prägung bestimmt, welche Lebensmittel und Gerichte wir besonders gern mögen und was traditionellerweise häufig auf den Tisch kommt, beeinflusst sie unsere Nährstoff- und Energieversorgung, die körperliche Verfasstheit – und sogar die Gene.
Diese Einflüsse bilden ein relativ neues Forschungsgebiet: Entsprechend spannend sind dessen Erkenntnisse. Ich will diese im Folgenden kurz skizzieren, denn: Wer die Risiken kennt, die mit der persönlichen Prägung einhergehen, kann anschließend individuell passende Strategien entwickeln, um ernährungsmedizinische Empfehlungen in den eigenen Alltag zu integrieren.

Prägungsrisiko 1: ein ungünstiges automatisiertes Essverhalten

Die extrem stabilen Essgewohnheiten, die wir insbesondere in der frühen Kindheit ausbilden, haben biochemische Auswirkungen auf unser Gehirn: Durch die Belohnungsprozesse rund um das Dopamin formen sich mit der Zeit feste neuronale Strukturen. Diese bilden die Basis unseres Essverhaltens: Sie sorgen also dafür, dass wir im Alltag über die allermeisten kulinarischen Entscheidungen nicht oder kaum nachdenken – einfach weil die schnelle, gewohnte Wahl das Gehirn am wenigsten Energie kostet. Und so schmieren wir uns, je nach Prägung, morgens wie ferngesteuert ein Marmeladenbrötchen, wählen in der Kantine automatisch das Schnitzel, essen abends ein Salamibrot — und greifen beim Sonntagabendkrimi ganz selbstverständlich zu Schokolade und Chips. Essensgewohnheiten können einer Studie zufolge sogar dazu führen, dass beispielsweise zu einer bestimmten Tageszeit der Spiegel des Hungerhormons Ghrelin ansteigt.

Das Problem: Solche Gewohnheiten, die sich zum Teil über mehrere Generationen hinweg festigen, sorgen in unserem modernen Lebensumfeld umstandslos für Übergewicht. Denn die hochkalorische, häufig sehr kohlenhydratreiche Ernährung, die etwa unsere Großeltern noch brauchten, weil sie sich viel bewegten, verursacht bei uns einen konstanten Energieüberschuss.

Das bedeutet umgekehrt: Wenn wir versuchen, solchen anerzogenen Essensmustern auf die Spur zu kommen, können wir sie anschließend Stück für Stück in Richtung »gesund« drehen. Wie genau das gelingt, erkläre ich hier (Seite 23–26 und 30, aber auch ausführlich im Buch »Die Macht der ersten 1000 Tage. Falsche Ernährungsmuster aus der frühen Kindheit aufdecken und der Prägungsfalle endlich entkommen«).

Prägungsrisiko 2: eine ungünstige Aktivierung bestimmter Gene

Die Wissenschaft kennt inzwischen unzählige Genvarianten, die unseren BMI ungünstig beeinflussen können. Beispielsweise bestimmen unsere Erbanlagen mit darüber, wie gut wir Nahrung verstoffwechseln oder wie schnell wir satt sind. Und eine spezielle Genmutation etwa sorgt dafür, dass die Körperzellen jener Personen, die diese Veränderung in sich tragen, mehr Glukose aufnehmen als die anderer Menschen. Da Zellen jedoch nur eine gewisse Menge der Zuckerstoffe direkt umsetzen können, kommt es zu einem Energieüberschuss. Und den speichert der Körper zumeist als Fett, weshalb sich mit der Mutation das Übergewichtsrisiko erhöht.

Die persönliche Ernährungsprägung beeinflusst zwar nicht den Genpool selbst. Sie hat aber Auswirkungen auf die Frage, welche Gene angeschaltet sind und welche nicht. Diese epigenetischen Prozesse beeinflussen Abläufe im ganzen Körper – und damit ebenfalls unser individuelles Risiko für Adipositas und andere gefährliche Krankheiten.

INFO

WAS BEDEUTET EPIGENETIK?

Unsere Gene selbst verändern sich allein über Mutationen – und es dauert Jahrtausende, bis sich eine solche durchsetzt. Welche Gene allerdings in einer Zelle aktiv sind und wenn ja, in welchem Umfang, bestimmen epigenetische Vorgänge. Dafür verantwortlich sind die sogenannten Methylgruppen: organische Verbindungen, die einem Gen in unterschiedlicher Zahl anhängen. Weist ein Gen viele Methylgruppen auf, hat die Zelle keinen Zugang mehr zu allen Informationen, die das Gen trägt – es bleibt abgeschaltet. Je weniger Methylgruppen sich dagegen an einem Gen finden, desto aktiver ist es. Der große Vorteil epigenetischer Prozesse: Sie erlauben es unserem Körper, sich rasch an veränderte Umweltbedingungen anzupassen, wie etwa ein neues oder verringertes Nahrungsangebot. Die Epigenetik bildet damit eine Art Evolution im Zeitraffer – und sichert unserer Art auf diese Weise seit jeher das Überleben.

Eltern können uns auf Übergewicht programmieren

Das besonders Spannende: Nicht allein die eigene Ernährungsweise bestimmt die Aktivität unserer Gene, auch die der Eltern entscheidet ein Stück weit darüber mit. Denn Mutter und Vater vererben uns nicht nur ihre genetischen Anlagen, sondern auch epigenetische Muster – also Besonderheiten in der Aktivität der einzelnen Gene, die

auf dem Lebensstil der Eltern beruhen. Und damit legen Eltern den Grundstein dafür, ob wir zu Übergewicht neigen oder zu jenen Menschen gehören, die scheinbar essen können, was sie wollen, ohne zuzunehmen.
Diesen Zusammenhang belegen inzwischen verschiedene Studien. Eine zeigte beispielsweise: Ernährten sich Väter besonders fettreich, wiesen die Kinder ein höheres Risiko für Stoffwechselstörungen auf, die zu Adipositas und Diabetes führen können.

Der elterliche Lebensstil nach der Zeugung beeinflusst uns ebenfalls

Auch wenn das Kind heranwächst, spielen die Eltern weiter die Hauptrolle in Sachen epigenetischer Prägung. Einen großen Einfluss hat etwa die Ernährung der Mutter während der Schwangerschaft, wie eine Studie zum niederländischen Hungerwinter 1944 drastisch zeigt. Damals standen schwangeren Frauen infolge eines Lebensmittel-Embargos der deutschen Besatzung mitunter nur 700 Kalorien am Tag zur Verfügung. Traf die Mangelernährung eine Frau bereits früh während der Schwangerschaft, stellte sich der Organismus im Mutterleib darauf ein: Im Körper des Embryos wurde dann etwa ein Gen besonders aktiviert, das für die Herstellung wachstumsfördernder Stoffe verantwortlich ist. So konnten die Embryos die wenige verfügbare Energie besonders effizient umsetzen – und hatten bei der Geburt ein normales Gewicht. Das große Problem: Nach Ende des Krieges änderten sich die Lebensumstände extrem. Die Niederlande erlebten Wirtschaftswunderjahre, es gab mehr als genug Nahrung. Da der Körper der Hungerbabys jedoch auf Mangel programmiert war, setzten sie auch als Erwachsene noch jede Kalorie besonders effizient um – und litten daher überdurchschnittlich häufig an Adipositas und Typ-2-Diabetes.
In Leningrad dagegen, wo während des Zweiten Weltkrieges ähnlich katastrophale Hungersnöte herrschten, blieb dieser Effekt aus. Denn anders

»Dicke Eltern machen dicke Kinder« – an diesem Gemeinplatz ist wissenschaftlich betrachtet leider einiges dran.

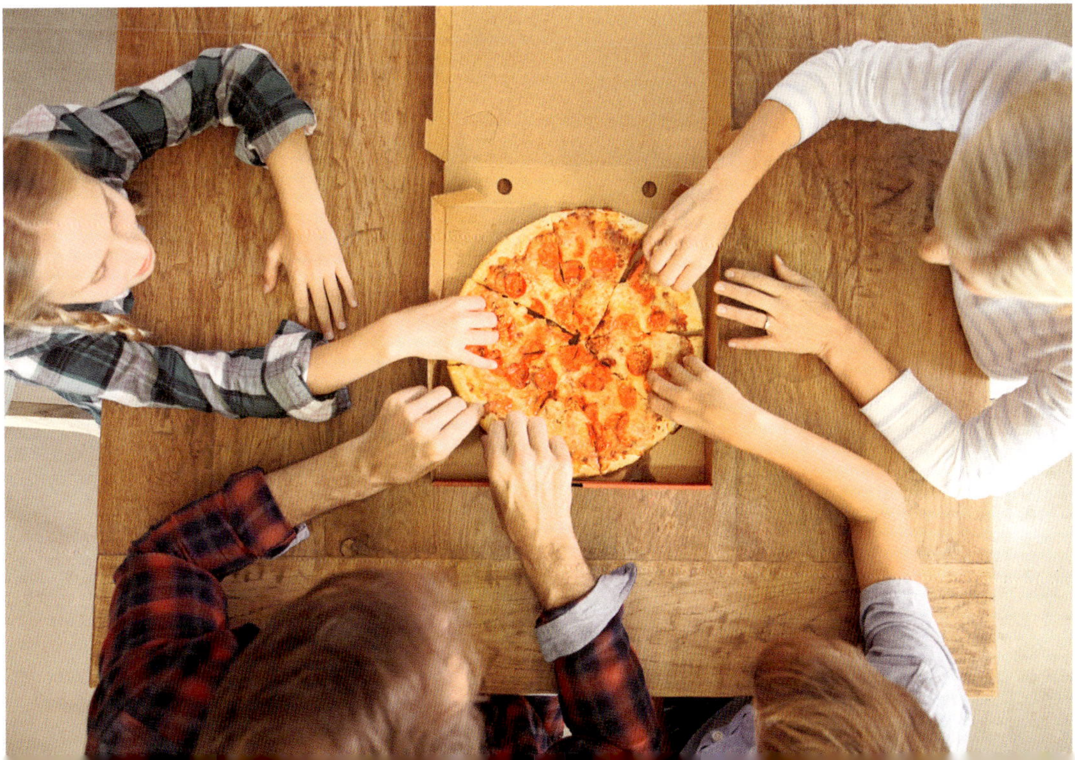

als in den Niederlanden verbesserte sich die Nahrungsmittelversorgung in der Metropole nach dem Ende der Kämpfe kaum. Und so zynisch es klingt: Den Menschen, die sich unter den Mangelbedingungen im Mutterleib entwickelt hatten, konnte nichts Besseres passieren, als dass sich der Mangel fortsetzte. Denn ihre Körper waren auf den Notfall hin geprägt: Die dauerhaft schlechte Versorgung passte zur Software, die sie von der Natur mitbekommen hatten. Das System funktionierte auch im Erwachsenenalter noch, wie es sollte – anders als bei den niederländischen Schicksalsgenossen.

Besonders empfänglich für derartige epigenetische Veränderungen sind wir in den ersten 1000 Tagen unseres Lebens – weshalb sich ein Blick darauf lohnt, wie Eltern und nahe Verwandtschaft uns in der frühen Kindheit ernährt haben. Beispielsweise ist inzwischen bekannt, dass ein ungesunder Speiseplan mit vielen gesättigten Fettsäuren, etwa aus Fast Food, die Aktivität von Genen verändert, die die Entwicklung insulinproduzierender Betazellen in der Bauchspeicheldrüse verantworten – weshalb uns eine solche Ernährung auf Adipositas und Stoffwechselstörungen wie Diabetes programmiert.

Epigenetische Muster sind änderbar

Das Gute: Ungünstige epigenetische Besonderheiten führen nicht zwangsläufig in die Adipositas. Denn wir können die entsprechenden Muster ein Leben lang mit unserem persönlichen Lebensstil beeinflussen – auch das zeigen inzwischen immer mehr Studien. Besonders eindrücklich ist in dem Zusammenhang eine Studie, die zeigt (bislang allerdings nur an Tieren): Regelmäßiges Fasten moduliert die Aktivität einiger Gene so, dass der Organismus Fett stärker abbaut – und der dadurch verringerte Körperfettanteil sorgt für eine höhere Lebenserwartung. Viele Forscher sind überzeugt davon – und es gibt erste Studienansätze hierzu –, dass solche Änderungen des Lebensstils auch beim Menschen zu positiven Effekten führen können. Die Wissenschaftler gehen inzwischen davon aus, dass unsere Gewohnheiten zu bis zu 80 Prozent darüber entscheiden, ob ein bestimmtes Gen aktiviert wird oder nicht – und wenn ja, in welchem Maße.

Prägungsrisiko 3: eine erhöhte Neigung zu »hedonistischem Hunger«

Was und wie wir essen, beeinflusst jedoch nicht allein die Aktivität unserer Gene, sondern, wie bereits gesehen, über das Glückshormon Dopamin auch unsere Stimmung. Dies führt dazu, dass wir mit Nahrung nicht nur echten Hunger besänftigen, sondern diese auch dazu nutzen, negative Gefühle zu kompensieren oder positive zu verstärken. Experten nennen diesen Hunger »hedonistisch«: Das Streben nach Lustgewinn und Sinnengenuss regt uns dann zum Essen an.

Der hedonistische Hunger erklärt also, warum wir beispielsweise Hochkalorisches wie Schokolade essen, um uns bei Liebeskummer zu trösten. Oder warum wir uns mit Kuchen, Donuts oder Muffins gegen Stress wappnen. Oder weshalb wir mithilfe unserer (fettigen) Lieblingsspeise versuchen, den Ärger darüber zu verringern, dass der Partner mal wieder eine Verabredung nicht eingehalten hat. Umgekehrt essen wir häufig auch, um uns für Geleistetes zu belohnen: Mit einem großen Teller Gyros beispielsweise intensivieren wir dann unsere Hochstimmung.

In welchem Umfang wir zu diesem emotionalen Essen neigen, ist ebenfalls zum großen Teil eine Frage der persönlichen Prägung. Trösten und beruhigen Eltern ihre Kinder mithilfe von Nahrung, nutzen diese die Strategie mit größter Wahrscheinlichkeit als Erwachsene ebenfalls. Mitunter kann eine Verhaltenssucht entstehen, die mit zunehmendem Alter immer schwerer in den Griff zu bekommen ist – weil Betroffene dann keine andere Möglichkeit kennen, mit negativen Gefühlen umzugehen, als zu essen.

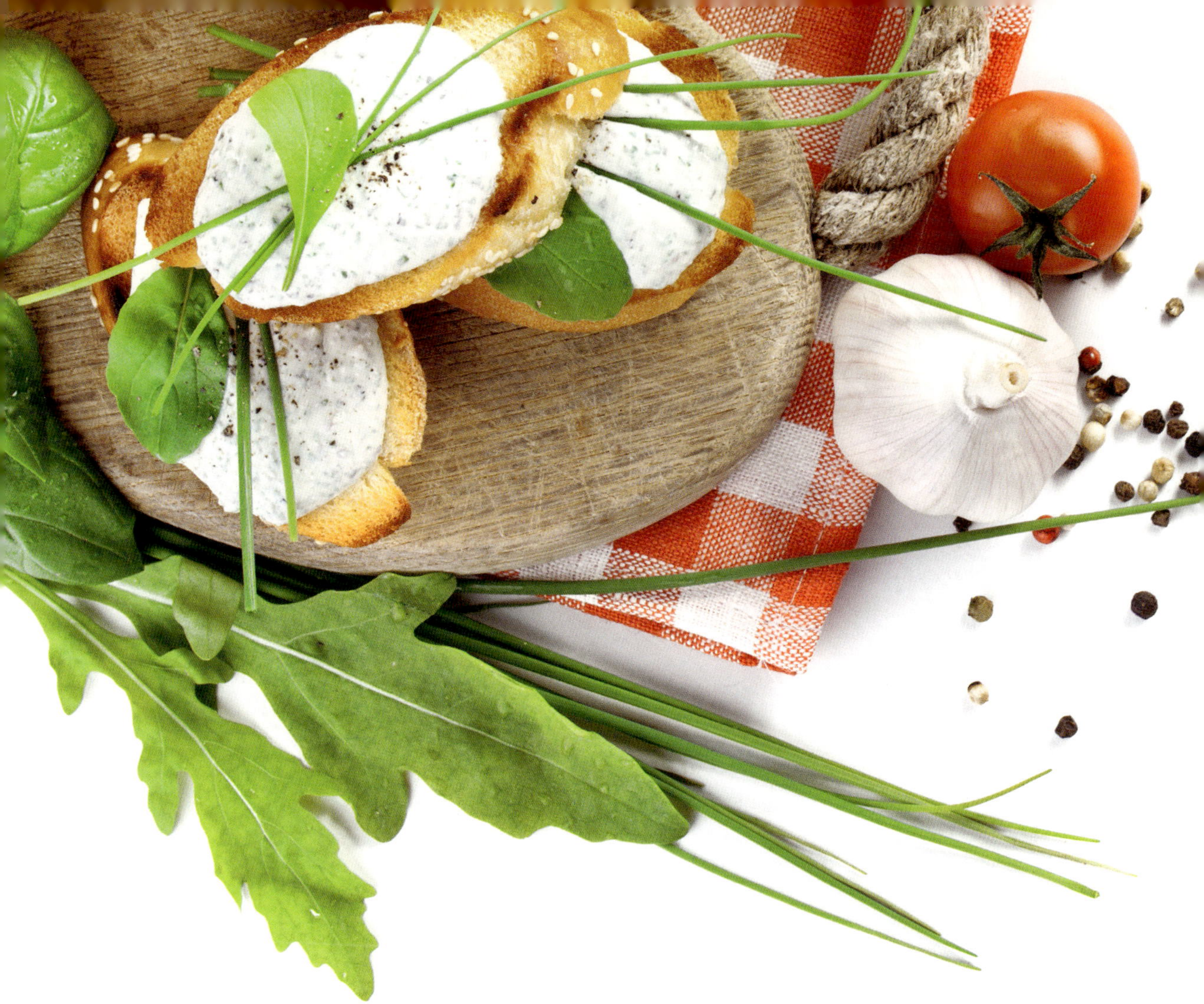

TU DEINEM LEIB ETWAS GUTES,
DAMIT DIE SEELE
LUST HAT, DARIN ZU WOHNEN.

TERESA VON AVILA

MEINE KNIFFLIGSTEN FÄLLE – TEIL 1: DICK VOR SORGE

Lange verliert Michael S. erfolgreich Gewicht, doch irgendwann bewegt sich der Zeiger auf der Waage kaum noch. Was dahintersteckt, ist zunächst schwer zu erkennen – denn am Essen liegt es nicht.

Mein Patient Michael war einer dieser Menschen, die man auf Anhieb mag: Typ Teddybär, 45 Jahre alt, 1,90 Meter groß, Autobahnpolizist, dazu verheiratet, dreifacher Vater, das neu gebaute Haus vor wenigen Wochen bezogen. Liebstes Hobby? Sein Ehrenamt als Vorleser in einer Kita. Beim Erstgespräch schlug er mir direkt einen Deal vor: »Herr Riedl, wenn Sie mir helfen, jetzt wirklich richtig abzunehmen, lade ich Sie danach auf einen Linsenburger ein.« Haha, alles klar!

Wegen erhöhter Blutdruckwerte hatte Michaels Hausarzt ihm schon öfter geraten abzunehmen. Doch ernsthaft motivieren konnte ihn erst sein fünfjähriger Sohn. »Der hat mich neulich gefragt, warum ich immer so schnaufe, wenn wir toben«, erklärte Michael. »Das muss sich ändern – ich will ein fitter Vater sein!«

Ein Dreivierteljahr danach saß Michael erneut vor mir. Wie ein Häufchen Elend diesmal – und das, obwohl er 21 Kilo leichter war als bei unserem ersten Treffen, also »nur« noch 119 auf die Waage brachte. »Ich nehme seit drei Monaten einfach nicht weiter ab«, sagte er. »Ich halte mich an fast alle Vorgaben, aber das Einzige, was sinkt, ist meine Laune!«

Ich stutzte. Den sogenannten Kurvenknick (siehe Seite 108) hatte Michael längst hinter sich – diese typische kurze Gewichtsstagnation, die etwa zwei bis drei Monate nach Beginn einer Abnahme einsetzt und jedem Abnehmwilligen gehörig Rätsel aufgibt.

Wir nahmen seinen Alltag unter die Lupe. Doch abgesehen davon, dass Michael ab und an zur Schokolade griff, fand sich nichts Auffälliges. Hmh … wie bei allen rätselhaften Fällen untersuchte ich meinen Patienten anschließend noch einmal sehr gründlich. Ergebnis: beschleunigter Puls und ein weiterhin stark erhöhter Blutdruck. Letzteres war seltsam – aufgrund des Gewichtsverlustes hätte dieser Wert eigentlich gesunken sein müssen. Ein umfangreiches Blutbild brachte den am Ende entscheidenden Hinweis: Michaels Cortisolwert war extrem erhöht!

Zu viel Cortisol macht dick

Cortisol ist ein Hormon, das unser Körper in großer Menge bei außergewöhnlichen Belastungen produziert. Es sorgt für eine schnellere Herzfrequenz, erhöht den Blutdruck und bremst die Insulinwirkung. Zugleich regelt es andere, kurzfristig nicht lebenswichtige Prozesse herunter, etwa die Verdauung und das Immunsystem. All das macht uns reaktionsschneller und leistungsfähiger – so konnten unsere Ahnen dem berühmten Säbelzahntiger entfliehen.

Werden die Stressreaktionen jedoch chronisch, nimmt der Körper Schaden. Beispielsweise haben wir durch die abgeschwächte Wirkung des Insulins permanent zu viel davon im Blut: Dies verursacht Heißhunger auf Hochkalorisches, außerdem lagern wir Fett leichter ein. Der Cortisolüberschuss erklärte also Michaels Gewichtsstagnation nur zu gut!

Doch woher kam der Stress? Als wir sein Blutbild besprachen, fragte ich meinen Patienten noch einmal nach außergewöhnlichen Ereignissen. Ein paar Minuten Schweigen – dann brach es aus Michael heraus: »Vor etwa drei Monaten hat man bei uns eingebrochen. Nachts.« Er sei mit einer Waffe bedroht und gefesselt worden. Zum Glück sei niemandem etwas passiert, aber seither hätte er dauernd Angst um seine Frau, die Kinder und sich selbst.

Er würde leicht ausflippen und könnte nicht mehr schlafen. Zugleich flackerten unschöne Bilder aus seiner Kindheit auf – wie früher schon öfter mal. Genauer sprechen wollte er über diese Bilder nicht. Die Tränen, die ihm angesichts seiner Erinnerungen kamen, sagten aber bereits genug!

Jetzt lag der Fall offen vor mir: Michael litt an einer »Posttraumatischen Belastungsstörung« (PTBS) infolge des Einbruchs – und war möglicherweise durch ein älteres, noch schlimmeres Trauma zusätzlich belastet, das er bislang nicht verarbeitet hatte.

Erhöhte Cortisolspiegel sind bei PTBS-Patienten nichts Ungewöhnliches – ebenso wenig wie Heißhungerattacken, insbesondere auf Süßes: Diese beruhen dann neben dem erhöhten Insulinspiegel auf der Tatsache, dass Hochkalorisches durch den hohen Dopamin-Ausstoß die Stimmung kurzzeitig hebt.

All das erklärte ich Michael. Doch von einer PTBS wollte er nichts hören. »So ein Quatsch, bei mir ist alles in Ordnung.« Ich bat ihn, sich die nächsten zwei Wochen möglichst konsequent an den Ernährungsplan zu halten – und dann wiederzukommen. Als er erneut vor mir saß, hatte er zwei Kilo zu- statt abgenommen. »Ich brauche die Schokolade grad irgendwie, es ist seltsam.« Ich fragte, ob er sich vorstellen könnte, zumindest fünf Minuten mit einem unserer Psychologen zu sprechen, die bei mir im medicum Hamburg arbeiten. Michael nickte. Eineinhalb Jahre und eine ebenso lange Psychotherapie später wog Michael nur noch 101 Kilo, hatte also einen beinahe gesunden BMI. Außerdem war sein Blutdruck auf Normalwert gesunken, der Cortisolspiegel ebenso. Das Wichtigste aber, so sagte er es mir im Abschlussgespräch: »Ich bin jetzt nicht nur ein richtig fitter Papa. Sondern ein glücklicher dazu!«

INFO

PSYCHISCHE KRANKHEITEN

Menschen mit dauerhaften psychischen Belastungen haben ein deutlich erhöhtes Risiko für krankhaftes Übergewicht. Besonders gefährdet sind PTBS-Patienten, wie Studien zeigen: Von den Frauen, die eine starke PTBS-Symptomatik zeigten, etwa infolge von Missbrauch, war knapp jede Fünfte esssüchtig. Besonders hoch war das Risiko, wenn die Symptome eine Reaktion auf körperliche Misshandlungen in der Kindheit darstellten. Auch Depressionen fördern Übergewicht. Patienten mit solchen – meist gut behandelbaren – Krankheiten sollten diese vor einer Ernährungsumstellung therapieren lassen.

WAS GEGEN DIE RISIKEN HILFT

Wer schlank werden und es dauerhaft bleiben will, muss sich all diese Zusammenhänge im Alltag immer wieder bewusst machen. Denn erst dann sind wir in der Lage, unser eigenes Essverhalten analysieren zu können – und dieses mit unserer Biografie, mit uns als Individuum und sozialem Wesen in Verbindung zu bringen. Wirklich zu erkennen, dass Essen für uns, uns ganz persönlich, mehr ist als ein simpler physiologischer Vorgang, ist wichtig für alle, die nach ihrem Wohlfühlgewicht suchen.

Eine solche Analyse steht daher auch in meiner ernährungsmedizinischen Praxis an erster Stelle der Therapie.

Männer erklären mir beispielsweise häufig, dass Kochen Frauensache sei und sie ohne Steak und Salami einfach nicht leben könnten. Nehmen wir anschließend ihre kulinarische Prägung unter die Lupe, unter Beachtung der sozialen Funktionen von Nahrung, wird den meisten sehr schnell klar: Derartige Gewohnheiten in Sachen Essverhalten dienen vor allem der eigenen Identitätsbildung, der Vorstellung von sich selbst als »echtem Kerl« beispielsweise.

Schließlich gilt es bis heute als typisch männlich, sich ein 300-Gramm-Steak mit einer Riesenportion Pommes einzuverleiben – während Frauen eher das Gemüse wählen.

Ähnlich aufschlussreich sind innere Haltungen, die sich hinter Sätzen wie diesen verstecken: »Zum Kaffee gehört für mich ein Stück Kuchen« oder »Ein Frühstück ohne Brötchen? Das ist doch kein Leben!«

Sie lassen sich rasch enttarnen als das, was sie sind: Routinen, die unveränderlich wirken, aber durchaus veränderbar sind. Und auch verändert werden sollten.

Die folgenden drei Schritte garantieren Ihnen einen gelungenen Start bei der Suche nach einem gesunden Mix an Gewohnheiten:

1. Schritt: Nach Mustern im Essverhalten suchen

Die erste Etappe auf dem Weg zu einer gelungenen Selbstanalyse: Fahnden Sie nach kulinarischen Vorlieben und Essensmustern, die sich mit Sätzen wie »Das war halt schon immer so« oder »Bei uns in der Familie machen das alle« beschreiben lassen. Suchen Sie in Ihrem Ernährungsalltag anschließend gedanklich nach typischen Situationen, in denen Ihnen Nahrung hilft, mit Gefühlen umzugehen. Und prüfen Sie dann, welche Gewohnheiten weniger dazu dienen, Sie mit Nährstoffen zu versorgen, als vielmehr Ihre Rolle, Ihre Identität, Ihren Status zu stärken und nach außen zu demonstrieren.

2. Schritt: Die elterliche Prägung in den Blick nehmen

Richten Sie nun den Fokus auf Ihre Kindheit, um auf diese Weise der epigenetischen Prägung auf die Spur zu kommen. Folgende Fragen helfen Ihnen dabei:

- Haben sich Mutter oder Vater fett- und zuckerreich ernährt?
- Spielte Bewegung kaum eine Rolle im Leben Ihrer Eltern?
- War dies schon der Fall, als Ihre Mutter mit Ihnen schwanger war?
- Leiden Ihre Eltern an Übergewicht, vielleicht sogar an Stoffwechselstörungen?
- Wenn ja, sind diese Probleme schon in jungen Jahren aufgetreten?
- Wurde in Ihrer Kindheit daheim üppig bis üppigst gekocht?

Je mehr Fragen Sie mit Ja beantworten, desto größer ist die Wahrscheinlichkeit, dass Ihre epigenetische Prägung nicht unbedingt die günstigste ist. Und dass Sie damit ein grundsätzlich erhöhtes Risiko für Übergewicht und die damit einhergehenden Folgekrankheiten haben. Dies ist keine angenehme Erkenntnis, allerdings hat sie auch ein entlastendes Moment. Denn eine solche Vorbelastung erklärt ein Rätsel, das viele Menschen mit zu vielen Kilos auf den Rippen umtreibt: warum sie selbst so schnell zulegen, während andere scheinbar alles essen können, ohne auf der Waage die Rechnung zu bekommen.

3. Schritt: Den Blick in die Zukunft richten

Ist all das erledigt, haben Sie sehr wahrscheinlich einen guten Überblick, welche Funktionen einige Lebensmittel und Essensrituale für Sie im Alltag haben. Diese Erkenntnisse können Sie nutzen, um die entsprechenden ungünstigen Gewohnheiten anschließend mit kleinen Schritten so zu verändern, dass Sie sich nicht mehr jeden Tag aufs Neue unbewusst selbst sabotieren beim Versuch, abzunehmen und schlank zu bleiben (wie das gelingt, erkläre ich ab Seite 136).

Die wichtigste Voraussetzung für den Erfolg eines solchen Vorhabens ist eine ausreichend große Motivation. Um diese zu gewinnen, bitte ich die Patienten in meiner Praxis nach der Selbstanalyse, sich gedanklich einmal aus der Gegenwart zu lösen und in die Zukunft zu beamen.

Die »echten Kerle« etwa frage ich dann gern, ob es auch typisch männlich sei, in wenigen Jahren mit einem riesigen Schmerbauch durchs Leben zu gehen und – mit zunehmendem Alter – immer stärker zu humpeln?

Ein Zuviel an tierischem Fett und Eiweiß speichert unser Körper bevorzugt in der Körpermitte.

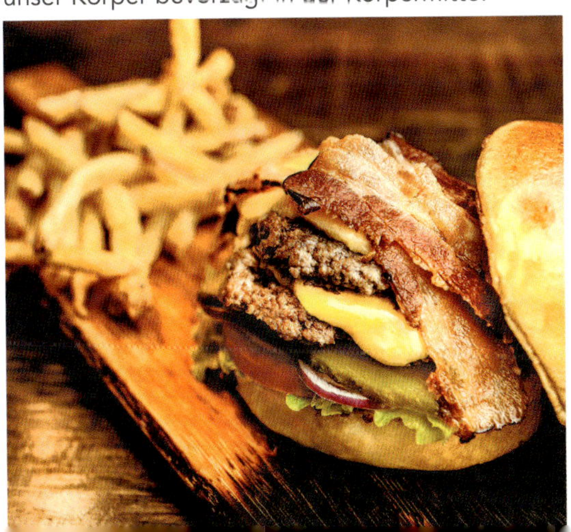

Denn zu beidem führt ein exzessiver Fleischkonsum zuverlässig. Und bestimmte Stoffe wie Arachidonsäure, die insbesondere in Schweinefleisch steckt, befeuern chronische Entzündungsreaktionen, die auf lange Sicht zu schmerzhafter Arthritis führen können – und bei entsprechender Anlage autoimmune Prozesse entflammen, die beispielsweise Rheuma auslösen – vom erhöhten Darmkrebsrisiko einmal ganz abgesehen.

Auch für die sogenannten »Stressesser« unter meinen Patienten habe ich die immer gleiche Frage parat. Diese arbeiten meist sehr viel, kümmern sich um sämtliche Belange der Familie – und kompensieren Überforderung und fehlende Entspannung mit jeder Menge Zwischendurch-Snacks. Häufig sagen mir diese Patienten, dass sie den Stress natürlich gern reduzieren würden, es aber schlicht nicht könnten. Weil sie ja Geld verdienen müssten – und die Kinder nun mal dieses oder jenes Hobby hätten, weshalb sie hierhin und dorthin gefahren werden müssten. »Werden Sie das auch noch so sehen, wenn Sie in zehn Jahren Diabetes haben und später vielleicht sogar erblinden?«, frage ich dann meist. »Werden Ihre Kinder sagen: ›Mama, unser Fußballtraining, der Klavierunterricht und die Übernachtungsbesuche bei Freunden waren diesen Einsatz wert‹?«

Nach diesem eher pessimistischen Ausblick bitte ich meine Patienten stets, ein positives Gegenbild zu entwerfen: »Wie würde es Ihnen gehen, wenn Sie ungünstige Essgewohnheiten Stück für Stück verändern könnten? Wenn Sie abnehmen würden – und das neue Gewicht halten? Was würden Sie dann können, das jetzt unmöglich scheint? Wie würden Sie sich selbst sehen und wie von anderen wahrgenommen werden?« Sich die angenehmen Konsequenzen einmal genau vorzustellen, die ein angepasstes Essverhalten nach sich ziehen würde, lässt die meisten meiner Patienten ausreichend Motivation finden, um eine Ernährungsanpassung wirklich anzugehen. Daher empfehle ich auch Ihnen dringend, sich die Zukunft einmal rosig zu malen.

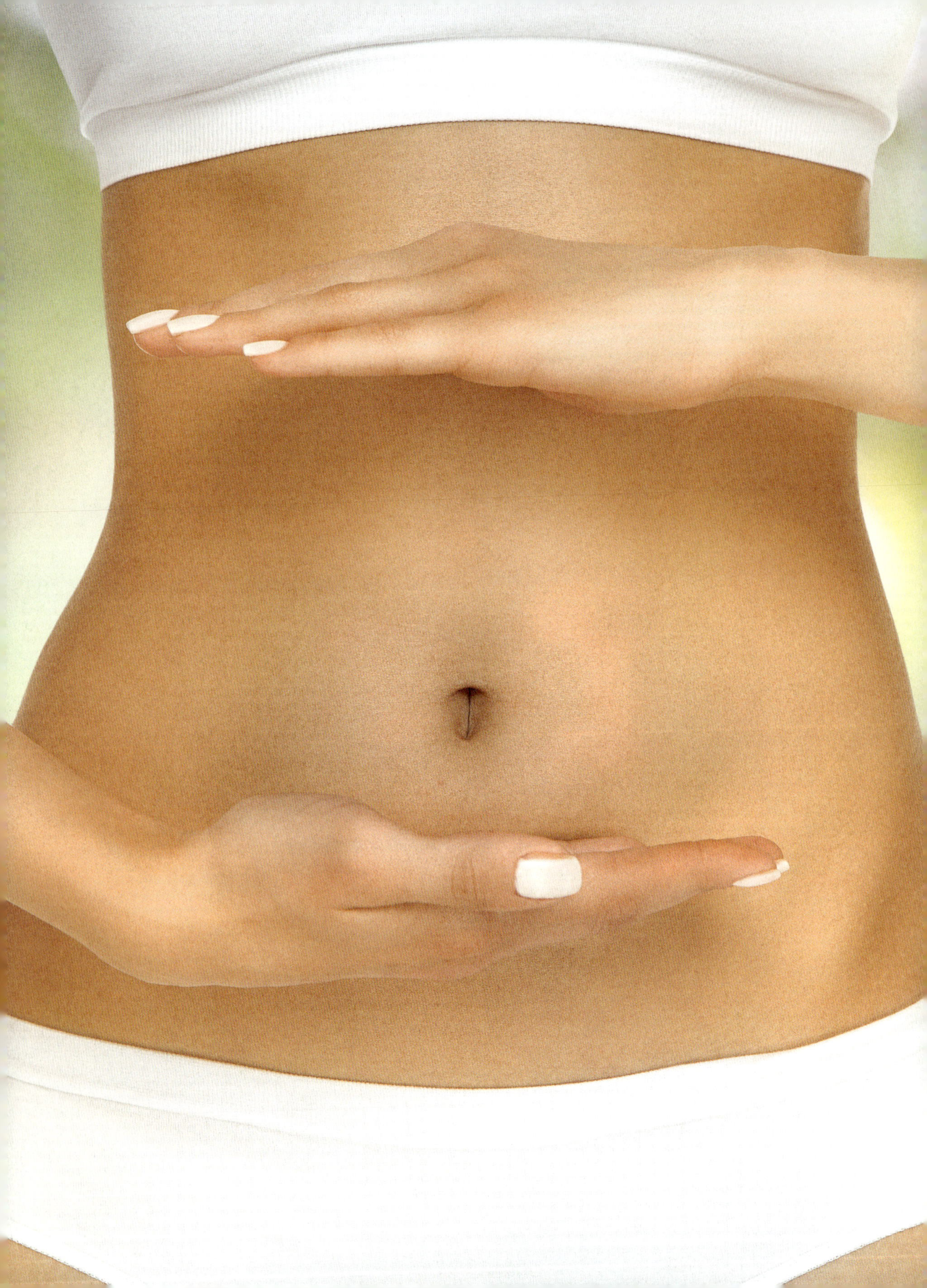

UNSER STOFF-WECHSEL – UNSERE ENERGIE

Wer den Weg der Nahrung durch unseren Körper einmal nachvollzieht, dem wird es anschließend leichter fallen, sich mit dem Richtigen zu versorgen und das Falsche wegzulassen. Weil er den Organismus dann als das erkennt, was er ist: ein Wunderwerk und Partner, der Sekunde um Sekunde für uns Dienst tut – und damit jede Fürsorge verdient hat!

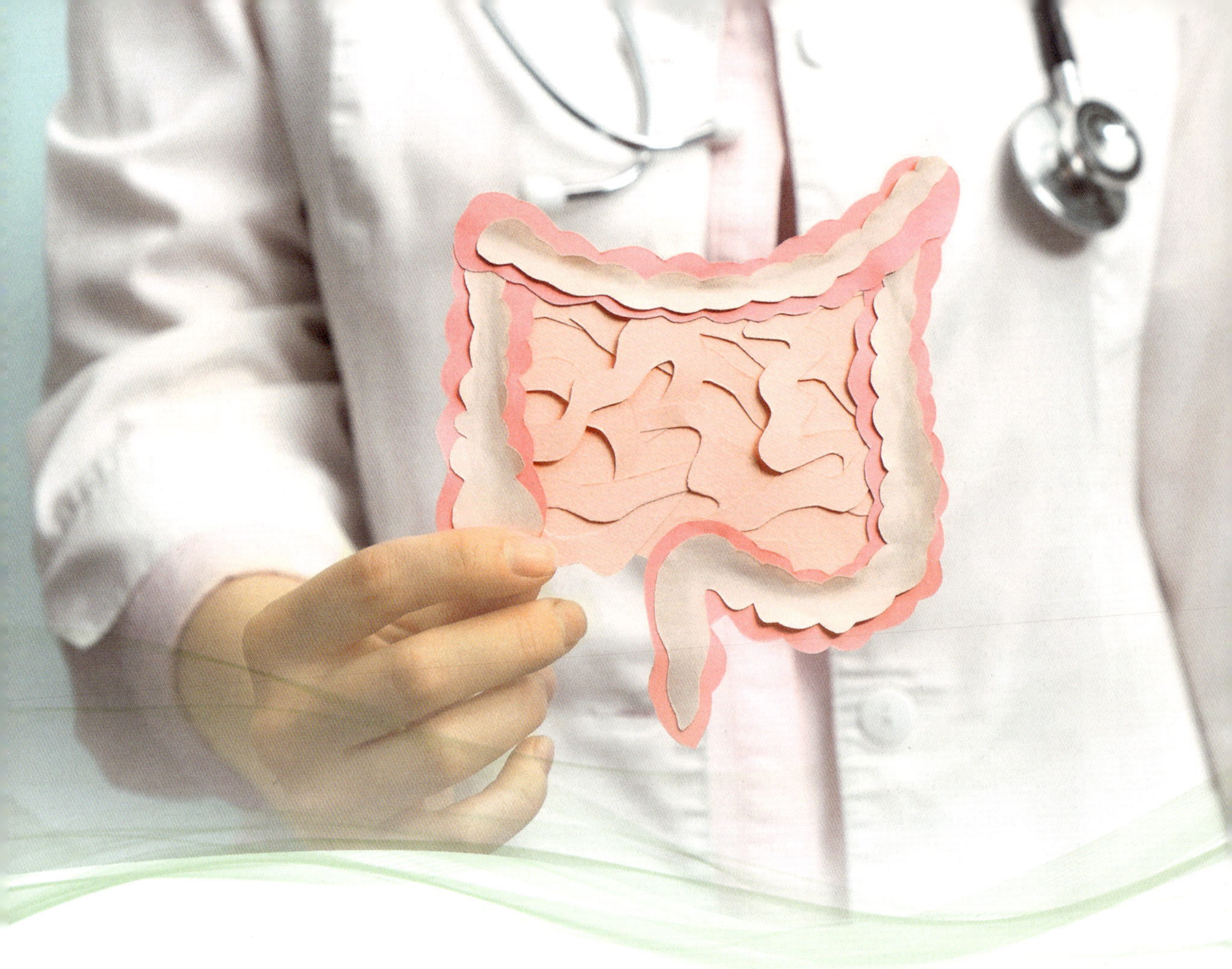

WUNDERWERK 1: UNSERE VERDAUUNG

Wer das Wort »Verdauung« hört, dürfte zuerst an Dinge denken, über die wir gemeinhin eher ungern sprechen. Mir dagegen fällt dann der Begriff »Wunder« ein. Denn sobald wir uns einen Bissen Nahrung in den Mund stecken, setzt sich eine Maschine in Gang, die genau das ist: ein beinahe überirdisches und clever organisiertes Zusammenspiel verschiedener Elemente, unter anderem von Nerven, Muskeln und Bakterien. Dieses Zusammenspiel ermöglicht es uns, Nahrung – aus pflanzlichen wie tierischen Quellen – zu verwerten und alles Unverdauliche geschmeidig aus dem Körper hinauszubefördern. Wie ein Tunnel ziehen sich die Organe der Verdauung durch unseren Leib. Ihre Arbeit bildet die Basis des Stoffwechsels. Einzig das Kauen und Schlucken können wir dabei bewusst steuern – alle weiteren Vorgänge bilden Reflexe und Mechanismen, auf die wir keinen Einfluss haben. Trotzdem sollte jeder, der abnehmen will, genau wissen, wie die Verdauung in unserem Inneren abläuft. Denn erst dann sind wir überhaupt in der Lage zu verstehen, wie beispielsweise die Zusammensetzung der Darmbakterien unser Gewicht beeinflusst und was wir dafür tun können, um die Verdauung so zu unterstützen, dass sie uns das Abnehmen erleichtert.

1. AKT: IM MUND FÄNGT ES AN

Stellen wir uns ein Frühstück vor – mit einem knusprigen Vollkorn-Käse-Baguette in der Hauptrolle. Wir beißen hinein: Unsere Schneide- und Eckzähne besorgen in diesem Moment den Auftakt der Verdauung, indem sie uns helfen, ein Stück aus dem großen Brötchen herauszureißen. Danach haben die Backenzähne ihren Auftritt, die das Brotstück wie ein Mörser zerkleinern. Und das mit enormer Kraft: Beim Kauen entsteht im Backenzahnbereich ein Druck von 40 Kilo pro Quadratzentimeter! Wer die Zähne fest aufeinanderpresst, etwa, um eine Nuss zu zerbeißen, kann diesen Wert auf mehrere Hundert Kilo pro Quadratzentimeter erhöhen.

In diesem ersten Schritt der Verdauung verändert sich jedoch nicht nur die Größe der Nahrung, sondern auch deren Konsistenz. Sobald wir das Baguette sehen, sobald Kruste und Käse die Tastnerven der Mundhöhle sowie die Geschmacksknospen auf der Zunge reizen, animiert dies unsere Speicheldrüsen, die Arbeit zu intensivieren – und mehr Speichel zu produzieren. Dieses Gemisch besteht aus Wasser, Elektrolyten (beispielsweise Salz, Eiweißen und Enzymen) und hat zwei Hauptaufgaben. Die erste: die Nahrung für den Transport in Richtung Magen vorbereiten. Dazu verbindet sich der Speichel mit den zerkleinerten Baguettestückchen und weicht diese so stark auf, dass der Nahrungsbrei leicht durch die Speiseröhre rutschen kann. Die zweite Aufgabe: die Verdauung der Kohlenhydrate vorbereiten. Dies erledigt beispielsweise die sogenannte Amylase: Der Begriff benennt drei spezielle Enzymvarianten, die im Speichel vorkommen und sich an die Kohlenhydrate heften – etwa jene, die im Mehl

INFO

MYTHOS ODER WAHRHEIT? – »WER LANGSAM ISST, NIMMT BESSER AB«

Wahrheit! Dass eine schnelle Nahrungsaufnahme mit Übergewicht assoziiert ist, haben inzwischen mehrere Untersuchungen gezeigt. So bat etwa ein Forscherteam der Uniklinik Mainz 28 normalgewichtige und 28 adipöse Studienteilnehmer, eine vorbereitete Mahlzeit zu essen: einmal in Ruhe und einmal, nachdem die Probanden mit einem anerkannten Verfahren unter Stress gesetzt wurden. Dabei zeigte sich, dass alle Teilnehmer mehr kauten, wenn sie angespannt waren. Besonders interessant aber war ein weiteres Ergebnis: Die übergewichtigen Probanden kauten insgesamt deutlich weniger, aßen also schneller als jene mit einem normalen BMI – sowohl in Ruhe als auch unter Stress.

Eine mögliche Erklärung, weshalb eine geringere Zahl an Kaubewegungen Übergewicht fördert: Es dauert mindestens 20 Minuten, bis ein Sättigungsgefühl eintritt (siehe Seite 92). Diese Zeit geben ihrem Körper nur die Menschen, die intensiv kauen. Schnellesser dagegen beißen oft nur ein- bis dreimal in das Essen und schlucken dann alles herunter. Dies kann nicht nur zu Übergewicht führen, sondern im schlimmsten Fall zum »Bolustod« (reflektorischer Herzstillstand durch verlegte Atemwege, etwa wegen eines zu großen Fleischbrockens im Rachen).

stecken, aus dem das Baguette besteht. Anschließend zerlegen die Enzyme die Stärke in ihre langkettigen Zuckerverbindungen und verdauen diese damit vor. Wer Vollkornbrot gründlich 30- bis 40-mal kaut, kann dies leicht nachvollziehen (am süßen Geschmack, der dabei langsam entsteht).

2. AKT: IN DER SPEISERÖHRE WIRD GERUTSCHT

Sobald wir das, was wir im Mund aus dem Baguettebissen gemacht haben, schlucken, rutscht es durch den etwa 25 Zentimeter langen Schlauch der Speiseröhre. Diese verbindet Mund und Magen auf direktem, geradem Weg, ist innen mit einer Schleimhaut ausgekleidet – und sorgt so dafür, dass die Nahrung im Normalfall sanft in den Magen gleitet.

Selbst wenn wir das Baguette nicht gut und lange genug gekaut haben, bleibt nichts hängen: Mithilfe einer Muskelschicht, aufgeteilt in eine Ring- und Längsmuskulatur, kann sich die Speiseröhre in Wellenbewegungen zusammenziehen – und so den Speisebrei in Richtung Magen vorwärtsschieben. Dies funktioniert so gut, dass sogar ein Getränk, das wir im Handstand mit einem Strohhalm aufnehmen, zuverlässig im Magen landet.

Wichtig sind die Verschlussmechanismen am oberen und unteren Ende der Speiseröhre: Sie verhindern, dass Nahrung – etwa wenn wir im Liegen essen – in den Rachen zurückrutschen kann oder dass Säure aus dem Magen in die Speiseröhre fließt und dort die empfindliche Schleimhaut reizt. Zu Letzterem kommt es, wenn der untere Schließmuskel der Speiseröhre erschlafft. Dieser sogenannte »Reflux« ist eine häufige Folgeerscheinung von Übergewicht, eindeutig zu erkennen an schmerzhaftem Sodbrennen. Ist die Speiseröhre infolge eines dauerhaften Refluxes chronisch entzündet, kann dies im schlimmsten Fall zu Krebs führen. Das große Problem: Mitunter merken wir diesen Säurerückfluss nicht, weshalb das Ausmaß der Beschwerden allein nicht aussagekräftig genug ist, um das Krebsrisiko einschätzen zu können.

3. AKT: IM MAGEN EINE ZWISCHENLANDUNG

Kommt der Speisebrei im Magen an, trifft er auf Magensaft, mit dem das Organ ausgefüllt ist. Eine wahrhaft höllische Substanz, besteht sie doch aus konzentrierter Salzsäure und aggressiven Enzymen! Die Hauptaufgabe des Magens: die Nahrung für eine gewisse Zeit speichern, weiter zerkleinern und sie nach und nach an den Darm zur finalen Verarbeitung weiterleiten. Als vergleichsweise großes Speicherorgan sorgt der Magen dafür, dass wir Menschen mit wenigen Mahlzeiten am Tag auskommen – und nicht mehrere Stunden mit Essen verbringen müssen, um unseren Energiebedarf über kontinuierlich zugeführte kleine Portionen zu decken.

Den wichtigsten Bestandteil des Organs bildet die Magenwand: Sie enthält spezielle Zellen, die Salzsäure sowie eine Vorstufe des Enzyms Pepsin produzieren. Die Herstellung setzt ein, sobald wir Essen riechen oder schmecken, richtig angeheizt aber wird sie, wenn der Nahrungsbrei den Magen zu dehnen beginnt. Ebenfalls anregend auf die Magensaftproduktion wirken beispielsweise Gewürze, Alkohol, Koffein und Nikotin.

Während der Nahrungsbrei im Magen verweilt, zersetzt die Salzsäure ihn weiter. Außerdem tötet sie potenziell schädliche Bakterien ab, die mit dem Essen in unseren Körper gelangen – wie etwa Streptokokken aus verdorbener Nahrung. Auf diese Weise reduziert die Säure die Zahl der Erreger derart, dass sich die Wahrscheinlichkeit für eine Infektion reduziert. Darüber hinaus sorgt sie dafür, dass Eiweiße der Nahrung in kleinere Bestandteile wie Peptide zerlegt werden. Diese wiederum trennt das Enzym Pepsin in noch winzigere Teile – so, wie es die Amylase im Speichel mit den Kohlenhydraten getan hat. Wie aber kann es sein, dass dieses aggressive Duo aus Salzsäure und Enzymen die Nahrung zersetzt, nicht aber den Magen selbst angreift? Davor schützt das Organ eine dritte Art von Zellen in der Magenwand: Diese produzieren einen schützenden Schleim, der die Magenoberfläche bedeckt und die Salzsäure abwehrt.

INFO

WAS BEDEUTET »DARMFLORA«?

Der Begriff bezeichnet das eng verflochtene System sämtlicher Mikroorganismen, die im Verdauungstrakt von Menschen und anderen Tieren leben: vor allem Bakterien, aber auch weitere Einzeller wie etwa Pilze oder bestimmte Parasiten und außerdem Viren. Diese Mikroorganismen stehen mit dem Menschen in einer Wechselbeziehung: Bestimmte Bakterien etwa erhalten über den Nahrungsbrei Futter – und versorgen uns dafür umgekehrt mit lebensnotwendigen Stoffen.

Facts to go:

- Der Körper beherbergt 1,3-mal so viele Bakterien wie Körperzellen – insgesamt schätzungsweise 39 Billionen. Der weitaus größte Teil besiedelt den Dickdarm.
- 99 Prozent der rund 1000 verschiedenen Bakterienarten im Darm gehören vier Stämmen an: den Firmicutes, Bacteroidetes, Proteobacteria und Actinobacteria.
- Alle Bakterien zusammen wiegen etwa zwei Kilogramm.

Wie lange Nahrung im Magen verbleibt, hängt davon ab, welche Inhaltsstoffe sie enthält. Obst beispielsweise besteht vor allem aus Kohlenhydraten, landet also vorverdaut im Magen und wird meist bereits nach einer Stunde in den Darm weitertransportiert. Bei Käse dagegen, der vor allem aus Fett und Eiweiß besteht, muss unter anderem das Pepsin zunächst seine Arbeit erledigen. Ähnlich bei Fleisch: Hier kann es fünf Stunden dauern, bis die Bestandteile eines Steaks in den Darm gelangen.

Ein weiterer Faktor, der über die Verweildauer des Nahrungsbreis im Magen bestimmt, liegt am Ende des Organs: Dort bildet der sogenannte Pförtnerkanal eine Engstelle am Übergang zum Darm. Der starke Ringmuskel sorgt dafür, dass nur kleine Portionen des vorverdauten Essens die nächste Station im Verdauungstrakt erreichen. Wichtig im Kampf gegen Übergewicht: Je eiweiß-, fett- und ballaststoffreicher unsere Nahrung ist, desto länger bleibt sie im Magen. Dies sorgt für eine bessere Sättigung und wirkt damit einer Zunahme entgegen – und erleichtert zugleich das Abnehmen. Denn wer lange satt ist, lässt sich weniger leicht in Versuchung bringen, zwischen den Mahlzeiten etwas zu snacken.

4. AKT: IM DÜNNDARM DIE GROSSE AUFSPALTUNG

In diesem Organ wird der Nahrungsbrei in Nährstoffe umgewandelt. Dabei helfen Verdauungssäfte, welche die Leber und Bauchspeicheldrüse produziert haben und die über sogenannte Papillen in der Schleimhaut des Dünndarms einströmen. Außerdem steuert die Bauchspeicheldrüse die wichtigen Enzyme Pankreas-Amylase, Trypsin und Lipase bei. Das erste spaltet Kohlenhydrat-Bauteile weiter auf – bis jedes Molekül nur noch aus zwei Zuckereinheiten besteht. Trypsin dagegen zerlegt Proteine so lange, bis jedes Element maximal noch drei sogenannte Aminosäuren

umfasst, jene Stickstoffverbindungen, aus denen alle Eiweiße zusammengesetzt sind.
Die Lipase wiederum setzt an den kleinen Fettkügelchen an, die im Darm mithilfe von Gallenflüssigkeit aus großen gebildet wurden, und spaltet diese in kleinere Einheiten auf: in Fettsäuren etwa sowie in Mono- und Diacylglycerin.
Indem sich die Muskeln der Dünndarmwand immer wieder zusammenziehen, drücken sie die zerkleinerten Nährstoffmoleküle an die Darmschleimhaut. Diese erinnert im Aufbau an ein in Falten gelegtes Stück Stoff. Auf den einzelnen Falten sitzen einen Millimeter kleine, warzenförmige Ausstülpungen, die sogenannten Zotten – insgesamt sind es etwa vier Millionen. Jede Zotte ist von einer dünnen Schicht Schleimhautzellen überzogen, auf der sich wiederum fadenförmige, bürstenartig angeordnete Zellfortsätze befinden, die sogenannten Mikrovilli. Durch diesen ausgeklügelten Aufbau vergrößert sich die Oberfläche des Dünndarms um ein Vielfaches.
Viel Oberfläche zu haben ist an dieser Stelle des Körpers besonders wichtig. Denn die Darmschleimhaut bildet die Schaltstelle, von der aus sämtliche Nährstoffe sowie 80 Prozent des im Essen enthaltenen Wassers ins Blut und die Lymphe überführt werden. Dies geschieht wie folgt: Zuerst nehmen die Mikrovilli die Zucker-, Eiweiß- und Fettmoleküle auf – dank der Enzym-Arbeit sind sie inzwischen winzig genug dafür. Über diese Zellfortsätze gelangen die Nährstoffe in die Schleimhautzellen – und von dort aus weiter ins Innere der Zotten. Darin windet sich ein Netz aus Blutgefäßen und Lymphbahnen: Darüber verteilen sich die Moleküle dann im ganzen Körper.
All diese Vorgänge im Dünndarm dauern zusammengenommen mehrere Stunden. Sind die Nährstoffe in Blut und Lymphe angekommen, übernehmen andere Organe das Ruder – die Stoffwechselprozesse beginnen (siehe ab Seite 40). Die Verdauung selbst ist damit jedoch noch nicht abgeschlossen. Die unverdaulichen Reste wandern weiter, als nun festere Masse.

SCHLUSSAKT: IM DICKDARM VIEL LOS

Den Endpunkt seiner Reise erreicht unser Bissen Käsebaguette – beziehungsweise das Wenige, das davon noch übrig ist – im Dickdarm. Diese etwa 1,4 Meter lange Schlinge bewohnen Bakterien, die von den bis dahin nicht verwertbaren Stoffen leben – etwa von Ballaststoffen wie Zellulose. Um diese zerteilen zu können, stellen die Bakterien spezielle Enzyme her. Anschließend sind die einzelnen Elemente so klein, dass sie durch die Zellwand der Bakterien passen. Dann beginnen diese mit der Verstoffwechselung: Dabei entstehen Abbauprodukte wie Methan, die wir als Blähungen bemerken. Indes: Die günstigen Dickdarmbakterien bescheren uns nicht nur diese unangenehmen Wirkungen, sondern produzieren zudem Stoffe, die wir zum Leben brauchen. Wie etwa Vitamin K, das für die Blutgerinnung wichtig ist, außerdem kurzkettige Fettsäuren, etwa Buttersäure (Butyrat) und Propansäure (auch »Propionsäure«, »Propionat«), die Entzündungen abschwächen, die Nervenzellen gesund halten und das Immunsystem regulieren.
Neben diesen günstigen Dickdarmbakterien gibt es jedoch auch eher ungünstige – wie etwa jene, die sich von bestimmten Zucker(austausch)stoffen ernähren. Fermentieren Bakterien diese Substanzen, entstehen keine für den Körper nützlichen Stoffe – dafür aber sehr viel Wasserstoff. Und der kann zu Durchfall und Blähungen, aber auch Verstopfung führen.
Abgesehen von der Arbeit der Bakterien laufen im Dickdarm weitere wichtige Prozesse ab. So entzieht der Dickdarm dem Nahrungsbrei restliches Wasser, das über die Schleimhautzellen in die Blutbahn gelangt. Parallel dazu produzieren spezielle Zellen in der Dickdarmwand Schleim, der sich mit dem Brei vermischt – und ihn so gleitfähiger macht.
Ist das geschehen, verbleiben die letzten, nun wirklich unverdaulichen Reste der Nahrung in

INFO

GIBT ES MOPPELBAKTERIEN, DIE DAS ABNEHMEN HEMMEN?

Vertreter eines Bakterienstamms im Darm, der sogenannten Firmicuten, besitzen eine echte Superkraft: Sie können selbst aus für uns unverdaulichen Nahrungsresten noch Energie ziehen – aus einem Gramm bestimmter Ballaststoffe zwei Kalorien.
Von diesen Firmicuten haben Übergewichtige häufig vergleichsweise viele im Darm, so die Beobachtung einiger Wissenschaftler. Daraus entstand die Annahme: Die Firmicuten könnten erklären, warum einige Menschen bessere Futterverwerter sind als andere – und selbst dann dick bleiben, wenn sie sich mit gesunden ballaststoffreichen Lebensmitteln wie Gemüse und Hülsenfrüchten ernähren.
Als Adipositas-Patient nun Ballaststoffreiches zu streichen, um den Firmicuten die Nahrung zu entziehen, wäre allerdings fatal! Denn zum einen lassen sich aus der Beobachtung heraus aktuell noch keine Therapien ableiten. Zum anderen haben Ballaststoffe viele verschiedene Gesundwirkungen und erleichtern darüber hinaus auf anderem Wege das Abnehmen enorm (siehe Seite 62). Und schließlich: Die pro Tag empfohlenen 30 Gramm Ballaststoffe – auf die die wenigsten von uns kommen – ergäben maximal 60 zusätzliche Kalorien, also einen Bruchteil der Tagesenergie. Kurz: Ballaststoffe machen nicht dick!

extremen Fällen bis zu fünf Tage im letzten Stück des Dickdarms, dem sogenannten Mastdarm. Ähnlich wie beim Pförtnerkanal am Magenausgang ist dessen Ende, der Analkanal, mit einer verstärkten Muskelschicht umgeben. Hier sammeln sich die Reste so lange, bis genug Masse vorhanden ist und Stuhldrang entsteht.
Anders als beim Pförtnerkanal können wir den Schließmuskel (meistens) bewusst kontrollieren – und damit auch unseren Stuhlgang. Dieser schließlich beendet den Verdauungsprozess.

WAS DIE VERDAUUNG STÖRT

So faszinierend unsere Verdauung ist, so sensibel zeigt sie sich zugleich. Da verschiedene Organe an ihr beteiligt sind, können Störfaktoren das System an unterschiedlichen Stellen angreifen.
Einer davon: Stress! Leiden wir darunter, ist zum Beispiel die Speichelproduktion im Mund gehemmt – und der Verdauungsprozess von Beginn an verlangsamt. Essen wir dagegen zu viel Zucker, sorgt dies für eine Vermehrung ungünstiger Bakterien: Ein Ungleichgewicht in der Darmflora entsteht, das mitunter heftige Verdauungsbeschwerden und Übelkeit hervorrufen kann.
Auch Antibiotika schaden der Darmflora extrem, denn die Medikamente unterscheiden nicht zwischen krank machenden und nützlichen Bakterien – sondern zerstören alle. Und das hat langfristige Konsequenzen: Selbst ein halbes Jahr nach Behandlungsende, so das Ergebnis einer Studie, bleiben einige Bakterienarten tatsächlich verschwunden.
Doch nicht allein Antibiotika beeinflussen die Darmflora negativ. Eine weitere Studie ergab: Von 1000 untersuchten gängigen, nichtantibiotischen Medikamenten beeinflusste jedes vierte das Wachstum von Darmbakterien ungünstig. Und das kann nicht unerhebliche Folgen für das Gewicht haben.

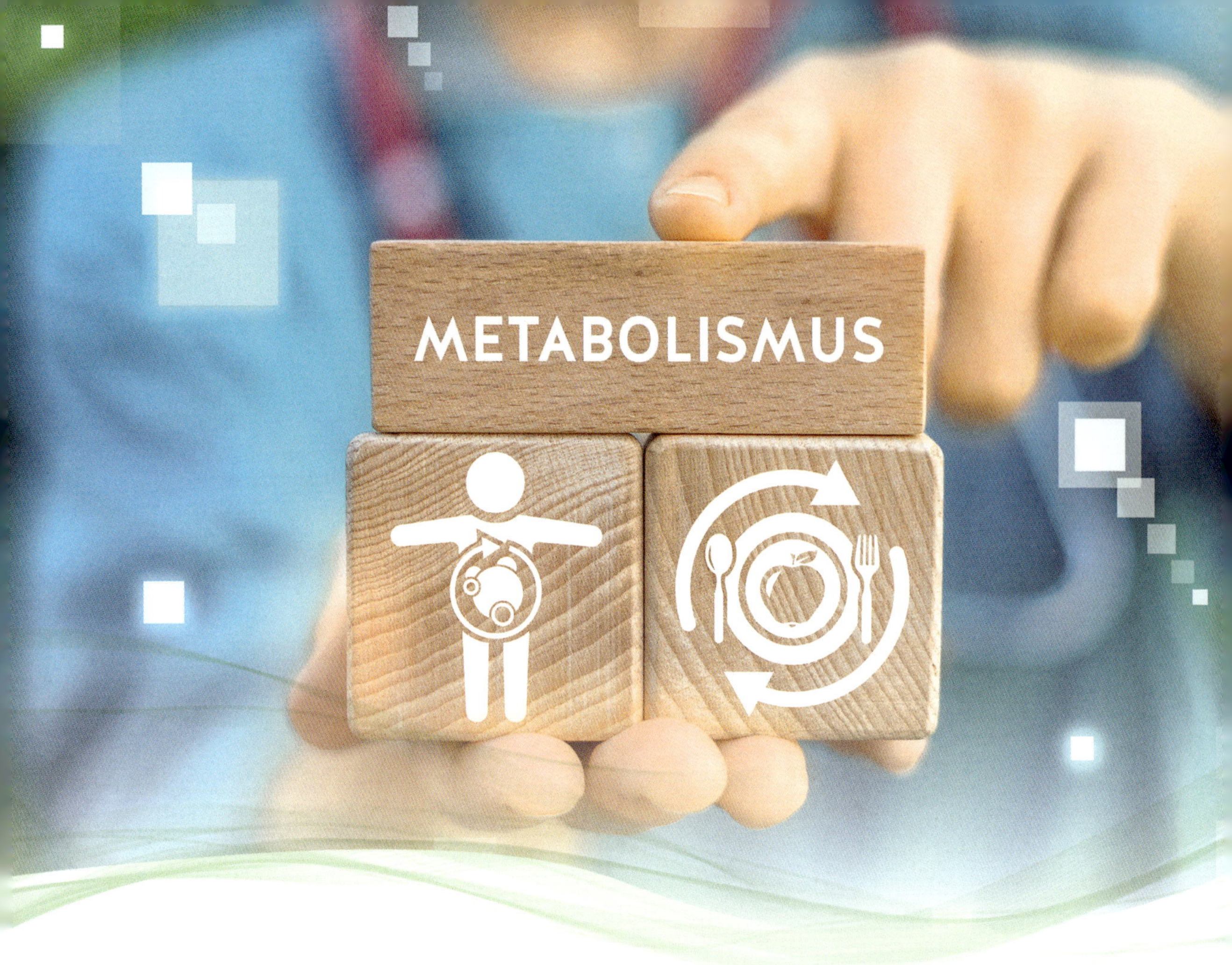

WUNDERWERK 2: UNSER STOFFWECHSEL

Sobald die Verdauung unsere Nahrung so weit aufgespalten hat, dass die Einzelteile in die Blutbahn gelangen können, beginnt die »Verstoffwechselung«. Dieses Wort fasst all jene Prozesse zusammen, die nötig sind, damit unsere Zellen die in den Kohlenhydrat-, Eiweiß- und Fettmolekülen gebundene Energie für sich nutzen können. Diese ist die Basis von allem: Der Körper braucht Energie, beispielsweise um stets die richtige Temperatur zu halten – und um Muskeln in Bewegung zu setzen. Entsprechend den drei Makronährstoffen unterscheiden Physiologen vor allem drei Stoffwechselarten: Wie schon die Verdauung basieren auch diese auf einem hochkomplexen, faszinierenden Zusammenspiel verschiedener Organe und Stoffe.

DER ZUCKER-STOFFWECHSEL

Nur wer versteht, wie die Stoffwechselkreisläufe funktionieren, kann lernen, diese so zu beeinflussen, dass sie uns beim Abnehmen unterstützen.

Den Ausgangspunkt für den Zuckerstoffwechsel bildet die Bauchspeicheldrüse: Sie misst permanent, wie viele Einfachzucker-Moleküle in der Blutbahn schwimmen – wie hoch also der sogenannte Blutzuckerspiegel ist. Überschreitet der Wert einen Grenzbereich von etwa 90 mg/dl, beginnt die Bauchspeicheldrüse, das Hormon Insulin auszuschütten – umso stärker, je höher der Zuckerspiegel ist. Der Botenstoff wirkt dann wie ein Schlüssel, der die Zellen für die Zuckermoleküle öffnet: Diese fließen aus dem Blut in sie hinein, sodass in der Folge der Zuckerspiegel sinkt und die Bauchspeicheldrüse die Insulin-Ausschüttung drosselt. In den Zellen selbst werden die Zuckermoleküle in noch kleinere Teilchen aufgedröselt: Dieser Vorgang setzt Energie frei, die die Zellen für ihre jeweilige spezifische Funktion nutzen können. Muskelzellen etwa nutzen sie, um zu kontrahieren: Dieser Vorgang ermöglicht uns unter anderem das Laufen.

Geht dem Körper der Zucker aus, produziert die Bauchspeicheldrüse Glucagon, den Gegenspieler des Insulins. Dieser Botenstoff sorgt zum einen dafür, dass aus Fetten in der Leber Zucker gebildet wird. Zudem greift Glucagon jene Speicher an, in denen unser Körper spezielle Mehrfachzucker lagert, das sogenannte Glykogen: Dieses wird dann zur Energiegewinnung herangezogen.

Am Ende des Zuckerstoffwechsels stehen die Nieren: Sie filtern den Zucker in einem ersten Durchgang grob aus dem Blut, nehmen ihn auf – und holen aus den entstandenen rund 180 Litern Erstharn noch einmal alles Wertvolle in den Körper zurück. Übrig bleiben schließlich ein bis zwei Liter konzentrierter Urin pro Tag: Dieser ist bei gesunden Menschen normalerweise nahezu zuckerfrei.

Da der Zuckerstoffwechsel vergleichsweise einfach aufgebaut ist, stellt er schnell und effektiv Energie bereit. Unser Gehirn beispielsweise, das auf einen zuverlässigen Nachschub an Energie angewiesen ist, arbeitet zum überwiegenden Teil mit dem Kohlenhydrat Glukose.

DIABETES – ENTGLEISTER ZUCKERSTOFFWECHSEL

Wer regelmäßig mehr Kohlenhydrate zu sich nimmt, als er verbraucht, stellt seine Bauchspeicheldrüse auf Dauerbetrieb, sodass permanent viel Insulin im Blut schwimmt. Die Folge: Die Zellen reagieren immer weniger auf den Botenstoff – eine Insulinresistenz entsteht. Weil dadurch weniger Zucker in die Zellen gelangt, ist der Glukosespiegel im Blut dauerhaft erhöht. Das stresst vor allem Leber und Bauchspeicheldrüse: Beide Organe verfetten, was die Insulinresistenz verstärkt. Zum Glück lässt sich dieser Prozess durch eine Gewichtsabnahme umkehren. Wird der erhöhte Blutzucker dagegen mit Insulin behandelt, droht dies den Teufelskreis aus Insulinresistenz und Organverfettung weiter zu befeuern. Neuere Medikamente, etwa die »Inkretinmimetika«, ersetzen das Insulin jedoch ideal – und führen zu einer Gewichtsreduktion von bis zu 15 Kilo im ersten Behandlungsjahr.

Auch auf eine weitere neue Medikamentengruppe, die »Gliflozine«, sollten Diabetiker nicht verzichten: Sie hemmen die Zuckerwiederaufnahme aus dem Erstharn. Dadurch scheiden Patienten bis zu 70 Gramm Zucker aus – der Glukosespiegel im Blut sinkt. Zudem nehmen Diabetiker auch mit Gliflozinen leichter ab. Denn jedes Gramm Zucker, das wir dem Körper entziehen, bedeutet einen Verlust an Energie – und damit Gewicht.

GRUNDUMSATZ UND GESAMTUMSATZ

Wie viel Energie wir über Verdauung und Stoffwechsel pro Tag verbrauchen, lässt sich mithilfe der Werte »Grundumsatz« und »Leistungsumsatz« beziffern. Beide können Abnehmwilligen helfen, ein effektives Kaloriendefizit zu berechnen – die Grundlage für jeden zuverlässigen Gewichtsverlust.

Der Grundumsatz

Mit »Grundumsatz« bezeichnen Experten jene Energie, die der Körper im Ruhezustand verbraucht. Denn wirklich untätig ist unser Organismus nie: Selbst wenn wir schlafen oder beinahe bewegungslos auf dem Sofa die Lieblingsserie schauen, laufen lebensnotwendige Prozesse permanent weiter. Beispielsweise benötigt das Herz Energie, um Blut durch die Gefäße zu pumpen – und die Nervenzellen des Gehirns brauchen sie, um elektrische Signale auszutauschen, was uns etwa das Träumen erlaubt. Außerdem verbraucht der Körper dauernd Energie fürs Heizen, schließlich laufen sämtliche Stoffwechselprozesse bei etwa 37 Grad Körpertemperatur am besten.

Was beeinflusst den Grundumsatz?

Gewicht und Größe eines Menschen sind die wichtigsten Faktoren für die Höhe dieses Wertes. Doch auch Geschlecht und Alter spielen eine Rolle: Frauen haben im Gegensatz zu Männern weniger energiezehrende Muskelmasse, zudem sinkt der Kalorienverbrauch eines Menschen infolge von Muskelschwund nach dem 25. Geburtstag beständig – bis zum Lebensende um etwa ein Fünftel. Wie hoch der persönliche Grundumsatz ausfällt, lässt sich mit der Harris-Benedict-Formel berechnen:

Harris-Benedict-Formel für Frauen:
G = 655 + (9,6 x Gewicht in kg) + (1,8 x Größe in cm) – (4,7 x Alter in Jahren)

Harris-Benedict-Formel für Männer:
G = 66 + (13,8 x Gewicht in kg) + (5,0 x Größe in cm) – (6,8 x Alter in Jahren)

Wichtig: Der hohe Körperfettanteil von stark Übergewichtigen verfälscht das Ergebnis ein wenig – denn Fettgewebe verbrennt sehr viel weniger Energie als Muskeln. Daher mein Tipp: Wenn Sie Adipositas-Patient sind, berechnen Sie den Grundumsatz auf Basis Ihres angestrebten Normalgewichts – und addieren Sie dann 10 Prozent des Ergebnisses hinzu.

Wie lässt sich der Grundumsatz steigern?

Erhöhen Übergewichtige ihren Grundumsatz, nehmen sie leichter ab – sofern sie weiterhin gleich viel essen. Am besten gelingt dies, wenn wir den Fettanteil im Körper zugunsten von Muskeln reduzieren. Das Gute: Schon eine halbe Stunde Spazierengehen pro Tag hilft dabei! Besonders effektiv ist regelmäßiges Treppensteigen und leichtes Krafttraining zwei- bis dreimal die Woche. Beides regt den Muskelaufbau an – und steigert so Stück für Stück den Kalorienverbrauch in Ruhe.

Der Gesamtumsatz

Glücklicherweise müssen die allermeisten von uns nur sehr selten 24 Stunden im Bett verbringen. Zusätzlich zum Grundumsatz verbrauchen wir daher weitere Energie, um durch den Alltag zu kommen (»Leistungsumsatz«). Die Zahl dieser zusätzlich verbrannten Kalorien unterscheidet sich je nach individueller körperlicher Aktivität: Ein Hausmann mit drei kleinen Kindern, der ständig in Bewegung ist, hat einen höheren Leistungsumsatz als ein kaufmännischer Angestellter in der Gemeindeverwaltung.

Der sogenannte PAL-Faktor (englisch: »Physical Activity Level«) hilft, das individuelle Aktivitätsniveau einzuschätzen und anschließend den persönlichen Gesamtumsatz zu berechnen – also jene Energie, die man an einem durchschnittlichen Tag insgesamt verbraucht. Denn für diesen Wert wird der Grundumsatz mit dem PAL-Faktor multipliziert.

Eine Übersicht über gängige PAL-Größen:

PAL-Faktor 1,2 bis 1,3: Gilt für Personen, die sich kaum bewegen – wie sehr alte Menschen.

PAL-Faktor 1,4 bis 1,5: Gilt für Personen, die eine vorwiegend sitzende Tätigkeit ausüben, die keine körperliche Aktivität fordert – wie etwa Büroangestellte oder Kraftfahrer.

PAL-Faktor 1,6 bis 1,7: Gilt für Personen, die vorwiegend im Sitzen arbeiten, ab und an aber auch gehen oder stehen – wie etwa Lehrer.

PAL-Faktor 1,8 bis 1,9:
Gilt für Personen, die beinahe ausschließlich gehend oder stehend arbeiten – wie Friseure, Schreiner, Verkäufer und Kellner.

PAL-Faktor 2,0 bis 2,4:
Gilt für Personen, die körperlich schwer arbeiten – wie etwa Pflegekräfte, Bauarbeiter und Leistungssportler.

Was diese Werte bringen

Wer abnehmen will, braucht ein Energiedefizit – muss also weniger Energie aufnehmen, als er verbrennt.

Einmal den Gesamtumsatz zu berechnen und die konsumierte Energie zu dokumentieren zeigt dabei meist schwarz auf weiß das Grundproblem: Übergewichtige nehmen täglich viel mehr Kalorien auf als nötig. Die Gründe? Sind Studien zufolge vielfältig. Zum einen unterschätzen Fettleibige, wie viel sie essen – mitunter um bis zu 1000 Kalorien pro Tag. Zum anderen überschätzen viele den positiven Einfluss von Bewegung. Wer eine halbe Stunde Walken geht, verbrennt damit nur 200 Kalorien – diese Energie steckt in einem kleinen Becher Stracciatella-Joghurt! Natürlich ist es wichtig, aktiver zu werden! Doch anfangs lässt sich mit einer angepassten Ernährung das Energiekonto leichter ins gesunde Minus rücken.

Der Grundumsatz bietet dabei eine ideale Orientierung: Wer am Tag nur die Energiemenge dieses Werts zu sich nimmt, verliert garantiert Gewicht, weil dann schon der Gang zum Supermarkt für ein Energiedefizit sorgt.

INFO

WERT NEU BERECHNEN!

Mit jedem verlorenen Kilo sinkt unser Grundumsatz. Wer abnimmt, sollte den Wert daher regelmäßig neu berechnen und die Kalorienzufuhr entsprechend anpassen.

DER EIWEISS-STOFFWECHSEL

Die Verstoffwechselung von Proteinen beruht auf den Aminosäuren, die während der Verdauung im Darm entstanden sind: Sobald diese in die Blutbahn gelangen, helfen Transport-Enzyme, die Moleküle zu bewegen.

Zielort ist dabei zunächst die Leber: Diese bildet den Hauptumschlagplatz und bestimmt über die weitere Verwendung.

Verwendung 1: Die Leber selbst setzt die Moleküle wieder zu komplexen Eiweißverbindungen zusammen, die verschiedene Funktionen im Körper erfüllen. So liefern Proteine wichtiges Baumaterial: Unsere Muskeln etwa bestehen hauptsächlich aus Eiweißen, ebenso Haare, Haut und Herz.

Verwendung 2: Die Leber schickt die Aminosäuren zurück ins Blutsystem, damit sie in anderen Zellen beim Proteinaufbau eingesetzt werden können. Denn die Körpereiweiße erneuern sich permanent: In den Zellen von Leber, Bauchspeicheldrüse und Blut beispielsweise geschieht dies etwa alle zehn Tage, in denen der Haut alle drei Monate.

Verwendung 3: Die Leber nutzt die Moleküle zur Energiegewinnung. Da Eiweiße jedoch viele strukturelle Funktionen besitzen (siehe Seite 54), geschieht dies nur in Ausnahmefällen – etwa wenn wir fasten.

Dann baut der Körper beispielsweise die Aminosäuren Phenylalanin und Tyrosin b ab, wobei Acetoacetat entsteht: Dieser Stoff bildet die Vorstufe von Ketonkörpern, aus denen der Körper in Zeiten ohne Nahrungszufuhr Energie ziehen kann.

Am Ende des Eiweißstoffwechsels steht wieder die Niere. Denn beim Abbau von Aminosäuren bilden sich Abfallprodukte wie Ammoniak und Harnstoff.

Diese filtern die Nieren aus dem Blut – und sorgen dafür, dass sie über den Urin ausgeschieden werden.

DER FETT-STOFFWECHSEL

Diese Stoffwechselart ist die komplexeste von allen. Dabei unterscheiden Experten zwei Stoffwechselwege: Beim ersten nimmt der Körper die Fettstoffe aus der Nahrung auf, bei der zweiten stellt er sie selbst her – beispielsweise aus Zucker. Besonders relevant im Hinblick auf unser Gewicht ist der zweite Weg!

Denn essen wir viele kohlenhydratreiche Produkte mit freiem Zucker oder raffiniertem Mehl und verbrennen die Kohlenhydrate nicht direkt, baut der Körper sie in die sogenannten Neutralfette um (»Triglyceride«). Diese stapelt er dann in den Fettzellen, als Energiereserve für schlechte Zeiten. Eine entscheidende Rolle im Fettstoffwechsel spielen – wie im Zuckerstoffwechsel auch – Hormone.

Ist der Blutspiegel an Insulin über längere Zeit hinweg niedrig und/oder die Konzentration an Glucagon und Adrenalin hoch, baut unser Körper Fett ab, um daraus Energie zu gewinnen. Bei dieser sogenannten Lipolyse spalten spezielle Enzyme die Triglyzeride wieder in ihre Einzelbestandteile auf. Anschließend bringen Transport-

ESSEN IST EIN BEDÜRFNIS, GENIESSEN EINE KUNST.

FRANÇOIS DE LA ROCHEFOUCAULD

INFO

WAS SIND KALORIEN?

Wann immer Menschen vom Abnehmen sprechen, fällt schnell der Begriff Kalorie. Das Wort ist eine Abkürzung für die Maßeinheit »Kilokalorie« (kurz: kcal): Eine Kilokalorie entspricht der Menge an Energie, die nötig ist, um einen Liter Wasser unter bestimmten Bedingungen um ein Grad zu erwärmen. Auf Lebensmittel bezogen bedeutet dies: In 100 Gramm Vollmilchschokolade, die 535 Kalorien enthalten, ist so viel Energie gespeichert, dass sich damit 535 Liter Wasser um ein Grad erhitzen ließen. Seit einigen Jahrzehnten benutzen Fachleute die etwas genauere Maßeinheit »Joule«. Eine Kilokalorie entspricht dabei 4,18 Kilojoule. Aus Gründen der Gewöhnung und Einfachheit bleibe ich in diesem Buch allerdings beim Begriff Kalorie.

Wichtig: Kalorie ist nicht gleich Kalorie! Essen wir beispielsweise etwas Eiweißreiches, muss der Körper einen guten Teil der damit gelieferten Energie aufwenden, um die Proteine zu verdauen. Das Gleiche gilt für Ballaststoffe. Isolierte Kohlenhydrate dagegen kann unser Organismus umstandslos verwerten: Jede Kalorie, die wir ihm etwa über freien Zucker in Form von Gummibärchen zuführen, landet daher, wenn wir sie nicht durch Bewegung verbrennen, beinahe ohne Verlust auf den Hüften! Deshalb sollten Sie bei Nährstoffangaben nicht allein auf die Gesamtzahl an Kalorien achten, sondern vor allem auf den Zuckergehalt. Dunkle Schokolade etwa hat mehr Kalorien, aber ein besseres Nährstoffverhältnis als die Vollmilchvariante.

proteine die Fettsäuren in jene Zellen, die Energie benötigen. Dort werden sie in den Mitochondrien, den Kraftwerken der Zellen, in Energie umgewandelt.

Ist der Insulinspiegel dagegen durch ständiges Snacken und eine entsprechend große Kohlenhydratzufuhr permanent erhöht, unterbindet das den Fettabbau sofort.

Für diesen Effekt genügen schon kleinste Mengen Kohlenhydrate: ein Kaffee mit Milch, ein kleines Stück Toast oder aber drei Weintrauben.

Unser Körper ist ein echter Großmeister, wenn es darum geht, Speicherfett abzusichern – schließlich war dieses über Jahrmillionen unsere Lebensversicherung, da es uns in den regelmäßig wiederkehrenden Phasen des Nahrungsmangels vor dem Verhungern schützte.

Nun, am Ende dieses Kapitels, wissen Sie nicht nur über die anthropologischen Grundlagen des Essens Bescheid, sondern auch über die körperlichen Abläufe, die einsetzen, sobald wir einen Bissen nehmen. Nun gilt es, einen genaueren Blick darauf zu werfen, was wir uns da eigentlich konkret einverleiben. Denn jede Substanz, die in unserer Nahrung steckt, hat ganz spezifische Auswirkungen auf den Körper – und unser Gewicht. Nur wenn wir darüber Bescheid wissen, können wir anschließend souverän den persönlichen Speiseplan analysieren. Also schauen, von welchen Nährstoffen, die der Figur nicht guttun, wir zu viel konsumieren, von welchen günstigen Substanzen wir umgekehrt deutlich zu wenig essen – und damit, ohne dass es uns bewusst wäre, die eigenen Abnehmversuche sabotieren.

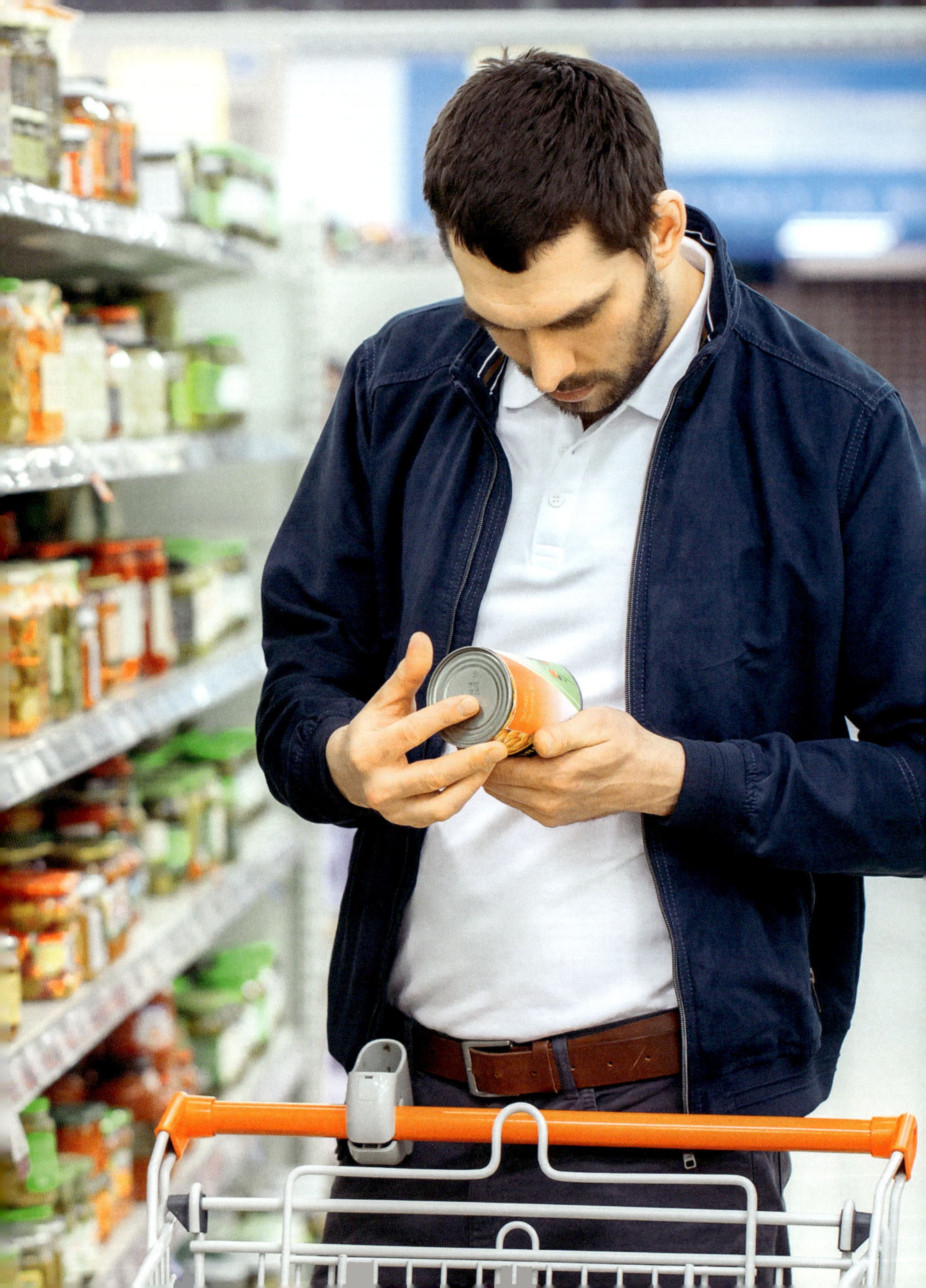

INHALTS-STOFFE AUF DEM PRÜFSTAND

Lebensmittel bestehen aus einem Cocktail Dutzender Makro- und Mikronährstoffe. Einige davon helfen uns beim Abnehmen, andere befördern Übergewicht. Welcher Inhaltsstoff wie wirkt, klären die folgenden Seiten. Nach der Lektüre wird Ihnen ein rascher Blick auf die Nährwerte eines Lebensmittels genügen, um zu erkennen, ob Zugreifen lohnt – oder schadet.

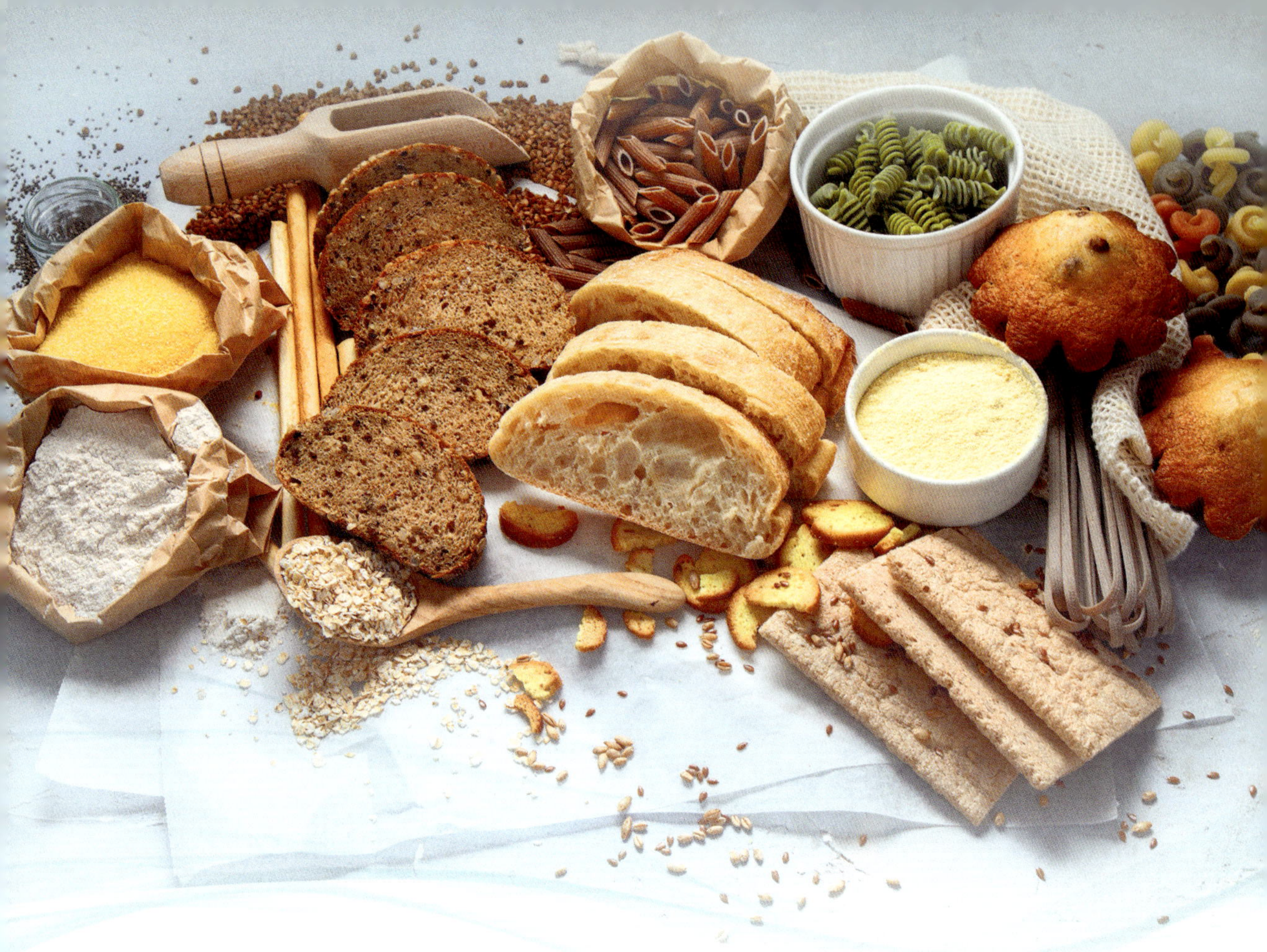

KOHLENHYDRATE IM NÄHRSTOFFCHECK

Das Wort Kohlenhydrate lässt sich schlicht übersetzen mit »Zucker«. Der Begriff fasst also sämtliche Zuckerverbindungen zusammen, die wir über die Nahrung aufnehmen. Und das sind einige, denn: Kohlenhydrate stecken in beinahe jedem Lebensmittel. In Gemüse und Obst ebenso wie in Nüssen, Eiern und Milch – vor allem aber in stärkereicher Nahrung wie Getreide, Kartoffeln sowie Mais. Und natürlich, in besonders großer Menge, in beliebten Süßigkeiten wie Honig, Schokolade, Gebäck, Nuss-Nougat-Creme und Fruchtgummi.

Zuckermoleküle bestehen dabei aus Kohlenstoff-, Sauerstoff- und Wasserstoff-Atomen – und stammen immer von Pflanzen: Diese stellen die Verbindungen her, indem sie bei der sogenannten Photosynthese Wasser und Kohlendioxid mithilfe des Sonnenlichts in Kohlenhydrate umwandeln. Im menschlichen Körper bilden die Zuckerstoffe einen Hauptbestandteil der Erbsubstanz.
Vor allem aber liefern sie Treibstoff – auf dass etwa Nervensystem und Muskeln arbeiten können. Für unsere Vorfahren waren Kohlenhydrate damit über Jahrhunderttausende hinweg ein Über-

lebensgarant. Die schnell verfügbare Energie erlaubte es ihnen beispielsweise, von jetzt auf gleich loszusprinten – etwa wenn ein wildes Raubtier auftauchte.
Auch Jagen war nur dank der Zuckerstoffe möglich. Ihr bremsender Effekt im Hinblick auf den Fettstoffwechsel und die Fähigkeit des Körpers, Zuckerverbindungen in Lipide umzubauen, erlaubten es den frühen Menschen zudem, Energie effektiver zu speichern – für Notzeiten, die zuverlässig zum Alltag gehörten.
Je nachdem, aus wie vielen Molekülen die Zuckerkette besteht, unterscheiden Experten drei Arten von Kohlenhydraten:

- Einfachzucker, sogenannte Monosaccharide, weisen nur ein einziges Zuckermolekül auf. Zu dieser Kohlenhydrat-Art gehören etwa Glukose (»Traubenzucker«), Fruktose (»Fruchtzucker«) und Xylose (»Holzzucker«). Weil der Körper Einfachzucker nicht aufspalten muss, liefern diese extrem schnell verfügbare Energie und schmecken von allen Zuckerverbindungen am süßesten.
- Zweifachzucker, sogenannte Disaccharide, bestehen aus zwei miteinander verbundenen Zuckermolekülen. Zu ihnen zählen beispielsweise Saccharose (»Haushaltszucker«), die aus je einem Glukose- und Fruktose-Molekül besteht, sowie Laktose (»Milchzucker«), gebildet aus je einem Galaktose- und Glukose-Molekül. Da Zweifachzucker vom Körper leicht aufzuspalten sind, liefern sie ebenfalls schnelle Energie.
- Mehrfachzucker, sogenannte Polysaccharide, können aus mehreren Tausend Zuckermolekülen bestehen. Am häufigsten nehmen wir Mehrfachzucker in Form von Stärke zu uns: Diese steckt vor allem in Getreide, Kartoffeln und Hülsenfrüchten. Aber auch die meisten Ballaststoffe (siehe Seite 62) sind Mehrfachzucker. Da unser Körper die langen Polysaccharid-Ketten während der Verdauung aufwendig in die einzelnen Zuckermoleküle zerteilen muss, geben sie ihre Energie etwas zeitverzögerter nach und nach ab und schmecken weniger süß.

Doch nicht nur ihrer Länge nach lassen sich Kohlenhydrate einteilen. Wichtig für alle, die schlank werden oder bleiben wollen, ist eine zweite Unterscheidung der Zuckerverbindungen:

- Isolierte/raffinierte, für uns schlechte Kohlenhydrate zeichnen sich dadurch aus, dass sie dem Körper nichts liefern außer schneller Energie, weshalb sie auch »leere« Kohlenhydrate genannt werden. Zu dieser Gruppe gehören sämtliche Einfach- und Zweifachzucker. Sie stecken beispielsweise in gängigen Beilagen wie Hartweizennudeln und geschältem Reis, in Weißmehl-Produkten wie Toast, außerdem in Limonaden,

INFO

RESISTENTE STÄRKE

Sie lieben Kartoffeln, Nudeln und Reis? Dann kochen Sie die Beilagen am Vortag und wärmen sie zur Mahlzeit wieder auf. Während des Abkühlens verändert sich bei einem Teil der Stärke die chemische Struktur. Diese sogenannte »resistente Stärke« können die Enzyme im Dünndarm nicht verdauen. Wie eine Art Ballaststoff (siehe Seite 62) wandert sie in den Dickdarm weiter, wo Bakterien sie unter anderem zur günstigen Fettsäure Butyrat abbauen – diese wirkt entzündungshemmend, stabilisiert den Blutzucker und fördert eine gesunde Darmflora. Wichtig: Um resistente Stärke zu erhalten, müssen Kartoffeln und Co. mindestens zwölf Stunden lang abkühlen. Allerdings macht sie selbst dann nur etwa zehn Prozent der insgesamt enthaltenen Kohlenhydrate aus. Daher sollten Sie auch von den aufgewärmten Beilagen insgesamt eher wenig essen!

Kuchen und Süßigkeiten sowie stark verarbeiteten Fertigprodukten und Fast Food.

- Vollwertige, für uns gute Kohlenhydrate dagegen verfügen über mindestens drei Zuckermoleküle und kommen nur in solchen Nahrungsmitteln vor, die neben den Zuckerverbindungen noch weitere wertvolle Inhaltsstoffe liefern – beispielsweise Eiweiße, Vitamine und Mineralstoffe wie Magnesium oder Calcium. Darüber hinaus muss der Körper vollwertige Kohlenhydrate aufwendig aufspalten: Dadurch steigt der Blutzucker langsamer an, sodass diese Zuckerverbindungen besonders gut und lange sättigen. Sie stecken in großer Menge in Vollkornprodukten wie Naturreis, außerdem in Hülsenfrüchten wie Bohnen und Erbsen sowie in Pseudogetreide wie Buchweizen und Amarant.

Was an Kohlenhydraten gut ist

+ + + Vollwertige Kohlenhydrate bilden einen elementaren Bestandteil einer ausgewogenen Ernährung – und können Studien zufolge unser Sterberisiko senken.

+ + Von allen Nährstoffen liefern Kohlenhydrate die am schnellsten verfügbare Energie. Das erlaubt uns beispielsweise Höchstleistungen im Sport und bei Arbeiten, die viel Konzentration erfordern.

+ + Der Körper kann überschüssige Kohlenhydrate in Fett umwandeln, dieses speichern und damit einen Energievorrat für Notzeiten anlegen.

+ + Mithilfe von Kohlenhydraten bildet unser Gehirn aus der Aminosäure Tryptophan das Glückshormon Serotonin.

Was an Kohlenhydraten schlecht ist

– – – Leere Kohlenhydrate verursachen eine extrem hohe Insulin-Ausschüttung: In der Folge steigt der Blutzuckerspiegel rasant an, anschließend fällt er ebenso rasch wieder ab. Dadurch werden wir müde und unkonzentriert, es kommt zum Anstieg von Hungerhormonen, den wir als Heißhungerattacke spüren.

– – – Leere Kohlenhydrate sättigen kaum, sodass wir häufig mehr essen, als wir wollen, und damit immer wieder mehr Energie aufnehmen, als wir verbrennen.

– – – Essen wir regelmäßig viele für uns schlechte Kohlenhydrate, schwimmt permanent Insulin im Blut. Dies drosselt die Fettverbrennung, lässt ungesundes Bauchfett wachsen, sorgt so langfristig für schlechte Blutfett- und Blutzuckerwerte und macht uns schlapp.

– – Bestimmte Kohlenhydrate wie Fruktose und Laktose können über Gärungsprozesse Verdauungsbeschwerden provozieren. Außerdem sind sie für viele Menschen unverträglich.

– – Kohlenhydrate, die der Körper nicht direkt verbrennt und die keinen Platz in den Glykogen-Speichern mehr finden, werden zu Fetten umgebaut und vor allem in der Leber und am Bauch eingelagert. So kann der übermäßige Verzehr isolierter/raffinierter Kohlenhydrate eine Fettleber verursachen und langfristig zur weiteren Verfettung anderer Organe führen (siehe Seite 89).

FAZIT

Kohlenhydrate sind der Übergewichtstreiber Nummer eins! Wer abnehmen will, sollte vor allem an ihnen sparen!

Das sagt die Forschung

Bei vielen Inhaltsstoffen unserer Nahrung ist noch umstritten, welche Rolle sie für die Entwicklung von Übergewicht spielen. In Sachen Zuckerverbindungen jedoch ist sich die Wissenschaft einig: Wer regelmäßig viele leere Kohlenhydrate zu sich nimmt, baut damit – sofern er kein Leistungssportler oder körperlich schwer arbeitender Mensch ist – jeden Tag aufs Neue einen Energieüberschuss auf, der zuverlässig ins Übergewicht führt. Und langfristig sehr wahrscheinlich zu Folgekrankheiten wie Diabetes und Krebs. Ein eindrückliches Ergebnis hat beispielsweise die sogenannte PURE-Studie ergeben, für die ein internationales Forscherteam über zehn Jahre hinweg mehr als 135 000 Menschen zu deren Ernährungsgewohnheiten befragte. Die Probanden kamen aus 18 Ländern und waren zwischen 35 und 70 Jahre alt. Die Analyse der Daten ergab: Wer überdurchschnittlich viele Kohlenhydrate aß und unterdurchschnittlich viel Fett, hatte ein höheres Sterberisiko verglichen mit jenen Teilnehmern, die viel oder mäßig viel Fett bei weniger Kohlenhydraten zu sich nahmen. Zwar können Kohortenstudien wie diese stets nur mögliche Zusammenhänge aufzeigen, also keine Ursache-Wirkung-Verbindung beweisen. Allerdings mehren sich die Untersuchungen, die zu einem ähnlichen Ergebnis kommen.

Das so Bedrückende: Die gesundheitsschädlichen Effekte eines zu hohen Kohlenhydratkonsums treten nicht nur in Überflussgesellschaften auf, sondern auch in armen Ländern. Weißer Reis etwa ist günstig und liefert viel Energie – dafür aber kaum Mikronährstoffe. Billige Grundnahrungsmittel schützen damit zwar vor dem Hungertod, dennoch bleiben die Armen dieser Welt unterversorgt. Menschen in Industrienationen dagegen nehmen ungünstige Kohlenhydrate vor allem über stark verarbeitete Lebensmittel zu sich. Diese verleiten uns mit ihrem ungünstigen Nährstoffverhältnis und den vielen Geschmacksverstärkern nicht nur dazu, mehr zu essen, als wir brauchen, sondern machen uns zudem über chemische Zusatzstoffe krank.

Die Tageshöchstmenge richtet sich nach dem eigenen Aktivitätslevel und Gesundheitsstatus:

- Gesunde, extrem aktive Menschen (Leistungssportler): 250 bis 300 Gramm
- Gesunde, aktive Menschen (joggender Sachbearbeiter): maximal 200 Gramm
- Übergewichtige Menschen, die ansonsten aber gesund sind: maximal 150 Gramm
- Übergewichtige Menschen mit Folgeproblemen und Diabetiker, Patienten mit Entzündungskrankheiten: maximal 120 Gramm

INFO

MYTHOS ODER WAHRHEIT? – »GANZ OHNE ZUCKER GEHT ES NICHT, DENN SÜSSES IST NERVENNAHRUNG«

Mythos, mit einem kleinen Fünkchen Wahrheit. Was stimmt: Unser Körper benötigt rund 200 Gramm des Einfachzuckers Glukose pro Tag als Treibstoff, um arbeiten zu können – allein das Gehirn verbrennt 140 davon. Aber: Leere Kohlenhydrate, etwa in Süßigkeiten, braucht unser Körper trotzdem nicht. Zum einen kann er Zuckerverbindungen aus gesunden Quellen wie Vollkorn, Hülsenfrüchten und Gemüse ziehen. Zum anderen ist er in der Lage, Kohlenhydrate selbst zu bilden, etwa aus Stoffen, die beim Abbau von Eiweiß entstehen. Mithilfe dieser sogenannten Glukoneogenese (»Zuckerneubildung«) sichert der Körper eine permanente Energieversorgung insbesondere des Gehirns in Zeiten, in denen wir nichts essen, etwa beim Fasten. Theoretisch bräuchten wir nicht einmal Zuckerstoffe aus Obst und Getreide. Sonst hätten Naturvölker nicht Regionen wie Alaska und Sibirien besiedeln können, wo es kaum kohlenhydratreiche Nahrung gibt.

MEINE KNIFFLIGSTEN FÄLLE – TEIL 2: SÜNDER WIDER WILLEN

Als ehemaliger Leistungssportler weiß Volker M. genau, wie bestimmte Lebensmittel und Bewegung gegen Übergewicht helfen. Doch irgendwann verliert seine Strategie an Wirkung. Warum, bleibt lange rätselhaft. Dabei ist die Lösung simpel.

Profisportler, die ihre Karriere beenden, bilden eine Art Hochrisikogruppe für Übergewicht. Denn sie haben sich über Jahre hinweg nicht nur angewöhnt, sehr viel zu trainieren – sondern auch vergleichsweise viel zu essen, und zwar vor allem Kohlenhydrate, um so dem Körper die verbrannte Energie wieder zuzuführen. Wer dieses Essverhalten nach dem Karriereende nicht ändert und weiterhin allabendlich große Mengen Pasta vertilgt, landet zuverlässig im Übergewicht.

So geschehen bei meinem Patienten Volker: Während seiner aktiven Zeit als Radrenn-Profi war er stets ein Schmalhans gewesen. Als er aber das erste Mal in meine Praxis kam – 15 Jahre nach seinem letzten Wettbewerb – wog er bei einer Größe von 1,78 Metern 180 Kilo und spielte mit dem Gedanken, sich den Magen verkleinern zu lassen. »Ich kann das selbst alles nicht fassen«, erklärte er mir. »Ich bin da irgendwie reingerutscht. Und jetzt kann ich nicht mal mehr Rad fahren, weil ich dafür einfach viel zu viel wiege.« Für mich schien Volker ein sehr einfacher Fall zu sein – zunächst. Denn das Problem war so klar wie die Lösung: Er musste seine sehr hohe Kohlenhydrataufnahme reduzieren und sich deutlich mehr bewegen. Neben einem individuellen Ernährungsplan empfahl ich meinem Patienten Nordic Walking – die gelenkschonende Jogging-Alternative. »Das ist doch was für Omas«, meinte der Ex-Profi zunächst. Aber dann schloss er sich einer Gruppe an, die sich zweimal pro Woche traf – und spazierte zusätzlich jeden Tag ein paar Kilometer extra. Außerdem begann Volker mit Krafttraining: Praktischerweise hatte er aus seinen Leistungssport-Zeiten noch eine Art Mini-Fitnessstudio im Keller, das er einfach nur abstauben musste, um danach direkt loszulegen. All das zeigte schnell die zu erwartenden Erfolge: Innerhalb von sechs Monaten nahm Volker 40 Kilo ab. Und fühlte sich dank der Bewegung und der schlankeren Figur so fit, dass er mit Marathon-Training begann.

Alles war auf dem Weg: Mein Patient wusste, wie Sport funktionierte, hantierte lässig mit Begriffen wie Grund- und Leistungsumsatz (siehe Seite 42), aß genau nach Plan. Und doch – saß er zwölf Wochen später verzweifelt vor mir: »Ich nehme einfach nicht mehr ab. Was ist nur los?« Wie bei meinen anderen Kniffelpatienten untersuchte ich Volkers Blut nochmals genau, führte Stoffwechselanalysen durch und inspizierte zusammen mit Kollegen sein Ernährungsprotokoll: alles 1A. Meiner Berechnung nach verbrannte Volker pro Tag 500 Kalorien mehr, als er zu sich nahm. Er hätte eigentlich abnehmen müssen. Mir kam ein Verdacht: Vielleicht gehörte mein Patient zur Gruppe jener, die unbeabsichtigt »Underreporting« betreiben, die also

entweder vergessen, bestimmte Ernährungsgewohnheiten im Gespräch zu erwähnen – oder aber falsch eintragen. Ich wusste: Es war Zeit für einen meiner seltenen Hausbesuche!
Vor Ort war die Spurensuche schnell beendet – und zwar, nachdem Volker mir gezeigt hatte, was er gewöhnlich aß und trank. Unter anderem konsumierte er regelmäßig einen isotonischen Energiedrink.
Vor einigen Monaten hatte er die Marke gewechselt und geglaubt, das neue Getränk sei, wie das alte, mit Süßstoffen versetzt. Stattdessen enthielt es jedoch Zucker – und lieferte so statt der eingeplanten 15 Kalorien auf 100 Milliliter in Wahrheit 47.
Da Volker locker 1,5 Liter am Tag davon trank, um den Flüssigkeitsverlust durch das intensive Training auszugleichen, kam er auf etwa 500 zusätzliche Kalorien. Und damit war das fürs Abnehmen nötige Energiedefizit weg! »Das gibt es doch nicht. So ein kleiner Fehler – und so eine Wirkung?«, fragte Volker überrascht.
Dabei war sein Fall absolut typisch: Stockt eine Abnahme aus unerfindlichen Gründen, liegt es meist an Kleinigkeiten, die sich summieren. Mein Patient beschloss, fortan ausschließlich Wasser zu trinken.
Darin bestärkte ich ihn nur zu gern: Denn isotonische Getränke – vor allem solche mit Süßstoffen – braucht kein Mensch! Zufrieden stieg ich ins Auto: Mission erfolgreich abgeschlossen. Volker würde nun weiter abnehmen, davon war ich überzeugt.
Genau so kam es. Heute wiegt mein Patient, inzwischen 60 Jahre alt, vergleichsweise gesunde 85 Kilo, ist bislang dreimal Marathon gelaufen – und leitet sogar eine eigene Nordic-Walking-Gruppe.

INFO

LIGHT MACHT AUCH DICK

Obwohl künstliche Süßstoffe wie Saccharin, Aspartam oder Cyclamat keine Kalorien liefern, gibt es parallel zu ihrem wachsenden Konsum immer mehr Übergewichtige. Mehrere Studien liefern Hinweise, was dahinterstecken könnte. Israelische Forscher zeigten, dass Süßstoffe den Stoffwechsel von Menschen verändern. Bei Probanden, die regelmäßig Light-Softdrinks zu sich nahmen, stieg der Blutzuckerspiegel nach einer Mahlzeit deutlich stärker an. Was genau den Glukosestoffwechsel negativ beeinflusst, ist noch unklar. Eine Schädigung der Darmflora scheint dabei eine Rolle zu spielen. Sicher sind die Folgen: Da das Blut von Süßstoff-Konsumenten stets zu viel Insulin aufweist, ist der Abbau von Fett gebremst. Dieses sammelt sich in der Körpermitte und verstärkt den Teufelskreis (siehe Seite 94). Eine weitere Studie ergab: Wer mindestens zwei Gläser Light-Softdrinks pro Tag konsumierte, hatte ein um 26 Prozent erhöhtes Risiko, innerhalb der nächsten 16 Jahre zu sterben. Normaler Zucker ist trotzdem keine Lösung: Tranken Probanden viele normal gesüßte Softdrinks, war ihre Sterblichkeit um knapp zehn Prozent erhöht!

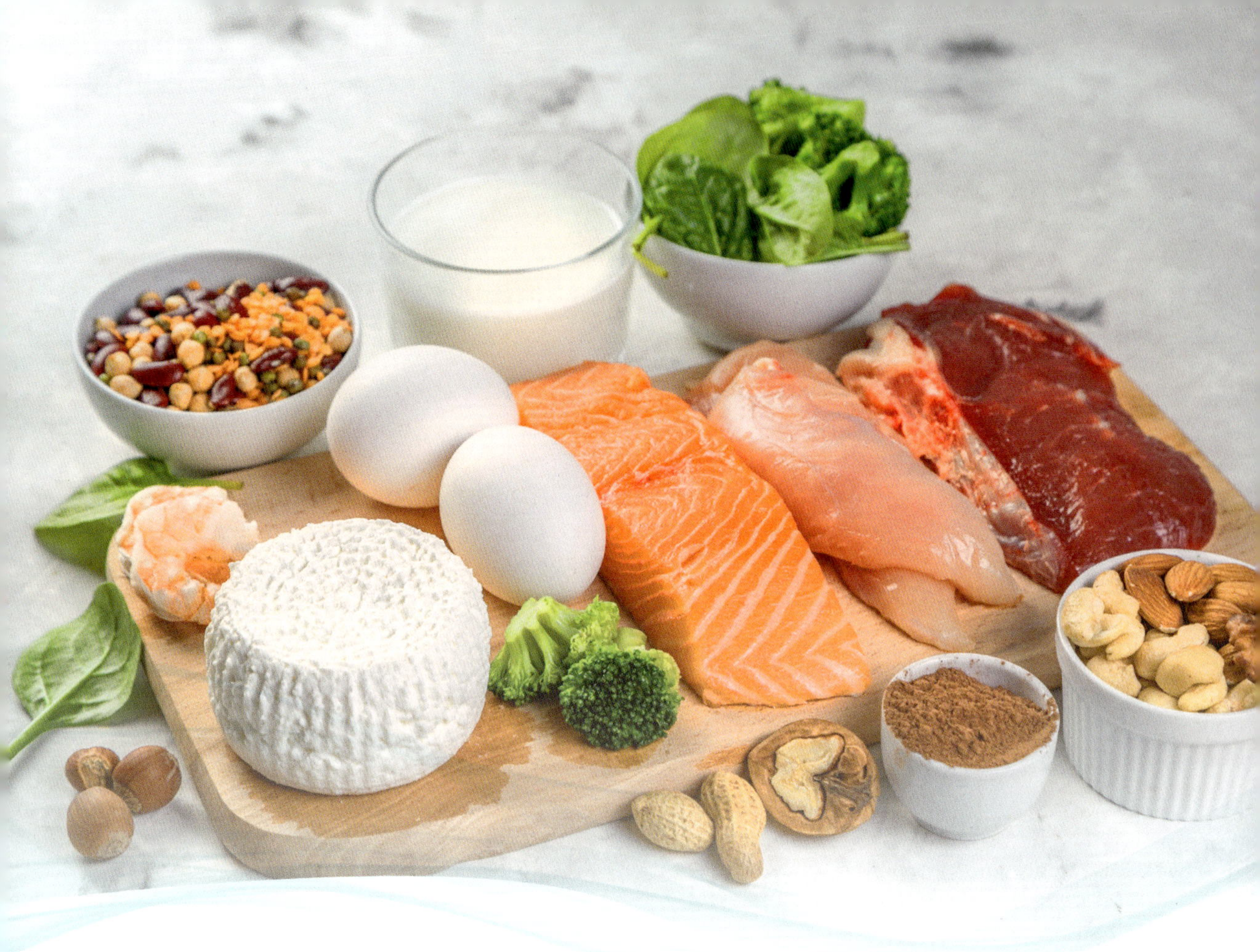

PROTEINE IM NÄHRSTOFFCHECK

Das Wort »Protein« leitet sich ab vom griechischen Begriff »proton«, was so viel bedeutet wie »das Erste« oder »das Wichtigste«. Der Begriff passt! Denn anders als Kohlenhydrate haben Eiweiße viele verschiedene Funktionen im Körper. Sie dienen beispielsweise als Baustoff für Zellwände, Muskeln, Blut sowie Botenstoffe und Enzyme. Auch die Antikörper unseres Immunsystems bestehen zu einem großen Teil aus Proteinen. Und schließlich nutzt der Körper in Ausnahmefällen Eiweiße zur Energiegewinnung.
Die verschiedenen Proteine setzen sich dabei aus 20 Aminosäuren zusammen, von denen unser Körper zwölf selbst herstellen kann. Die übrigen – sogenannte »essenzielle Aminosäuren« – müssen wir ihm über die Nahrung zuführen. Und zwar regelmäßig: Speichern kann unser Organismus Eiweiße nicht.
Das Gute: Proteine stecken in beinahe jedem Lebensmittel. Forscher unterscheiden sie primär nach ihrer Quelle:

Tierisches Eiweiß stammt, wie der Name nahelegt, aus tierischen Produkten. Besonders viele Proteine

liefern etwa Fisch, Fleisch und bestimmte Milchprodukte wie Quark und körniger Frischkäse. Tierisches Eiweiß zeichnet sich durch eine hohe sogenannte »biologische Wertigkeit« aus. Das bedeutet: Es liefert sämtliche essenziellen Aminosäuren, die unser Körper über die Nahrung aufnehmen muss – und ähnelt in seiner Zusammensetzung den Proteinen im Körper.
Dadurch kann unser Organismus tierisches Eiweiß leicht verwerten, muss also wenig Aufwand betreiben, um etwa die Proteine aus Lachs in körpereigenes Eiweiß umzuwandeln.
Allerdings: Tierische Produkte enthalten nicht nur viel wertvolles Protein, sondern häufig auch potenziell ungünstige Stoffe, wie etwa gesättigte Fettsäuren, Cholesterin und Salz. Mitunter finden sich in tierischen Eiweißquellen sogar schädliche bis giftige Substanzen, beispielsweise Antibiotika-Rückstände und Blei.

Pflanzliches Eiweiß dagegen stammt, auch hier legt es der Name nahe, aus nichttierischen Quellen. Besonders viel steckt in Hülsenfrüchten, Nüssen, Pseudogetreide wie Buchweizen, außerdem in Pilzen sowie einigen Gemüsesorten, etwa Rosenkohl und grünen Bohnen.
Dieser Proteintyp hat eine deutlich geringere biologische Wertigkeit: Zum einen enthält er nicht alle essenziellen Aminosäuren, zum anderen benötigt unser Körper mehr Zeit und Energie, um aus den vorhandenen Aminosäuren nutzbare körpereigene Proteine herzustellen.
Wer jedoch verschiedene pflanzliche Eiweißlieferanten kombiniert, kann damit die biologische Wertigkeit dieser Proteine so erhöhen, dass sie jener der tierischen Variante nahekommt.
Pflanzliche Eiweißquellen haben nämlich einen ganz entscheidenden Vorteil: Sie enthalten keine oder kaum potenziell schädliche Stoffe, dafür aber umso mehr weitere wertvolle Substanzen wie Antioxidantien, Vitamine und Mineralien. Und stärken damit Studien zufolge unsere Gesundheit.

Was an Proteinen gut ist

+ + + Weil Eiweiße schwerer verdaulich sind als etwa Kohlenhydrate, verbleiben sie länger in Magen und Darm. Erreichen Aminosäuren den Dünndarm, beginnt dieser mit der Produktion von Hormonen, die Sättigungssignale ans Gehirn funken – wie etwa Cholecystokinin, PYY und insbesondere GLP-1. All das macht Eiweiß, insbesondere aus pflanzlichen Quellen, zum besten Sattmacher unter den Nährstoffen.
+ + + Proteine sättigen zudem am schnellsten und nachhaltigsten. Der Grund: Weil Eiweiß für unseren Körper den wertvollsten Nährstoff darstellt, ist das Sättigungsgefühl direkt an die Proteinaufnahme geknüpft. Der Körper misst beim Essen permanent, wie viel Eiweiß im Magen landet. Und erst wenn der Bedarf gedeckt ist, meldet er: »Danke, es reicht!« Wissenschaftler nennen diesen Mechanismus »Protein-Leverage-Effect« (engl. »leverage« = dt. »Einfluss«).
+ + + Eiweißreiche Lebensmittel beeinflussen den Blutzuckerspiegel kaum. Dies beugt Heißhungerattacken vor, sorgt für niedrigere Insulinspiegel und macht den Fettabbau wahrscheinlicher.
+ + + Um die komplexen Proteinmoleküle zu verwerten, muss unsere Verdauung sehr viel Zeit und Energie aufwenden – und verbrennt auf diese Weise bereits ein Viertel der Kalorien, die Eiweiß liefert. Im Gegensatz zu Kohlenhydraten und Fetten weisen Proteine zudem eine hohe sogenannte Thermogenese auf. Das bedeutet: Unser Organismus wandelt viel vom Energiegehalt des Eiweißes in Wärme um anstatt in Fett. Verglichen mit den anderen beiden Makronahrstoffen wird so bei der Verdauung von Proteinen drei- bis siebenfach mehr Wärme freigesetzt.
+ + Proteinreiche Lebensmittel bremsen nahrungsspezifische Belohnungsreaktionen im Gehirn: Die Lust, immer weiterzuessen, sinkt – wir können eine Mahlzeit leichter beenden.
+ + Proteine machen Durst und regen uns damit zu ausreichendem Trinken an. Auch das verhindert dick machendes Snacken: Denn die Flüssig-

keit füllt den Magen und beruhigt das Sättigungszentrum. Dieses liegt im Gehirn übrigens direkt neben dem Durstzentrum – was erklärt, weshalb unsere Psyche bei Wassermangel Durst schnell mit Appetit verwechselt.

+ + Eiweißreiche Produkte liefern jene Aminosäuren, die für die Produktion von Glückshormonen nötig sind.

+ + Eiweiße helfen, bestehende Muskelmasse zu erhalten und neue aufzubauen. Damit wirkt Eiweiß dem Muskelabbau im Alter aktiv entgegen und unterstützt so das Abnehmen – denn Muskeln verbrennen deutlich mehr Energie als Fettgewebe.

+ Eiweißgenuss macht die menschliche Psyche toleranter. Der archaische Hintergrund: Wer genug Eiweiß gegessen hatte, gab auch anderen eine Chance zuzugreifen – und sicherte so das Überleben der ganzen Gruppe.

Was an Proteinen schlecht ist

– – Nehmen wir extrem viel Eiweiß aus tierischen Quellen zu uns, kann dies den Körper mit schädlichen Nebenstoffen belasten. Beispielsweise mit Purinen, die der menschliche Organismus zu Harnstoff umbaut: Ist zu viel davon im Körper, entstehen besonders bei Übergewicht entzündliche Krankheiten wie Gicht.

– – Der Körper kann pro Mahlzeit nur etwa 30 bis 40 Gramm Eiweiß ideal verwerten. Übersteigt die Eiweißzufuhr den Bedarf regelmäßig, kann dies die Nieren belasten.

Das sagt die Forschung

Dass Eiweiß ein echter Kilo-Killer ist, bestätigen immer neue Studien. Besonders erkenntnisreich ist dabei eine systematische Übersichtsarbeit, für die Forscher verschiedene bereits veröffentlichte Untersuchungen auswerteten. Auf diese Weise konnten sie die verschiedenen Annahmen zu positiven Effekten des Nährstoffs belegen: Eiweiß sättigt besonders gut, kurbelt den Stoffwechsel an – und kann damit effektiv helfen, Gewicht zu verlieren. Brandneu ist folgende Erkenntnis: Ein höherer Eiweißkonsum kann die Vielfalt und die Zusammensetzung der Bakterien in unserer Darmflora verbessern. Beides entscheidet mit darüber, ob wir eher dick sind oder schlank.

Ein überraschendes Detail: Das sonntägliche Frühstücksei ist der Forschung zufolge ein echter Abnehmtrick. So ließen Ernährungswissenschaftler der University of Connecticut für ihre – kleine – Studie 21 Männer morgens entweder ein proteinreiches Frühstück essen, mit Rührei und wenig Toast, oder aber einen kohlenhydratreichen Bagel mit Frischkäse und einem Joghurt. Beide Varianten lieferten die gleiche Energiemenge. Die Folge: Die Teilnehmer der Ei-Fraktion nahmen anschließend über den Tag hinweg 400 Kalorien weniger zu sich als jene Männer, die den Bagel gefrühstückt hatten.

Doch obwohl Eiweiß also ein echter Abnehmhelfer ist, sollte sich niemand jeden Abend ein Steak auf den Teller legen, sondern im Gegenteil versuchen, den Anteil tierischer Proteine deutlich zu reduzieren. Sonst werden Übergewichtige unter Umständen zwar schlanker – aber auch kränker. Der Grund: Wer viel tierische Proteine zu sich nimmt, erhöht damit Studien zufolge sein Risiko, an einer Herz-Kreislauf-Erkrankung zu sterben, sofern er bereits einen Risikofaktor aufweist, wie eben beispielsweise Übergewicht oder Bewegungsmangel. Zu diesem Ergebnis kam ein Forscherteam der Harvard T. H. Chan School of Public Health, das für eine Kohortenstudie die Eiweißaufnahme von mehr als 130 000 Teilnehmern analysierte.

Umgekehrt zeigte die Untersuchung: Viel pflanzliches Protein zu konsumieren reduziert nicht nur das Risiko für Herz-Kreislauf-Erkrankungen – sondern das Sterberisiko insgesamt. Beide Erkenntnisse konnten Forscher mit einer weiteren Studie bestätigen.

FAZIT

Eiweiß ist DER Makronährstoff schlechthin für Abnehmwillige.

Der Tagesbedarf an Proteinen liegt bei mindestens 1 Gramm Eiweiß pro Kilogramm Körpergewicht – 1,2 wären besser. Die Bezugsgröße bildet dabei das (angestrebte) Normalgewicht. Ein höherer Konsum bringt für normale Menschen keinen zusätzlichen Nutzen, kann aber die Nieren belasten. Daher sollten nur Leistungssportler ihre tägliche Eiweißzufuhr steigern – je nach Sportart auf bis zu zwei Gramm pro Kilo Körpergewicht. Wichtig bei so hohen Proteinaufnahmen: eine gute Nierenfunktion! Nur so ist gewährleistet, dass der im Eiweiß enthaltene Stickstoff ordnungsgemäß ausgeschieden wird. Nierenkranke sollten ihren Eiweißkonsum entsprechend reduzieren, auf etwa 0,8 Gramm pro Kilo Körpergewicht. Weniger sollte es nicht sein, sonst leidet die Muskulatur.

Vor allem pflanzliche Proteine empfehlen sich für Ihr Abnehmvorhaben.

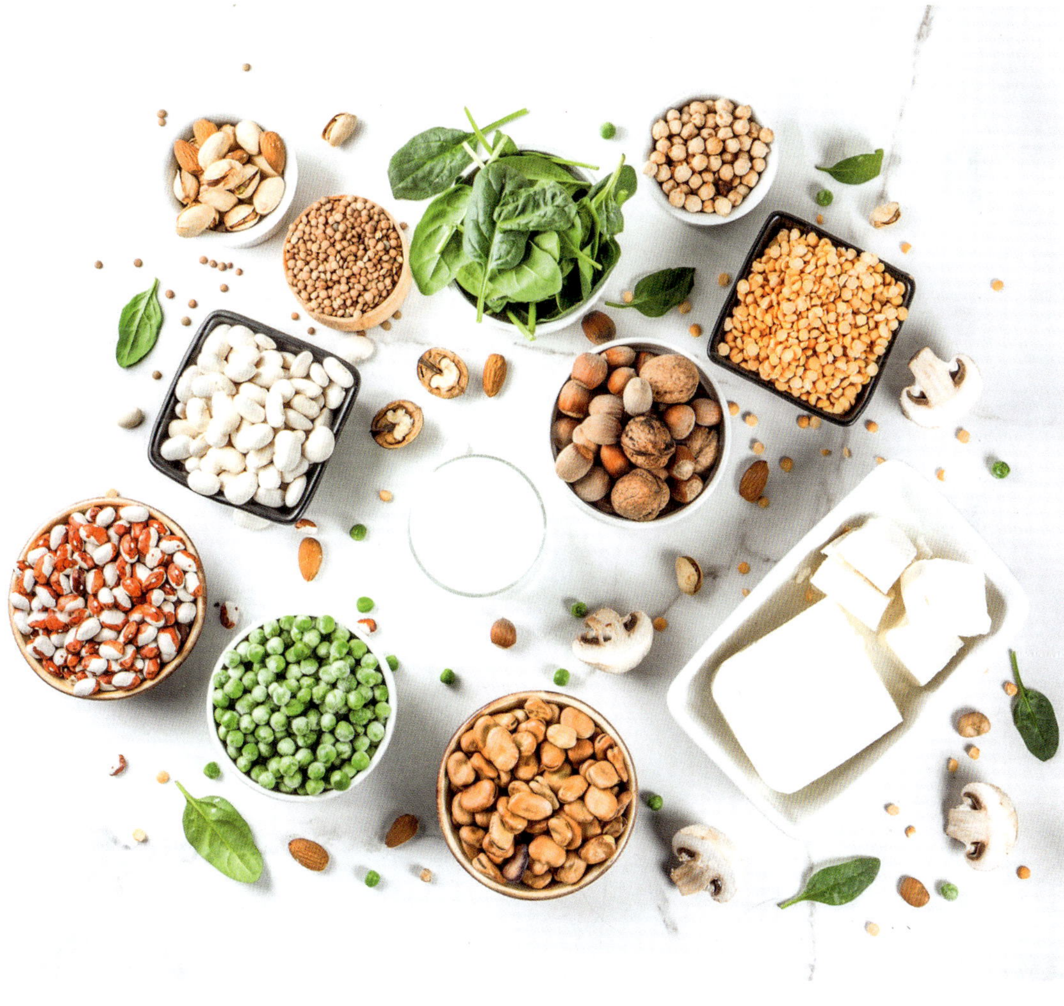

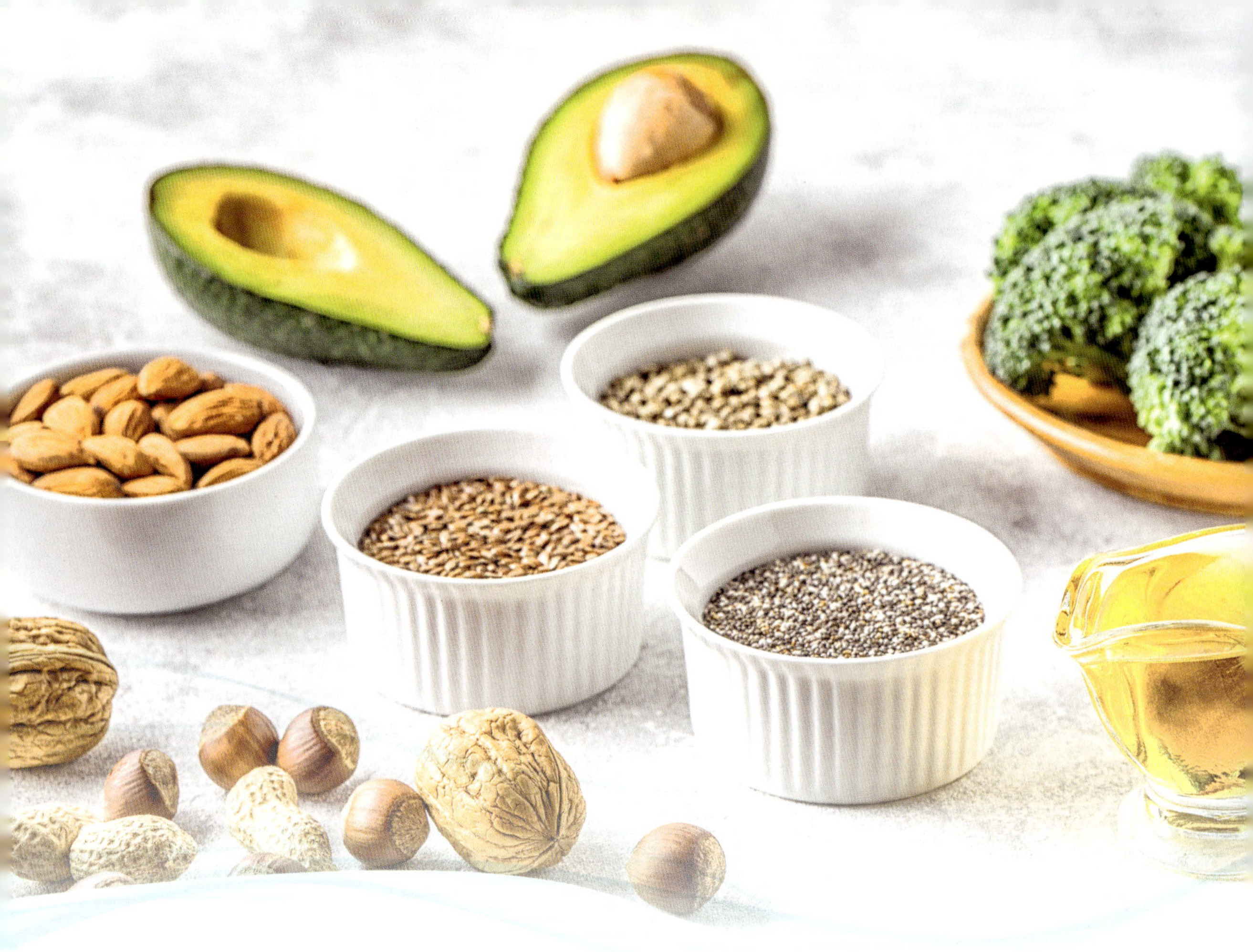

FETTSTOFFE IM NÄHRSTOFFCHECK

Ob aus Olivenöl, Butter oder Schweinespeck: Ein Gramm Fett enthält satte 9,3 Kilokalorien – und damit deutlich mehr als Eiweiße und Kohlenhydrate, die etwa 4,1 Kalorien pro Gramm liefern. Entsprechend ist Fett ein wichtiger Energielieferant. Zudem dienen Fettsäuren, ähnlich wie Proteine, als Baumaterial – für Hormone etwa, besonders aber für Zellwände. Darüber hinaus bilden sie den Ausgangsstoff für eine Art Schutzpolster, das unsere Organe, beispielsweise die Nieren, gegen Stöße schützt. Auch das sprichwörtliche Gehirnschmalz gibt es tatsächlich: Fettsäuren sind Hauptbestandteil der Membran, die jede Gehirnzelle umschließt – und stecken zudem in einer Art Isolierschicht, die die Nervenfasern des Denkorgans umhüllen. Auch für ein funktionierendes Immunsystem ist Fett unerlässlich: Omega-3-Fettsäuren schützen uns vor überschießenden Abwehrreaktionen, wie Mediziner sie etwa bei Lungenentzündungen infolge einer Covid-19-Erkrankung immer wieder beobachten haben. Die richtige Menge an Omega-6-Fettsäuren wiederum hilft bei der Abwehr von Erregern und verhindert Blutungen.

Vor allem aber nutzt unser Körper den Nährstoff als Energiereserve: Was er nicht sofort benötigt, lagert er, wie bereits gezeigt, effizient in speziellen Zellen ein, um sich für Notzeiten zu wappnen. Selbst schlanke Menschen weisen daher im Durchschnitt einen Körperfettanteil von etwa 20 Prozent auf. Bei Profisportlern kann er auf unter acht sinken, bei Adipositas-Patienten auf gesundheitsgefährdende 50 bis 60 Prozent steigen.
Der Aufbau der einzelnen Fettsäuren ist dabei komplex: Diese weisen bis zu 36 Kohlenstoffatome auf und bilden sehr verschiedene Strukturen. Drei Fettsäuren zusammen ergeben das kleinste Fettmolekül, das Zellen einlagern können: ein sogenanntes Triglycerid. Früher unterschieden Forscher vor allem zwischen tierischem und pflanzlichem Fett. Heute ist die Einteilung verändert: Sie richtet sich nach dem Aufbau der jeweils enthaltenen Fettsäuren, der nicht nur die Konsistenz der Fette bestimmt, sondern auch deren Gesundheitswirkung.
Die sogenannten gesättigten Fettsäuren besitzen zwischen den einzelnen Kohlenstoffatomen eine Einfachbindung. Das heißt: Jedes »Ärmchen«, das diesen anhängt und mit anderen Atomen eine Bindung eingehen könnte, ist von einem Wasserstoffatom besetzt, also »gesättigt«. Gesättigte Fettsäuren stecken vor allen in tierischen Produkten wie Fleisch und Milch, aber auch in einigen pflanzlichen Produkten wie Kokos- und Sonnenblumenöl. Je mehr gesättigte Fettsäuren eine Substanz enthält, desto fester ist sie. Wichtig: Unser Körper braucht diese Fettsäuren zwar, kann sie allerdings selber synthetisieren. Dies ist der Grund, weshalb etwa Veganer keinen Schaden nehmen, obwohl sie sich rein pflanzlich ernähren – und daher meist nur wenige gesättigte Fettsäuren aufnehmen.
Die sogenannten ungesättigten Fettsäuren besitzen in der Kohlenstoffkette eine oder mehrere Doppelbindungen. Die Atome haben also »Ärmchen« frei, um sich mit anderen Stoffen zu verbinden. Ist nur eine Doppelbindung vorhanden, heißt die Fettsäure »einfach ungesättigt«. Hat sie mindestens zwei davon, ist sie »mehrfach ungesättigt«. Anders als ihre gesättigten Verwandten sind diese Fettsäuren bei Raumtemperatur flüssig. Sie stecken vor allem in Pflanzenölen, fetten Kaltwasserfischen, Algen, Nüssen und Samen. Einige ungesättigte Fettsäuren, wie etwa Omega-3-Fettsäuren, braucht der Körper zum Überleben, kann sie aber nicht selbst herstellen. Daher tragen auch sie – wie einige Aminosäuren – den Beinamen »essenziell«.

Was an Fetten gut ist

+ + + Fett sättigt stark – aus zwei Gründen: Zum einen hemmt es die Magenentleerung, zum anderen sendet unser Verdauungstrakt viele Sättigungssignale, wenn er Fett verwertet.
+ + Der Nährstoff dient als Transportmittel für fettlösliche Vitamine wie A und D.
+ + Gesunde Fette helfen, Entzündungen im Zaum zu halten und zu regulieren sowie die Blutfettwerte zu verbessern.
+ + Eine ausreichende Omega-3-Versorgung verringert das Allergie-, Herzinfarkt- und Depressionsrisiko.

Was an Fetten schlecht ist

– – – Obwohl Fett nicht grundsätzlich dick macht, kann es, wenn wir zu viel davon essen, die Energiebilanz schnell ins Plus treiben und so das Abnehmen erschweren. Dies gilt besonders für Transfette.
– – – Ein Vertreter der Omega-6-Gruppe, die Arachidonsäure, fördert (über sogenannte Eicosanoide) Entzündungen. Sie steckt vor allem in Schweinefleisch sowie industriell hergestelltem Gebäck.
– – – Nehmen wir zu viel Fett auf, speichert der Körper die überschüssige Energie insbesondere am Bauch. Dann wird der Freund zum Feind: Die vielen Fettzellen produzieren Botenstoffe, die das

INFO

WAS SIND FETTSÄUREMUSTER?

Mit dem Wort »Fettsäuremuster« ist das Mengenverhältnis der unterschiedlichen Fettsäuren in Lebensmitteln gemeint. Speck etwa enthält besonders viele gesättigte, Olivenöl viele einfach ungesättigte und Leinöl dagegen viele mehrfach ungesättigte Fettsäuren.
Günstig ist das Fettsäuremuster, wenn es mehr ungesättigte als gesättigte Fettsäuren gibt. Allerdings spielt auch innerhalb der Gruppe der ungesättigten Fettsäuren das richtige Verhältnis eine wichtige Rolle. Ideal funktionieren kann unser Körper, wenn das Verhältnis zugeführter Omega-3- und Omega-6-Fettsäuren 2:1 beträgt. Aktuell ernähren wir uns jedoch so, dass dieser Wert bei 1:8 liegt, nicht selten ist das Verhältnis noch schlechter.
Omega-6-Fettsäuren befeuern chronische Entzündungen, Zivilisationskrankheiten und bewirken Vollbremsungen beim Abnehmen, da Sättigungsprozesse ebenso aus dem Takt geraten wie der Fett- und Zuckerstoffwechsel.
Deshalb ist es wichtig, den Körper mit wertvollen Ölen zu versorgen. Hierzu gehören Nuss-, Hanf-, Lein- und Rapsöl. Auch Nüsse, Algen und Fischöl sind gute Lieferanten für ungesättigte Fettsäuren. Ungünstig sind Kokos-, Sonnenblumen-, Distel-, Soja- und Maiskeimöl.
Spannend: Tierische Nahrungsmittel in Bioqualität weisen ein deutlich besseres Fettsäuremuster auf als Produkte aus konventioneller Landwirtschaft.

Immunsystem überaktivieren. Der Körper gerät in einen chronischen Entzündungszustand, was zu Diabetes führen und Rheuma, Arthrose sowie Autoimmunkrankheiten verschlimmern kann (siehe Seite 94).

Das sagt die Forschung

Lange galt Fett als absoluter Dickmacher, der außerdem das Herz belastet. Dieses schlechte Image verdankt der Nährstoff jedoch nicht ernsthafter Wissenschaft, sondern einer Kampagne der Zuckerlobby in den 60er-Jahren.
Um die damals immer offenbarer werdenden Risiken eines hohen Zuckerkonsums zu verschleiern, ließen Lobbyisten Studienergebnisse so umdeuten, dass fortan Fett als Superschurken-Nährstoff galt.
So bekam das Fett in der Öffentlichkeit buchstäblich sein Fett weg – und die »Butter ist böse«-Theorie zog in die Köpfe der Menschen ein.
Dabei hilft der Nährstoff, wenn er bewusst genossen wird, in Wahrheit dabei, schlank zu werden. Insbesondere mehren sich die Hinweise, dass Omega-3-Fettsäuren positiv auf unser Gewicht wirken. So zeigte eine Untersuchung: Nahmen junge gesunde Erwachsene über drei Monate hinweg täglich sechs Gramm Fischöl zu sich, erhöhte dies ihre Stoffwechselrate um 3,8 Prozent. Das scheint auf den ersten Blick wenig, summiert sich aber mit vielen anderen Maßnahmen zum großen Erfolg. Eine weitere Studie ergab, dass Omega-3-Fettsäuren helfen, ein gesünderes Gewicht nach der Abnahme leichter zu halten.
Auch im Hinblick auf unsere Gesundheit allgemein gilt eine ausreichende Versorgung mit ungesättigten Fettsäuren inzwischen als äußerst wichtig.
Laut Studien wirkt ein hoher Omega-3-Konsum herzschützend sowie krebsvorbeugend, senkt die Wahrscheinlichkeit für einen tödlichen Covid-19-Verlauf um das Siebenfache – und erhöht die Lebenserwartung insgesamt.

Eine der bekanntesten Untersuchungen zu den Folgen unterschiedlichen Fettkonsums ist die sogenannte PREDIMED-Studie. Für diese Studie begleiteten Forscher über mehrere Jahre hinweg mehr als 7000 Menschen, die zwar noch keine Herz-Kreislauf-Erkrankung hatten, dafür aber unter Typ-2-Diabetes litten oder mindestens einen anderen herzschädigenden Risikofaktor aufwiesen, wie etwa Rauchen, Bluthochdruck und einen hohen Cholesterinspiegel. Ergebnis: Jene Teilnehmer, die pro Woche einen Liter Olivenöl oder mehr als 200 Gramm Nüsse verbrauchten, wie es in der Mittelmeerküche üblich ist, also viele Lebensmittel mit einem gesunden Fettsäuremuster zu sich nahmen, waren gesünder als jene, die wenig Fett aßen. Sie bekamen seltener einen Herzinfarkt, Schlaganfall, Krebs oder Diabetes. Außerdem wiesen sie einen geringeren Bauchumfang auf.
Zu einem ähnlichen Ergebnis kommt die bereits erwähnte PURE-Studie: Probanden, die viel Fett konsumierten, hatten ein geringeres Risiko, im Untersuchungszeitraum zu sterben – verglichen mit Menschen, die sich fettarm ernährten. Und zwar unabhängig davon, ob sie gesättigte Fette aus tierischen Produkten wählten – oder eher ungesättigte Fette zu sich nahmen.
All diese Ergebnisse passen zur Gesundheitsstatistik: In Italien und Spanien etwa ist das Infarktrisiko niedriger und die Lebenserwartung höher als in Deutschland. Ob das am höheren Konsum gesunder Fette liegt? Sicher ist es zumindest *ein* Grund! Denn während Italiener das Olivenöl im Kanister kaufen, gibt der Deutsche ein Löffelchen über den Salat.
Tagesbedarf: Gesunde Menschen sollten etwa zehn Prozent ihrer Energiezufuhr über wertvolle Fette mit einem günstigen Fettsäureverhältnis decken. Bei 2000 Kalorien wären das 200 Kalorien: So viel Fettenergie steckt beispielsweise in knapp zwei Esslöffeln Öl.
Tierische Fette dagegen sollten für maximal fünf Prozent der Tagesenergie sorgen. Diese 100 Kalorien liefern zum Beispiel 14 Gramm Butter oder 40 Gramm Gouda.

FAZIT

Die allermeisten Fette sind gesunde Schlankhelfer – mit vollkommen zu Unrecht schlechtem Ruf!

INFO

TRANSFETTSÄUREN SCHADEN

Vom Speiseplan streichen sollten Abnehmwillige Margarine, Fertiggerichte, Gebäck, Chips und Pommes. Denn diese enthalten viele industriell gehärte tefette – und diese wiederum sogenannte Transfettsäuren: Sie belasten das Herz-Kreislauf-System, fördern Übergewicht und die Ablagerung von Fett am Bauch und sogar in der Leber.
Wichtig: Zwar liefern auch einige natürliche Lebensmittel Transfettsäuren, beispielsweise Fleisch und Milch, allerdings scheinen diese natürlichen Transfette biologisch anders zu wirken. Ein normaler Konsum schadet laut aktueller Forschung unserer Figur und Gesundheit nicht. Fermentierte Milchprodukte wie Joghurt unterstützen sogar eine gesunde Darmflora – und reduzieren das Risiko für Herz-Kreislauf-Erkrankungen sowie Typ-2-Diabetes. Lediglich große Milchmengen können das Risiko für Prostatakrebs erhöhen.

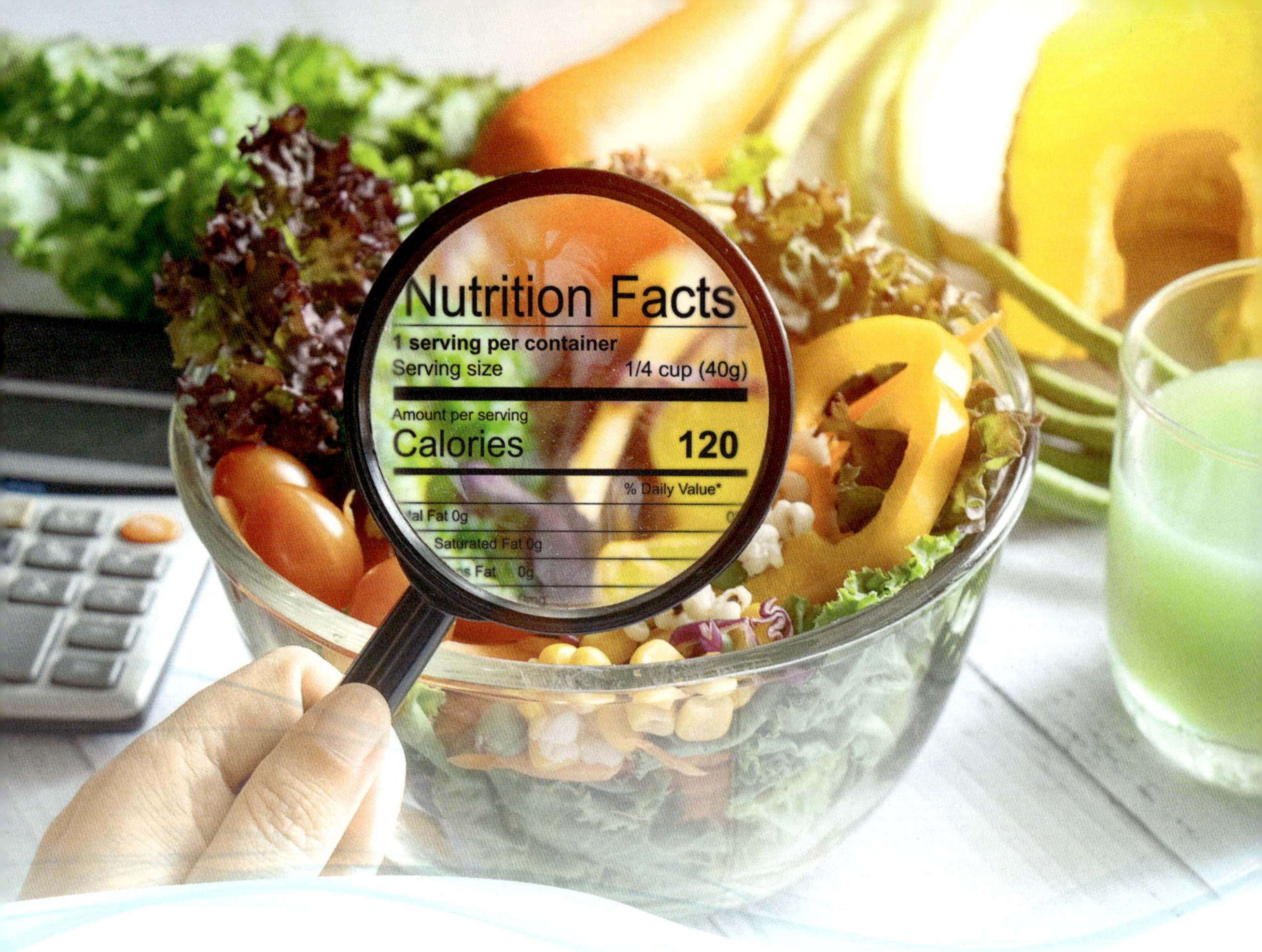

WEITERE ESSENSBESTANDTEILE IM NÄHRSTOFFCHECK

Neben den drei Makronährstoffen gibt es noch andere wichtige Nährstoffe, die wir brauchen – und die beim Abnehmen helfen können.

BALLASTSTOFFE: GESUNDE SCHLANKMACHER

Ihrem Aufbau nach gehören Ballaststoffe als Mehrfachzucker zu den Kohlenhydraten. Dennoch betrachten Ernährungswissenschaftler sie als eigene Nährstoffkategorie.
Der Grund hierfür: Unsere Verdauungsenzyme können Ballaststoffe nicht aufspalten, einzig bestimmte Bakterien im Dickdarm sind in der Lage, einige von ihnen zu verstoffwechseln – daher liefern sie nur wenig Energie. Zudem sind Ballaststoffe aufgrund ihrer vielfältigen Wirkungen im Körper extrem gesund und dazu günstig für die Figur.

Ballaststoffe finden sich zumeist als faserige Strukturen in den Zellwänden von Pflanzen. Daher stecken sie in so gut wie allen unverarbeiteten pflanzlichen Lebensmitteln, die gemeinhin als gesund gelten, wie etwa in Gemüse, Vollkornprodukten, Hülsenfrüchten, Nüssen, Samen und Früchten. Experten unterscheiden zwei Gruppen: Wasserlösliche Ballaststoffe binden in hohem Maße Flüssigkeit und bilden so im Magen-Darm-Trakt eine Art Gel. Dieses vergrößert das Nahrungsbrei-Volumen und ist wesentlich mitverantwortlich für eine günstige Konsistenz dieses Gemischs.

So hat es der Darm leichter, die zu verdauende Nahrung durchzuwalken und weiterzuschieben. Indem Ballaststoffe auf diese Weise den Weitertransport anregen, verringern sie zudem die Kontaktzeit der Darmschleimhaut mit eventuellen Giftstoffen im Stuhl – dies reduziert unter anderem das Krebsrisiko. Zu den wasserlöslichen Ballaststoffen gehören etwa Inulin (Chicorée, Topinambur), Pektin (Äpfel, Möhren, Orangen) und Beta-Glucane (Hafer).

Wasserunlösliche Ballaststoffe binden zwar weniger Flüssigkeit als wasserlösliche, dennoch quellen auch sie ein wenig auf – und reinigen anschließend den Darm wie eine körpereigene Putzkolonne. Zu den wasserunlöslichen Ballaststoffen gehören etwa Lignin und Zellulose (Getreide, insbesondere Hafer, Kleie, Hülsenfrüchte).

Was an Ballaststoffen gut ist

+ + + Da wir pflanzliche Fasern lange und gut kauen müssen, essen wir ballaststoffreiche Nahrungsmittel automatisch langsamer. Außerdem verweilen Ballaststoffe dank ihrer Quellfähigkeit und der schwer verdaulichen Zusammensetzung vergleichsweise lange im Verdauungssystem: Damit sättigen sie schnell und lang.

+ + + Ballaststoffe liefern kaum Kalorien und sind damit perfekt geeignet, um ein Energiedefizit herbeizuführen.

+ + + Wasserlösliche Ballaststoffe dienen als Futter für günstige Dickdarmbakterien. Damit schaffen sie die Grundlage für eine perfekte symbiotische Zusammenarbeit: Die Bakterien verdauen die Ballaststoffe und produzieren dabei die für uns Menschen so wertvollen kurzkettigen Fettsäuren (Acetat, Butyrat, Propionat). Diese dienen als Energiequelle insbesondere für die Nervenreparaturzellen im Gehirn (Gliazellen). Außerdem stärken sie die Schleimhautbarriere und verhindern so den Eintritt von schädlichen Bakterien und Giften, was beispielsweise Autoimmunkrankheiten und Krebs vorzubeugen hilft. Zudem garantieren wasserlösliche Ballaststoffe eine große Vielfalt im Mikrobiom, die unter anderem für das Immunsystem unerlässlich ist – und Übergewicht entgegenwirkt.

+ + + Ballaststoffe beeinflussen beinahe alle Stoffwechselprozesse positiv und senken damit das Risiko für die wichtigsten Zivilisationskrankheiten.

+ + + Ballaststoffe sorgen dafür, dass unser Verdauungstrakt Kohlenhydratverbindungen langsamer verwertet: Der Blutzuckerspiegel steigt so nach einer Mahlzeit weniger schnell an und die Bauchspeicheldrüse muss weniger Insulin produzieren. Damit machen Ballaststoffe länger satt und können Probleme im Zuckerstoffwechsel, etwa eine beginnende Insulinresistenz, bessern oder ihr sogar vorbeugen.

Was an Ballaststoffen schlecht ist

Nichts!

Das sagt die Forschung

Ballaststoffe sind aktuell so etwas wie das Lieblingsobjekt der forschenden Ernährungsmediziner. Denn sich mit ihnen zu beschäftigen verspricht positive Nachrichten – und die sind aufgrund der aktuellen westlichen Ernährungsweise mit all ihren negativen Folgen eher selten. Entsprechend umfangreich ist inzwischen die

INFO

BALLASTSTOFFBOMBEN IM ÜBERBLICK

Um unseren Bedarf zu decken, müssen wir die besten Ballaststofflieferanten täglich auf den Speiseplan setzen (Ballaststoffgehalt pro 100 Gramm): Flohsamenschalen (70 g), Weizenkleie (45 g), Leinsamen (36 g), getrocknete weiße Bohnen (23 g), getrocknete Linsen und Erbsen (17 g), Schwarzwurzeln (17 g), Topinambur (15 bis 20 g), Mandeln (14 g), Kürbiskerne (10 g), Vollkornhaferflocken (10 g), Vollkornnudeln (10 g), gegarte Kichererbsen (10 g), Pumpernickel (9 bis 11 g), Walnüsse (8 g), Linsenpasta (6 bis 8 g), Himbeeren (7 g), grüne Erbsen (5,3 g), Blaubeeren (5 g), Dinkelvollkornbrot (5 g), Rosenkohl und Knollensellerie, Möhren (3,1 g), Brokkoli (3 g), Äpfel (2,5 g).

Studienlage, insbesondere zur Frage, inwieweit Ballaststoffe Abnehmwillige unterstützen.

Für eine große Metaanalyse etwa nahmen neuseeländische Wissenschaftler die Ergebnisse von knapp 250 Einzelstudien unter die Lupe, die den Einfluss von Ballaststoffen auf die Figur und die Gesundheit zum Thema hatten. Ergebnis der Untersuchung, die von der WHO in Auftrag gegeben wurde: Wer besonders viele Ballaststoffe isst, ist im Schnitt leichter als Menschen, die nur wenige Pflanzenfasern zu sich nehmen. Und lebt länger: Verglichen mit jenen, die kaum Ballaststoffe auf dem Teller hatten, reduzierte sich die Sterblichkeit der Ballaststoff-Fans um 15 bis 30 Prozent. Vor allem das Risiko, an Herz-Kreislauf-Erkrankungen zu sterben, sank.

Zudem weiß die Forschung inzwischen genau: Menschen mit Übergewicht und Problemen des Zuckerstoffwechsels profitieren von Ballaststoffen besonders. Dies ergab unter anderem die sogenannte OptiFit-Studie. Wissenschaftler um Dr. Stefan Kabisch vom Deutschen Institut für Ernährungsforschung Potsdam baten 89 Patienten mit einer gestörten Glukosetoleranz (»Prädiabetes«), über zwei Jahre hinweg zweimal täglich ein Ballaststoffpräparat zu trinken. Die anschließende Analyse der Gesundheitsdaten ergab: Die Teilnehmer konnten damit ihre Langzeit-Zuckerwerte stabilisieren. Bei jenen, die nur ein Placebo bekommen hatten, erhöhten sich die Werte dagegen. Eine weitere Analyse der OptiFit-Studiendaten zeigte, dass sich bei den adipösen Prädiabetes-Patienten infolge der erhöhten Zufuhr an Ballaststoffen zudem die Entzündungswerte verbessert hatten: Dies erleichtert nachgewiesenermaßen das Abnehmen.

Und schließlich: Wer Gewicht verlieren möchte, es aber partout nicht fertigbringt, Ernährung und Lebensweise umzustellen, kann trotzdem abnehmen – wenn er es wenigstens schafft, den Ballaststoffanteil der Nahrung zu erhöhen. Diese Maßnahme hat beinahe den gleichen positiven Effekt in Sachen Gewichtsverlust wie eine umfassende Ernährungsumstellung, so der überraschende Schluss einer Studie von US-Forschern der University of Massachusetts Medical School. Diese ließen 240 Studienteilnehmer ihre Ernährung ändern. Eine Gruppe sollte sich dabei möglichst strikt an die verschiedenen Vorgaben der American Heart Association halten, die zweite Gruppe

FAZIT

Ballaststoffe sind der wirkmächtigste Abnehmhelfer überhaupt!

lediglich die tägliche Ballaststoffmenge auf mehr als 30 Gramm erhöhen. Ergebnis: Nach zwölf Monaten wog die erste Gruppe im Schnitt 2,7 Kilo weniger, Mitglieder der Ballaststoff-Gruppe hatten immerhin 2,1 Kilo verloren.
Allerdings zeigte die Studie auch: Abnehmwillige sollten nicht grundsätzlich auf diese reduzierte Form der Ernährungsumstellung setzen, da sie sonst viele günstige gesundheitliche Effekte verschenken. Außerdem steigen dann umgekehrt bestimmte Risiken, wie eine weitere Beobachtung ergab. So litten alle 240 Teilnehmer zu Beginn der Studie unter dem Metabolischen Syndrom – einer Kombination verschiedener Risikofaktoren für weitere Zivilisationskrankheiten, wie etwa für den Typ-2-Diabetes. Genau diesen hatten nach zwei Jahren sieben Menschen aus der Gruppe entwickelt, die nur den Ballaststoffanteil der Nahrung erhöhen sollte. Bei den Probanden dagegen, die ihre Ernährung umfassender umgestellt hatten, geschah dies nur bei zweien.
Der Tagesbedarf liegt bei 30 Gramm Ballaststoffen – bis zu dieser Menge nehmen die messbaren positiven gesundheitlichen Effekte zu. Menschen mit Problemen im Zuckerstoffwechsel sollten 40 Gramm anpeilen: Diese Menge halbiert das Risiko, an Typ-2-Diabetes zu erkranken.
Aktuell konsumiert nur etwa jeder vierte Deutsche genügend Ballaststoffe, im Durchschnitt kommen wir gerade einmal auf 22 Gramm. Diesen Mangel halte ich für die wichtigste Ursache, weshalb die Zahl der Menschen mit Zivilisationskrankheiten wie Adipositas derart rasant steigt. Einen Beleg dafür liefern indirekt Naturvölker wie der Stamm der Tsimane, der im bolivianischen Amazonas-Gebiet lebt. Die Menschen essen vor allem ballaststoffreiche Knollengewächse, Kochbananen mit wenig Kohlenhydraten, dazu Nüsse sowie ab und an ein wenig Fisch oder Fleisch. Sie weisen eine hohe Diversität der Bakterienarten in der Darmflora auf, haben keine Probleme mit Übergewicht und die Diabeteshäufigkeit liegt bei – null Prozent!

INFO

GIBT ES EIN ZUVIEL AN BALLASTSTOFFEN?

Nein. Diese Befürchtung beruht meist auf der Erfahrung, dass der Genuss vieler faserreicher Lebensmittel – wie etwa Hülsenfrüchte – zu Blähungen und Durchfall führen kann. Der Grund: Wenn Darmbakterien Ballaststoffe verstoffwechseln, entstehen als Abfallprodukt Gase. Allzu üblen Beschwerden lässt sich aber leicht vorbeugen: beispielsweise durch eine ausreichende Flüssigkeitszufuhr, denn der Dickdarm braucht Wasser, um Ballaststoffe verarbeiten zu können. Ebenfalls wichtig: Hülsenfrüchte vor und nach dem Kochen gründlich spülen. Außerdem sollten Menschen, die bislang eher ballaststoffarm gegessen haben, die Zufuhr langsam steigern. So kann die Darmflora Stück für Stück das nötige bakterielle Gleichgewicht entwickeln.

VITAMINE: HELFER FÜR DEN STOFFWECHSEL

Das Wort Vitamine setzt sich zusammen aus den Begriffen »vita«, lateinisch für »Leben«, und »Amine« – für Stickstoffverbindungen, welche die Forscher in den ersten untersuchten Vitaminen gefunden haben. Insgesamt gibt es 13 dieser Substanzen und unser Körper braucht alle, um richtig zu funktionieren. So sind etwa die meisten Stoffwechselprozesse auf Vitamine angewiesen. Die Nährstoffe sorgen dafür, dass das Zellwachstum klappt, dass sich rote Blutkörperchen bilden können sowie Substanzen, die das Blut gerinnen

lassen. Außerdem sind Vitamine am Muskelaufbau beteiligt und helfen dem Immunsystem bei der Arbeit, indem sie die Bildung von Antikörpern in den weißen Blutkörperchen stimulieren. Die Einsatzgebiete der Vitamine sind also enorm vielfältig – und mit anderen Systemen vernetzt. Wie wichtig die Stickstoffverbindungen sind, zeigt sich vor allem an den gravierenden Folgen einer Unterversorgung. Bekommt der Körper beispielsweise zu wenig Vitamin C, kann das zu Skorbut führen – einer potenziell tödlichen Krankheit, die früher auf Seefahrten Großteile von Schiffsbesatzungen dahinraffte. Vitamin-D-Mangel dagegen kann zu Infektanfälligkeit, Depressionen und Osteoporose (Knochenschwund) führen. Zu wenig B-Vitamine, zu denen etwa Folsäure gehört, verzögern die Entwicklung des Kindes im Mutterleib und führen zu mitunter schweren Nerven- oder Hirnschäden.
Abgesehen von Vitamin D, das mithilfe von Sonnenlicht über die Haut gebildet wird, kann unser Körper Vitamine nicht selbst herstellen – sondern muss sie über die Nahrung aufnehmen. Experten unterteilen Vitamine, ähnlich wie die Ballaststoffe, in zwei Gruppen:

Fettlösliche wasserunlösliche Vitamine (A, D, E und K) werden mithilfe von Gallensäure gebunden, anschließend über den Dickdarm in die Lymphe und dann in die Leber und Blutbahn transportiert. Wasserunlösliche Vitamine kann der Körper gut speichern, vor allem im Fett- und Muskelgewebe sowie in der Leber. Lebensmittel, die reich an diesen Stoffen sind, sollten idealerweise mit ein wenig Fett gegessen werden – das erleichtert dem Verdauungstrakt die Arbeit. Da unser Körper die Vertreter dieser Vitamingruppe nicht ausscheidet, ist eine Überversorgung möglich – und damit, theoretisch, auch eine Intoxikation. So führt etwa der Verzehr eines kleinen Stückchens Eisbären-Leber zu einem Vitamin-A-Überschuss, der im Extremfall tödlich enden kann. Entsprechend zeigten sich solche Vergiftungserscheinungen erstmals bei Polarforschern – Inuit essen Eisbären-Leber nicht.

Wo sind wertvolle wasserunlösliche Vitamine enthalten?

- Vitamin A (Retinoide): rotes Gemüse
- Vitamin D (Calciferol): fetter Fisch, Leber, Milch, Butter, Eier, Haferflocken, Süßkartoffeln, Pilze
- Vitamin E (Tocopherol): Pflanzenfette, Nüsse, grünes Blattgemüse
- Vitamin K (Phyllochinon): grünes Gemüse, Tomaten, Pilze, Milch, Leber, Pflanzenfette, Nüsse

Wasserlösliche Vitamine (B-Gruppe, C) dagegen nimmt der Körper über die Darmschleimhaut auf. Ein Überschuss ist bei diesen Stoffen nicht möglich, da der Körper ein Zuviel über den Urin ausscheidet. Die Speicherkapazität ist unterschiedlich. Bei Vitamin B_{12} beträgt sie zwei bis drei Jahre – weshalb ein Mangel sich erst spät bemerkbar macht. Bei den meisten anderen wasserlöslichen Vitaminen sind es nur Tage bis Wochen. Daher ist es bei diesen unerlässlich, über die Nahrung regelmäßigen Nachschub zu garantieren. Die meisten Vertreter dieser Gruppe sind hitzeempfindlich: Deshalb sollten Sie Lebensmittel, die reich an wasserlöslichen Vitaminen sind, idealerweise frisch essen – oder nur kurz garen. Insgesamt ist eine gute Mischung aus Rohkost und Vitaminlieferanten, die gekocht sind, enorm wichtig für eine gute Versorgung.

Wo sind wertvolle wasserlösliche Vitamine enthalten?

- Vitamin C (Ascorbinsäure): Paprika, grüne Kohl- und Gemüsesorten, Sauerkraut, Erdbeeren, Blaubeeren, Orangen, Zitronen
- Vitamin B_1 (Thiamin): Vollkornprodukte, Hülsenfrüchte und Schweinefleisch
- Vitamin B_2 (Riboflavin): Milch, Milchproduk-

te, Fleisch, Fisch, Eier, Vollkornprodukte, Nüsse, Pilze, Brokkoli, Grünkohl, Hefe

- Vitamin B_3 (Niacin): Hefe, Fleisch, Innereien, Eier, Vollkornprodukte, Pilze, Weizenkleie
- Vitamin B_5 (Pantothensäure): Leber, Fisch, Fleisch, Eier, Milch, Haferflocken, Vollkornprodukte, Brokkoli, Avocado und Hülsenfrüchte
- Vitamin B_6 (Pyridoxin): Mais, Hefe, Leber, Geflügelfleisch, Fisch, Hülsenfrüchte
- Vitamin B_7/H (Biotin): Innereien, Fisch, Eier, Haferflocken, Nüsse, Hefe
- Vitamin B_9 (Folsäure): grünes Gemüse, Kräuter, Kichererbsen, Blumenkohl, Nüsse
- Vitamin B_{12} (Cobalamin): Eier, Milchprodukte, Innereien, Fleisch, Fisch, Meeresfrüchte; in Spuren: Algen, Shiitake-Pilze, Sauerkraut

Was an Vitaminen gut ist

+ + Insbesondere die Gruppe der B-Vitamine kann helfen, Gewicht zu verlieren. Vitamin B_1 etwa regt die Verdauung an, Vitamin B_5 erhöht den Energieverbrauch und Vitamin B_6 unterstützt den Körper dabei, Fett ab- und Muskeln aufzubauen.

+ + Vitamin C braucht unser Organismus, um Noradrenalin herzustellen – ein Hormon, das entscheidend ist für eine effektive Fettverbrennung.

+ + Vitamin D regt ebenfalls den Stoffwechsel an. Ein strammer Spaziergang hilft damit doppelt beim Abnehmen: Er verbraucht Energie – und hilft dem Körper, sich mit Vitamin D zu versorgen, das er über Sonnenlicht gewinnt.

+ Ist der Zeiger auf der Waage ausreichend nach links gerückt, hat das Haut-und-Haare-Vitamin A seinen großen Auftritt: Es festigt das Bindegewebe – und sorgt so für eine straffere Silhouette.

Was an Vitaminen schlecht ist

– – Da der Körper fettlösliche Vitamine speichern kann, drohen bei Überdosierung Vergiftungserscheinungen wie Übelkeit und Kopfschmerzen.

FAZIT

Vitamine spielen in Sachen Gewichtsverlust eher eine Nebenrolle. Aber: Da ein gut versorgter Körper ganzheitlich besser funktioniert, hilft eine ausreichende Vitaminzufuhr indirekt beim Abnehmen.

Außerdem gibt es Hinweise darauf, dass ein Übermaß an einzelnen Vitaminen das Risiko für Krankheiten, darunter einige Krebsarten, erhöht. Allerdings: Eine Überdosierung ist über Lebensmittel allein beinahe unmöglich.

Das sagt die Forschung

Wissenschaftler finden immer mehr Auffälligkeiten, die auf Wechselbeziehungen zwischen der Vitaminversorgung und dem Gewicht hindeuten. So weisen übergewichtige Menschen meist einen zu geringen Spiegel an verschiedenen Vitaminen auf. Warum dies so ist, wissen Forscher indes noch nicht.

Eine Annahme sieht die Ursache für den Mangel in ultraverdichteter, energiereicher, zugleich aber vitaminarmer (Fertig-)Nahrung, die Übergewichtige im Schnitt häufiger konsumieren als schlanke Menschen.

Eine zweite Annahme geht davon aus, dass zu viele Kilos auf den Rippen physiologische Veränderungen im Stoffwechsel der Vitamine bewirken – dann würde die Adipositas selbst die Unterversorgung auslösen.

Dünner ist die Forschungslage zur Frage, inwieweit die Gabe von Vitaminen die Gewichtsabnahme unterstützt. Allerdings mehren sich auch hier die Hinweise für einen positiven Effekt. Beispielsweise untersuchten Wissenschaftler um Anne

McTiernan, Professorin an der University of Washington, den Einfluss von Vitamin D. Für ihre Studie baten die Forscher 218 übergewichtige Frauen mit einem durchschnittlichen BMI von mehr als 32, ihre Energieaufnahme zu verringern und fünfmal pro Woche mindestens 45 Minuten Sport zu treiben.
Außerdem bekamen die Teilnehmerinnen eine Ernährungsberatung und trafen sich regelmäßig in Selbsthilfegruppen. Zusätzlich erhielt eine Hälfte der Teilnehmerinnen ein Vitamin-D-Präparat, die andere ein Placebo. Nach einem Jahr hatten im Durchschnitt alle Frauen deutlich an Gewicht verloren. Diejenigen jedoch, die mithilfe der Präparate einen normalen Vitamin-D-Spiegel von mindestens 32 Nanogramm je Milliliter erreicht hatten, nahmen stärker ab. Außerdem hatten sie einen deutlicher verringerten Bauchumfang und Körperfettanteil.
Wahrscheinlich kann Vitamin D auch dabei helfen, ein verbessertes Gewicht langfristig zu halten.
So ergab eine Kohortenstudie mit knapp 10 000 Teilnehmerinnen zwei spannende Ergebnisse: Zum einen wogen Frauen mit einem zu niedrigen Vitamin-D-Spiegel zu Beginn der Untersuchung mehr als jene mit normalen Werten. Zum anderen hatten sie zum Studienende – wenn sie denn zunahmen – vergleichsweise mehr Gewicht zugelegt. Die Tendenz ist also klar.

Tagesbedarf

Die ideale Zufuhr an den einzelnen Vitaminen schwankt stark. Grundsätzlich gilt: Wer sich ausgewogen ernährt – mit viel Gemüse, Vollkornprodukten und ab und an mit tierischen Lebensmitteln –, versorgt sich gut mit allem, was sein Körper benötigt.
Allerdings verschlechtert sich die Vitaminaufnahme im Alter, dazu können Krankheiten und Medikamente den Bedarf auf verschiedene Weise beeinflussen. Daher empfiehlt sich im Einzelfall – insbesondere bei unklaren Beschwerden – die Blutbestimmung beim Arzt.

MINERALSTOFFE: AUFBAUHELFER

Mineralstoffe sind anorganische Verbindungen, das heißt: Sie stammen aus den unbelebten Elementen der Natur, beispielsweise aus Salzen im Gestein. Doch für unser Leben sind sie absolut unerlässlich:
Eisen etwa benötigt der Körper, um den roten Blutfarbstoff (Hämoglobin) herzustellen, der Sauerstoff bindet und transportiert. Jod ist unverzichtbarer Bestandteil von Schilddrüsenhormonen, Calcium hilft dabei, elektrische Signale zwischen Nervenzellen weiterzuleiten, bildet Baumaterial für die Knochen und steuert – im Zusammenspiel mit Natrium – den Flüssigkeitshaushalt sowie den Blutdruck. Magnesium wiederum hält den Herzschlag im Takt und ist unerlässlich für beinahe jeden Stoffwechselprozess im Körper.
Wie die meisten Vitamine sind auch Mineralstoffe essenziell: Unser Körper kann sie nicht selbst herstellen, sondern muss sie über die Nahrung aufnehmen. Experten unterscheiden, je nach Vorkommen im menschlichen Organismus, zwei Gruppen:
Mengenelemente zeichnen sich durch eine Konzentration von mehr als 50 Milligramm pro Kilo Körpergewicht aus. Meist sind sie am Aufbau des Skeletts und der verschiedenen Gewebearten beteiligt – deshalb werden sie in größeren Mengen gebraucht.
Spurenelemente dagegen kommen in einer Konzentration von weniger als 50 Milligramm pro Kilo Körpergewicht vor – sie erfüllen kleinere, weniger umfassende Aufgaben im Körper. Die Ausnahme bildet Eisen: Dieser Mineralstoff erreicht eine Konzentration von mehr als 60 Milligramm – gilt jedoch aufgrund seiner spezifischen Funktion trotzdem als Spurenelement.

INFO

WAS BEDEUTET »BIOVERFÜGBARKEIT«?

Wenn wir Lebensmittel essen, kann unser Körper die wertvollen Inhaltsstoffe niemals komplett aufnehmen. Bioverfügbarkeit bezeichnet den Anteil dieser Stoffe, der dem menschlichen Organismus nach der Verdauung tatsächlich zur Verfügung steht. Zu den Faktoren, die die Bioverfügbarkeit beeinflussen, gehören Eigenschaften der Stoffe selbst – wie etwa Löslichkeit, Hitzeempfindlichkeit und chemische Struktur. Aber auch körpereigene Umstände bestimmen die Bioverfügbarkeit mit: Phytoöstrogene beispielsweise (bestimmte sekundäre Pflanzenstoffe) kann der Organismus nur dann aufnehmen, wenn im Darm spezielle Bakterienstämme vorkommen, die sie aktivieren.

Wo sind wertvolle Mengenelemente enthalten?

- Magnesium: Nüsse, Soja, Vollkornprodukte, Kakao, Spinat, bestimmte Mineralwasser
- Calcium: Milchprodukte, grünes Gemüse, bestimmte Mineralwässer
- Kalium: Bananen, Kartoffeln, Trockenobst, Champignons, Weizenkeime, grünes Gemüse, Nüsse
- Natrium (tritt meist im Verbund mit Chlorid auf: Natriumchlorid = »Kochsalz«): nahezu alle verarbeiteten Lebensmittel, insbesondere Wurst, Käse, Fischkonserven, Snacks, Brot, Gebäck; extrem hoher Gehalt: Würzmittel wie Sojasauce
- Phosphor: Vollkornprodukte, Weizenkeime, Hülsenfrüchte, fetter Fisch, Fleisch, Milchprodukte
- Schwefel: Fleisch, Milch, Lauchgewächse
- Chlorid: siehe Natrium

Wo sind wertvolle Spurenelemente enthalten?

- Eisen: Fleisch, Weizenkleie und -keime, Haferflocken, Kürbis- und Pinienkerne, Hülsenfrüchte
- Zink: Mohn, Kürbis- und Sonnenblumenkerne, Leinsamen, Haferflocken, Vollkornmehl, Hülsenfrüchte, Erdnüsse, Walnüsse
- Chrom: Pilze, Vollkornprodukte, Fleisch, Weizenkeime, Hefe
- Jod: Seefisch, Meeresfrüchte, Algen, angereichertes Speisesalz
- Selen: Fleisch, Fisch, Vollkornprodukte, Eier, Milchprodukte
- Fluor: Seefisch, Meeresfrüchte, Nüsse, Schwarztee, Fleisch, Soja, angereichertes Speisesalz

Was an Mineralstoffen gut ist

+ + Mineralstoffe spielen eine wichtige Rolle im Stoffwechsel – und damit auch im Glukosekreislauf. Beispielsweise kann Chrom helfen, den Blutzucker zu stabilisieren und somit Heißhunger vorzubeugen und uns beim Abnehmen zu unterstützen. Auch kann das Spurenelement die Fettverbrennung positiv beeinflussen.

+ + Bestimmte Mineralstoffe wie Eisen sorgen dafür, dass das Immunsystem optimal funktionieren kann – und Impfungen ihre volle Wirkung erzielen.

Was an Mineralstoffen schlecht ist

– – Mineralstoffe stehen in komplexen Wechselbeziehungen miteinander, ebenso wie mit anderen Nährstoffen. Nicht jede Funktion ist dabei bekannt, auch die Bedarfsangaben beruhen bislang eher auf Schätzwerten. Dies erschwert die Forschung zur Frage, wie wir Mineralstoffe für ein Abnehmvorhaben nutzen können.

– – Spurenelemente benötigt der Körper, wie das Wort nahelegt, nur in extrem kleinen Mengen. Daher kann es bei einem hohen Konsum von Nahrungsergänzungspräparaten und speziellen Lebensmitteln leicht zu Überdosierungen kommen. Die immer beliebteren Algenchips beispielsweise enthalten extrem viel Jod: Wer davon regelmäßig viel isst, riskiert eine Überfunktion der Schilddrüse. Diese kann im Extremfall zu Leistungsminderung und einem – dann krankhaften – Gewichtsverlust führen.

Das sagt die Forschung

Gesicherte Erkenntnisse zur Frage, inwieweit bestimmte Mineralstoffe Menschen beim Abnehmen unterstützen können, hat die Forschung bislang noch nicht gebracht. Zwar gibt es Hinweise, dass eine erhöhte Mineralstoffzufuhr die Gewichtsabnahme befördern kann. Allerdings sind diese Untersuchungen stark anzuzweifeln – weil sie auf einer sehr geringen Probandenzahl beruhen oder methodisch unklar sind.

INFO

DICKMACHER JODMANGEL

60 Prozent der Jugendlichen und immer mehr Erwachsene in Deutschland nehmen zu wenig Jod auf. Eine Hauptursache ist der Konsum von Fertigprodukten und Fast Food, die kein jodiertes Speisesalz enthalten. Die Folgen des Mangels sind teils dramatisch: Bei Kindern und Jugendlichen kann er die Hirnentwicklung beeinträchtigen, bei allen Betroffenen zu einer Schilddrüsenunterfunktion, Schwächegefühlen und Übergewicht führen!

FAZIT

Mineralstoffe sind für den Organismus überlebenswichtig – eine Gewichtsabnahme befördern können sie aber wohl trotzdem nicht.

Was allerdings immer klarer wird: Ein ausgeglichener Mineralstoffhaushalt ist unabdingbar, um sämtliche Stoffwechselvorgänge in Gang zu halten – und damit ein Normalgewicht überhaupt zu ermöglichen. So fanden beispielsweise Forscher der University of California heraus: Das bislang kaum beachtete Mineral Kupfer spielt eine entscheidende Rolle, wenn es darum geht, den Fettstoffwechsel anzuheizen.

Kein Wunder also, dass Wissenschaftler zumindest einen negativen Zusammenhang immer wieder feststellen: Übergewichtige Menschen weisen meist geringere Mengen an Mineralstoffen auf als Menschen mit Normalgewicht – ähnlich wie bei Vitaminen. Entsprechend gilt ein Mangel an bestimmten Mineralstoffen, die wichtig sind für den Zuckerstoffwechsel und die Insulin-Regulierung (etwa Magnesium), inzwischen als Risikofaktor für kardiovaskuläre Erkrankungen, Typ-2-Diabetes und das Metabolische Syndrom.

Tagesbedarf

Wie für die Vitamine gilt auch für Mineralstoffe: Wer gesund ist und sich artgerecht ernährt, deckt damit seinen Bedarf gut. Allerdings nehmen Vegetarier und Veganer, die mit den meisten Mengen- und Spurenelementen besser versorgt sind als Fleischfans, häufig zu wenig Eisen auf, auch kann es bei ihnen zu einem Jodmangel kommen. Sie sollten daher beide Werte regelmäßig beim Arzt überprüfen lassen.

SEKUNDÄRE PFLANZENSTOFFE: NEU ERFORSCHT

Wie der Name vermuten lässt, entstehen diese Mikronährstoffe vor allem in Pflanzen. Sie verleihen etwa Früchten ihre Farbe, Rosen ihren Duft und Wein sein Aroma. Forscher vermuten, dass sekundäre Pflanzenstoffe die Nährstoffgruppe mit den meisten Mitgliedern bilden: Bis zu 100 000 verschiedene Moleküle gibt es Schätzungen zufolge – zehn Prozent davon sind nach aktuellem Forschungsstand für unsere Gesundheit relevant. Nur ein Bruchteil wurde bis heute gut untersucht. Sekundäre Pflanzenstoffe sind zwar nicht lebensnotwendig für unseren Körper. Als sogenannte bioaktive Substanzen jedoch wirken die allermeisten positiv auf verschiedene Prozesse im Organismus, etwa durch ihre antioxidative Kraft. So helfen sie unter anderem dabei, Krankheiten vorzubeugen – sowie bereits bestehende Beschwerden zu lindern.
Je nach chemischer Struktur und Funktion in der Pflanze unterscheiden Experten verschiedene Stoffklassen sekundärer Pflanzenstoffe. Hier die wichtigsten – und deren beste Quellen:

Terpene

- Carotinoide (α-Carotin, β-Carotin, Lykopin, Lutein) sind hitzebeständige Farbstoffe. Sie kommen vor allem in gelben, roten und dunkelgrünen Gemüse- und Obstsorten vor, besonders in Grünkohl, Möhren, Süßkartoffeln, Tomaten und Papayas.
- Monoterpene (Limonen, Carvon) sind lichtempfindliche Duft- und Aromastoffe, die Pflanzen im Kampf gegen Fressfeinde unterstützen. Gute Quellen bilden Pfefferminze, Zitrone, Weintrauben, Heidelbeeren, Aprikosen, frischer Orangensaft sowie Gewürze, etwa Fenchel und Kümmel.
- Saponine sind Bitterstoffe, die, in Wasser geschüttelt, aufschäumen. Sie kommen vor allem in Hülsenfrüchten vor, außerdem in Kürbis, Nüssen, Spinat und Quinoa.

Polyphenole

- Flavonoide (Anthocyane, Flavanole, Flavanone, Flavone, Flavonole) sind hitzebeständige Farbstoffe. Sie stecken in allen nicht grünen Gemüsen, Früchten und daraus gewonnenen Produkten. Besonders wertvolle Lieferanten sind Beeren, Äpfel, Zwiebeln, aber auch Soja, Tee, Nüsse und dunkle Schokolade.
- Phenolsäuren (Kaffeesäure, Ferulasäure) sind hitzeempfindliche Aromastoffe, die für einen herben Geschmack sorgen. Sie finden sich daher in großen Mengen in Kaffee, Tee, Vollkornprodukten und Nüssen.
- Phytoöstrogene (Isoflavone, Lignane, Coumestane) sind Gerb- und Bitterstoffe, die eine ähnliche Struktur besitzen wie das weibliche Sexualhormon Östrogen. Diese Pflanzenstoffe kommen vor allem in Soja vor, in Leinsamen, Kürbiskernen, Sesam, Hülsenfrüchten, Vollkornprodukten und Kleie.
- Glucosinolate (Alkyl-GSL, Alkenyl-GSL, Aryl-GSL, Indolyl-GSL) sind Aromastoffe, die pflanzlichen Lebensmitteln Schärfe verleihen. Größere Mengen liefern vor allem Rettich, alle Kohlsorten, Kresse, Radieschen und Senf, außerdem Papaya und Kerne. Da Glucosinolate hitzeempfindlich sind und in Wasser schnell auslaugen, sollten die Quellen schonend gegart und öfter roh gegessen werden.
- Sulfide (Alicin) sind schwefelhaltige Duft- und Aromastoffe, die Zwiebeln, Lauch und Knoblauch ihren besonderen Geschmack verleihen. Diese Gemüsesorten haben den höchsten Sulfidgehalt.

Was an sekundären Pflanzenstoffen gut ist

+ + + Es gibt immer mehr Hinweise darauf, dass sekundäre Pflanzenstoffe eine wichtige Rolle bei der Frage spielen, warum eine ausgewogene Ernährung mit viel Gemüse, Hülsenfrüchten, Nüssen, Obst und Vollkornprodukten beinahe allen Zivilisationskrankheiten vorbeugen oder diese bessern kann – und damit auch bei Übergewicht helfen!

+ + + Einige spezifische Wirkungen sind bereits erforscht. So geht etwa eine hohe Carotinoidkonzentration im Blut mit einem verringerten Risiko für das Metabolische Syndrom einher. Außerdem schützen diese Stoffe das Herz. Bestimmte Carotinoide wie Lykopin verbessern die Blutfette und die Gefäßfunktion – und reduzieren damit das Risiko für Arteriosklerose. Zudem wirken sie blutdruck- und gewichtssenkend. Sulfide aus Zwiebelgewächsen und Flavonoide aus Beeren etwa können ebenfalls den Blutdruck senken, Isoflavone aus Soja wie eine Art pflanzliches Hormon Wechseljahrsbeschwerden mildern.

INFO

VORTEIL VOLLKORN

Besonders viele sekundäre Pflanzenstoffe finden sich in den Randschichten von Getreide. Deshalb sind Mehle mit einer hohen Typ-Bezeichnung, etwa 1050, sowie Produkte mit dem Aufdruck »Vollkorn« günstig: Diese enthalten noch Schalenteilchen, die sogenannte »Kleie«. Aus dem gleichen Grund sollten Sie Biogemüse und -obst nach Möglichkeit nicht schälen und bei Kohl die äußeren Blätter mitessen: Auch darin stecken große Mengen sekundärer Pflanzenstoffe. Extra-Tipp: Greifen Sie öfter mal zu Sprossen. Denn diese enthalten noch mehr Gesundstoffe als ausgewachsene Pflanzen und ihre Früchte.

Was an sekundären Pflanzenstoffen schlecht ist

– Forscher wissen noch nicht viel über die Folgen möglicher Überdosierungen, etwa durch Nahrungsergänzungspräparate oder angereicherte Lebensmittel. Sie raten daher dazu, solche Produkte zu meiden.

– Einige sekundäre Pflanzenstoffe können den Blutspiegel bestimmter Medikamente beeinflussen. Flavonoide aus Grapefruits etwa bremsen den Abbau von Wirkstoffen in Blutdruck- und Blutfettsenkern, indem sie Enzyme hemmen. Diese sollten daher nicht zusammen mit den Früchten eingenommen werden.

Das sagt die Forschung

Dass sich pflanzliche Farb-, Geruchs- und Aromastoffe positiv auf die Gesundheit von Menschen auswirken, vermuten Forscher schon lange. In den vergangenen 15 Jahren hat sich das Wissen in diesem Bereich deutlich erweitert. Insbesondere Interventionsstudien haben glaubwürdige Hinweise erbracht, dass die Substanzen tatsächlich helfen, uns gesund zu halten. So sind es den Untersuchungen zufolge sekundäre Pflanzenstoffe, die etwa erklären, warum ein hoher Konsum pflanzlicher Kost unsere Herzgesundheit stärkt und präventiv im Hinblick etwa auf Diabetes, Brustkrebs und Arthrose wirkt.

Auch in Bezug auf ihre Wirkung als potenzielle Abnehmunterstützer sind sekundäre Pflanzenstoffe inzwischen ein beliebtes Forschungsobjekt. Einer der Hoffnungsträger ist Lykopin, ein Carotinoid, das in großer Menge in Tomaten steckt – besonders in konservierter Form aus Dosen. Inwieweit Lykopin beim Abnehmen hilft, untersuchten beispielsweise Forscher der Universität von Neapel an 61 adipösen Kindern im Alter von vier bis 14 Jahren, die zusätzlich an einer nichtalkoholischen Fettleber litten. Für ihre Studie setzten sie die Probanden für zwei Monate auf eine kalorienreduzierte Diät, zusätzlich musste

INFO

WAS BEDEUTET »ANTIOXIDATIV«?

Ernährungsmediziner sprechen immer wieder von einer sogenannten »antioxidativen Wirkung«. Damit beschreiben sie die Fähigkeit sekundärer Pflanzenstoffe, freie Radikale einzufangen. Darunter wiederum verstehen Experten spezielle Sauerstoffmoleküle und -verbindungen, die als Zwischenprodukte des Zellstoffwechsels entstehen. Diese verfügen über freie Elektronen, was sie sehr reaktionsfreudig macht. Grundsätzlich sind freie Radikale nichts Schlechtes. Allerdings: Gibt es zu viele davon im Körper, kann das zu Kettenreaktionen führen, die die Zellen unter sogenannten »oxidativen Stress« setzen. Dazu kommt es beispielsweise, wenn Menschen unter chronischen Entzündungen leiden (wie die meisten Übergewichtigen), rauchen oder häufig UV-Strahlung sowie Umweltschadstoffen ausgesetzt sind. Antioxidantien sind in der Lage, die Reaktionsketten zu unterbrechen. Auf diese Weise wirken sie entzündungshemmend – und helfen damit gegen sämtliche Krankheiten, denen die chronische Inflammation zugrunde liegt, etwa Rheuma, Diabetes und sogar Krebs. Neben den sekundären Pflanzenstoffen sind ebenfalls antioxidativ: die Vitamine B_2, C und E sowie die Mineralstoffe Zink und Selen.

Achtung: Die Lebensmittelindustrie versucht zunehmend, die Wirkmacht von Antioxidantien für ihre Zwecke zu nutzen. Häufig reichern Hersteller ihre Produkte mit isolierten sekundären Pflanzenstoffen an und werben anschließend auf der Verpackung mit einem hohen »ORAC-Wert«. Diese Abkürzung steht für »Oxygen Radical Absorbance Capacity«, die Fähigkeit also, freie Radikale abzufangen. Allerdings kommen die entsprechenden Werte unter Laborbedingungen zustande – eine tatsächliche Wirkung auf den Organismus lässt sich davon nicht ableiten.

Im Gegenteil: Die Forschung geht inzwischen davon aus, dass wir von den positiven Wirkungen sekundärer Pflanzenstoffe nur dann profitieren, wenn wir die Substanzen im Verbund eines Lebensmittels zu uns nehmen. Studien weisen sogar darauf hin, dass eine Überdosierung mit isolierten Antioxidantien möglicherweise mehr schadet als nutzt. So kann sie etwa nach Kraftsporteinheiten den Reiz zum Muskelaufbau vermindern. Der Grund: Normalerweise erhöht sich durch die Belastungen beim Training die Zahl der freien Radikale – dies regt den Muskelaufbau an. Ist zusätzliche Muskelmasse entstanden, regulieren sich die freien Radikale wieder nach unten. Fangen wir die Moleküle jedoch über von außen zugeführte isolierte Antioxidantien verfrüht ein, bleibt der Reiz aus und damit auch der Muskelaufbau.

Dabei zählt beim Abnehmen jedes zusätzliche Gramm Muskelmasse – schließlich verbrennt dieses Gewebe besonders viel Energie.

Dieses Beispiel zeigt also: Jeder künstliche Eingriff in ausbalancierte Körpersysteme sollte stets gut bedacht sein – und in den allermeisten Fällen vermieden werden!

FAZIT

Neben den Ballaststoffen sind sehr wahrscheinlich die sekundären Pflanzenstoffe der Grund, weshalb eine vorwiegend pflanzliche Ernährung der Goldstandard beim Abnehmen ist. Es fehlen zwar noch letzte Beweise, aber infolge der Wissensexplosion der vergangenen Jahre mehren sich die Hinweise in Studien und Laboruntersuchungen stetig.

eine Hälfte der Teilnehmer ein Glas Tomatensaft pro Tag trinken, der mit Lykopin angereichert war – die andere Hälfte bekam nichts. Nach 60 Tagen wechselten die Gruppen, dann bekamen die anderen Kinder und Jugendlichen für zwei Monate den Saft. Im Anschluss baten die Forscher ihre Studienteilnehmer, sich für weitere 60 Tage kalorienarm zu ernähren – ohne allerdings Tomatensaft zu trinken. Die Analyse der Gesundheitsdaten ergab: Gewicht, BMI und Körperumfang verringerten sich während des Tomatensaft-Konsums stärker als mit der kalorienreduzierten Ernährung allein. Außerdem verbesserten sich Parameter wie etwa Insulin, Cholesterin und Triglyzeride deutlicher. Selbst die Leber erholte sich in den Tomatensaft-Phasen minimal mehr.

Sicher: Aktuell zeigen nur kleine Studien Zusammenhänge wie diese auf. Und natürlich sind entsprechende kausale Verknüpfungen generell schwer zu beweisen. Doch die Zahl der überzeugenden Einzelstudien ist inzwischen groß genug, um den folgenden Schluss zu ziehen: Eine ungünstige Ernährung führt auch deshalb zu Übergewicht, weil wichtige sekundäre Pflanzenstoffe fehlen, die den Stoffwechsel des Körpers sonst auf schlank programmieren. Umgekehrt hilft eine ausgewogene, vorwiegend pflanzliche Ernährung deshalb beim Abnehmen, weil sie genügend sekundäre Pflanzenstoffe liefert.

Die Wirkmechanismen, die diese Beobachtungen erklären, sind inzwischen zahlreich. Einige Beispiele: Polyphenole können den Stoffwechsel anheizen, außerdem die Ausschüttung sogenannter Katecholamine fördern, die den Fettabbau beschleunigen und darüber hinaus Schilddrüsenhormone aktivieren, die beim Abnehmen eine Rolle spielen. Terpene wiederum hemmen das Enzym Pankreaslipase, das für die Fettverwertung unabdingbar ist, ebenso wie Alpha-Glucosidase, ein Enzym, das an der Umwandlung von Stärke in Einfachzucker beteiligt ist. Sulforaphan schließlich, ein Abbauprodukt von Glucosinolaten, reduziert die Zuckerneubildung in der Leber. Diabetiker profitieren daher von Sulforaphan doppelt! Aufgrund ihres gestörten Zuckerstoffwechsels haben sie stets zu viel Insulin im Blut: Dieses hemmt den Fettabbau und macht es Diabetikern sehr schwer abzunehmen. Sulforaphan hilft, den Stoffwechsel zu normalisieren und erleichtert Diabetikern damit auch das Schlankwerden.

Entsprechend konnten schwedische Forscher zeigen: Konzentrierte Sulforaphane unterstützen die Wirkung von Metformin – einem der bei Typ-2-Diabetes am häufigsten eingesetzten Wirkstoffe. Für ihre Studie teilten die Wissenschaftler 103 Patienten mit gut oder schlecht eingestelltem Typ-2-Diabetes in zwei Gruppen ein. Die allermeisten Probanden nahmen Metformin. Die eine Gruppe erhielt über drei Monate hinweg einen Extrakt aus Brokkolisprossen mit einem hohen Gehalt an Sulforaphan, die andere ein Placebo. Das Ergebnis: Eine besonders positive Wirkung zeigte sich bei den mit Metformin schlecht eingestellten Patienten.

Diese konnten nicht nur ihren Langzeitzuckerwert reduzieren, sondern auch die Nüchternglukose. Am stärksten verbesserten sich dabei die Werte der adipösen Diabetiker – bei ihnen verringerte sich auch der BMI ein wenig.

INFO

ENTHALTEN BIOPRODUKTE MEHR NÄHRSTOFFE?

Regionale Produkte in Bioqualität zu kaufen lohnt sich nicht nur aus ökologischen und ethischen Gründen. Mittlerweile ist für pflanzliche Lebensmittel nachgewiesen: Je länger sie ausreifen können und je weniger Zeit zwischen Ernte und Verarbeitung vergeht, desto mehr wertvolle Makro- und Mikronährstoffe enthalten sie.
Auch kann sich der Gehalt an wertvollen sekundären Pflanzenstoffen je nach gewählter Sorte unterscheiden – bei Brokkoli beispielsweise um bis zu 350 Prozent. Biolandwirte setzen häufig auf alte Obst- und Gemüsesorten, die ideal an die Gegebenheiten der Region angepasst sind. Unter anderem dies könnte erklären, weshalb entsprechende Produkte einen leicht höheren Wert an Gesundstoffen aufweisen als Lebensmittel aus konventioneller Landwirtschaft. Ganz ähnlich ist es bei tierischen Produkten: Auch hier liefert die Ökovariante mehr vom Guten, wie etwa vergleichsweise viele gesunde Omega-3-Fettsäuren.
Außerdem gilt: Je kürzer der Transportweg und je weniger verarbeitet ein Produkt, desto wertvoller seine Zusammensetzung.
Ideal sind daher regionale Erzeugnisse in Bioqualität.

Tagesbedarf

Trotz der immer besseren Studienlage im Hinblick auf ihre positive Wirkung sind seriöse Zufuhrempfehlungen für sekundäre Pflanzenstoffe noch nicht möglich. Zum einen gibt es bislang zu wenige Untersuchungen zu spezifischen Mengen einzelner Substanzen. Zum anderen vermuten Forscher, dass die günstigen Effekte überhaupt erst durch das Zusammenwirken verschiedener sekundärer Pflanzenstoffe mit anderen Nährstoffen zustande kommen. Um sich bestmöglich zu versorgen, sollten Sie daher mindestens 400 Gramm Gemüse pro Tag essen, dazu 100 bis 150 Gramm Obst, 30 Gramm Nüsse und eine Portion Hülsenfrüchte. Pro Woche sind 20 verschiedene Gemüse-, Obst- und Kräutersorten das Mindestmaß: So gewährleisten Sie eine ausreichende Vielfalt an sekundären Pflanzenstoffen. Wenn Sie 500 Gramm Gemüse am Tag schaffen – noch besser! Denn bis zu dieser Menge nimmt die positive Wirkung zu, danach nicht mehr.

Nun, da Sie über den aktuellen Wissensstand zu Nährstoffen und deren Wirkung auf unsere Figur informiert sind, gilt es, noch einmal einen genaueren Blick auf den Körper zu werfen.

»DER WEG ZUR GESUNDHEIT FÜHRT DURCH DIE KÜCHE, NICHT DURCH DIE APOTHEKE.«

SEBASTIAN KNEIPP

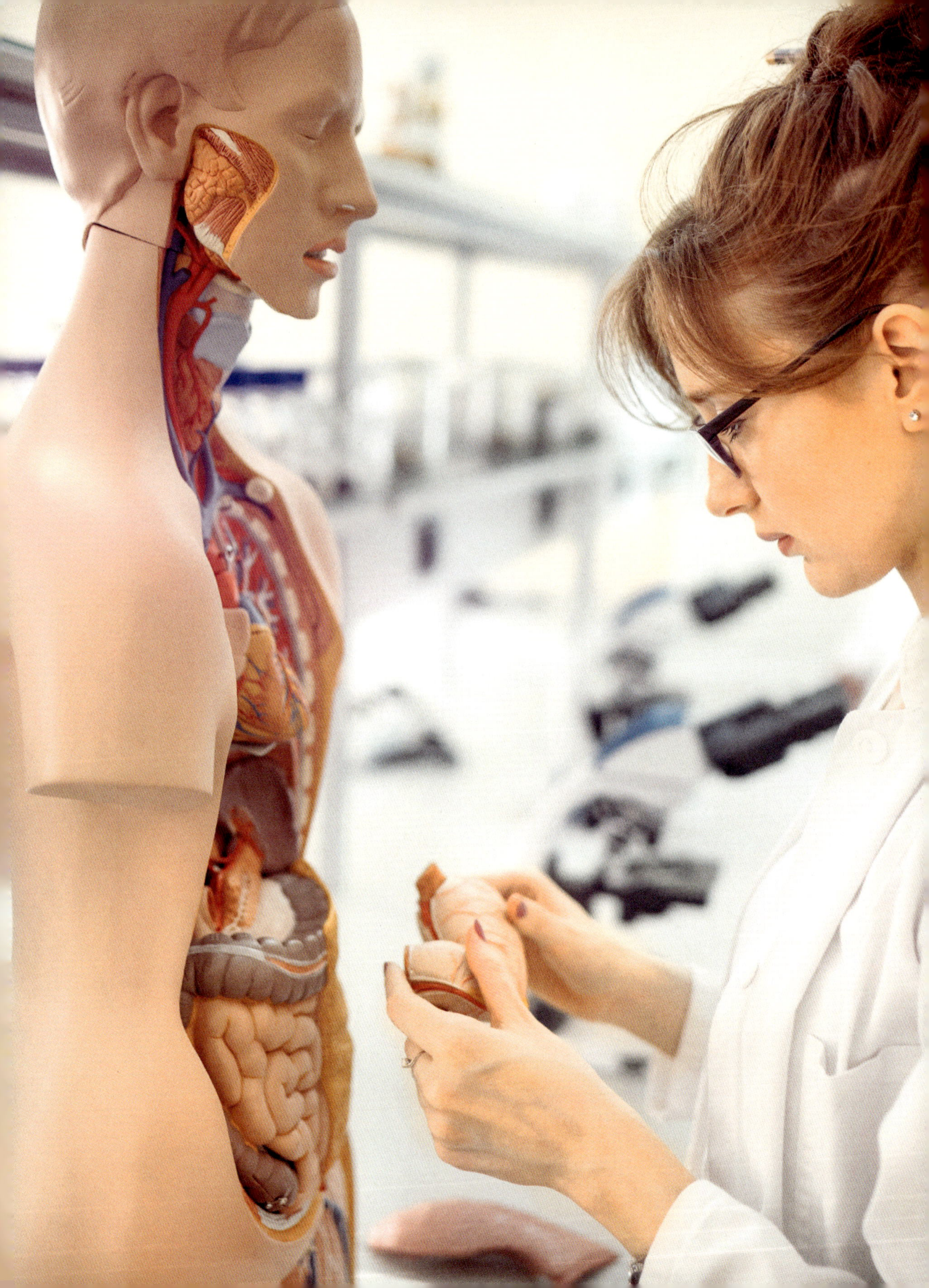

UNSERE ORGANE ALS SCHLANK-KRAFTWERKE

Nicht nur bestimmte Inhaltsstoffe der Nahrung befördern einen Gewichtsverlust, auch unseren Körper können wir zum Getreuen im Kampf gegen das Übergewicht machen. Einzige Voraussetzung: Wir müssen verstehen, wie die Organe funktionieren, was deren Arbeit stört – und mit welchen Strategien wir sie aktiv unterstützen können.

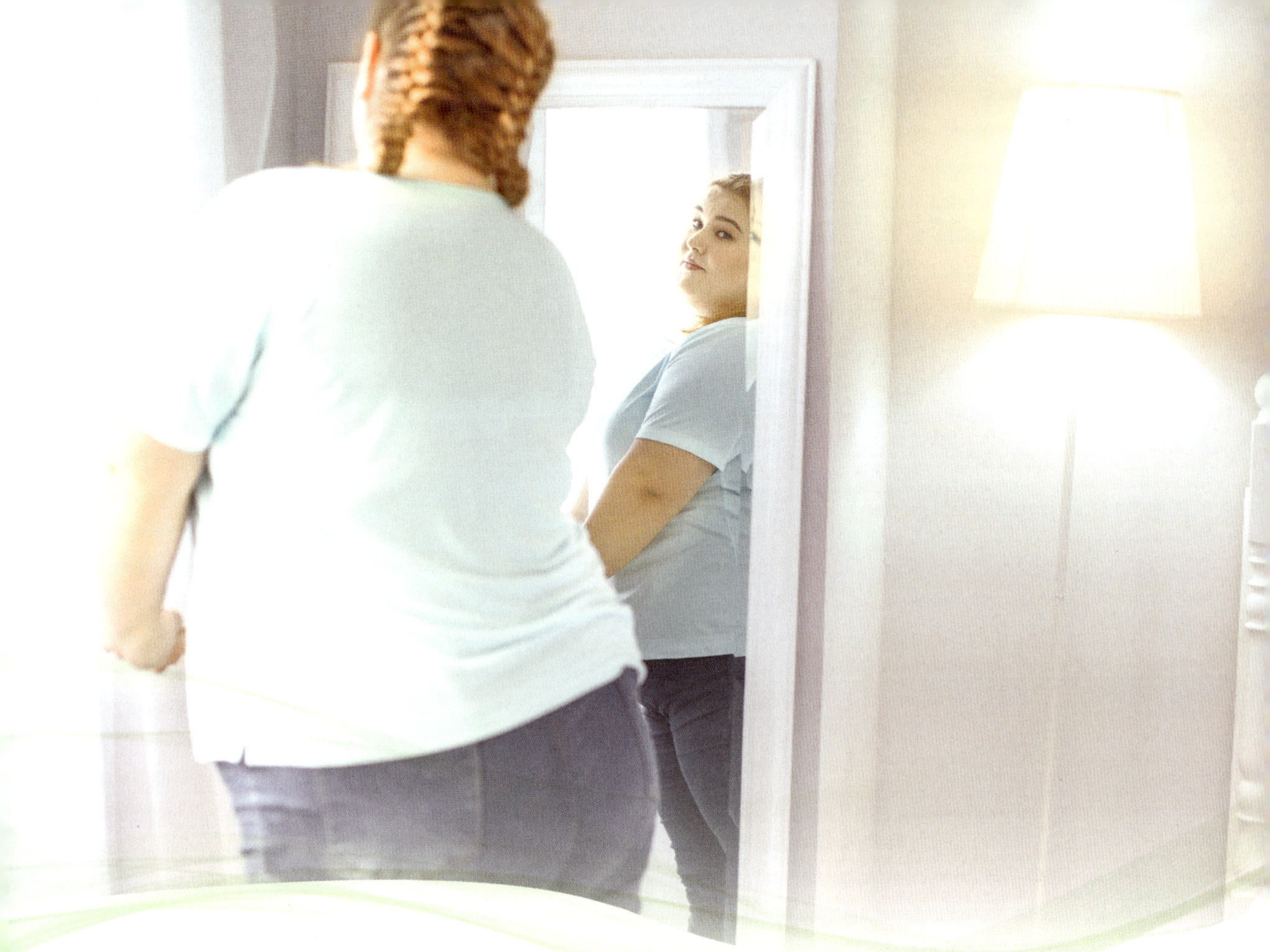

WIE SIE SICH DEN KÖRPER ZUM ABNEHMKOMPLIZEN MACHEN

Einen Erfolgsfaktor in Sachen Gewichtsverlust unterschätzen die meisten Abnehmwilligen ganz besonders: unsere Organe. Dabei kann, wer sie angemessen mit dem Wichtigsten versorgt, diese in einer Weise aktivieren, dass sie uns als echte Schlankkraftwerke unterstützen. Das große Problem: Nur wenige Menschen wissen darüber Bescheid, wie die einzelnen Organe arbeiten und in welchen Wechselbeziehungen sie zueinander stehen. Ein wenig überraschend ist das doch: Schließlich bildet unser Körper den einen Partner, mit dem wir buchstäblich verwachsen sind und der uns ein Leben lang treu ist. Die Gründe, die hinter diesem Unwissen stecken, sind zahlreich, wie ich in Patientengesprächen immer wieder erfahre. Einige Menschen fühlen sich unwohl beim Gedanken, dass sie eben nicht nur Geist und Wille sind, sondern auch Körper – und dass da in ihrem Inneren biochemische und -physikalische Prozesse ablaufen, auf die sie mal mehr, mal weniger Einfluss haben. Andere wiederum finden die Vorgänge rund um Herz, Lunge, Magen und Darm viel zu kompliziert – und überlassen es den Ärzten zu entscheiden, was ihrem Körper guttut und was nicht.

Apropos Ärzte: Selbst viele Profis folgen noch immer einer mechanistischen Vorstellung vom Menschen, die sich parallel zur modernen Medizin entwickelt hat. Sie betrachten den Körper als Maschine, die mitunter mal ruckelt und hakt – ein Ansatz, der Folgen hat für die Therapie, die sie ihren Patienten empfehlen. Denn gibt es Probleme an einer spezifischen Stelle, empfehlen sie dieses oder jenes Medikament, auf dass der Apparat genau dort wieder rundläuft. Doch so einfach funktioniert der Mensch leider nicht! Da unser Körper in Organsystemen organisiert ist, die in vielfältigen Wechselbeziehungen miteinander interagieren, helfen Medikamente nur in den seltensten Fällen auf Dauer. Da sie meist nur die spezifischen Beschwerden, selten aber die systemische Ursache dahinter beheben.

Es ist wie mit den Straßen: Sobald der Baumeister einer Stadt ein Schlagloch geschlossen hat, bemerkt er ein neues, das gerade aufgebrochen ist – weil das Ausbessern des einen nichts an der grundsätzlich miesen Qualität des Asphalts ändert. Ganz ähnlich folgt auf eine Baustelle im Körper zuverlässig die nächste – einfach weil es im System hakt.

Wer gesund werden oder es bleiben will, muss daher lernen, vor allem die Auslöser zu beheben. Übergewicht ist dabei die Ursache, die hinter den allermeisten Zivilisationskrankheiten steckt – da es sämtliche Organe in Mitleidenschaft zieht und deren Funktionsfähigkeit langfristig erheblich einschränkt oder gar komplett zerstört. Wie etwa beim Diabetes: Ist der Blutzuckerspiegel konstant zu hoch – was bei vielen Übergewichtigen der Fall ist –, muss die Bauchspeicheldrüse derart viel Mehrarbeit leisten, dass sie irgendwann erschöpft ist und kaum noch Insulin produzieren kann. Jetzt Insulin zu spritzen hilft natürlich für den Moment – ändert aber am Grundproblem nichts.

Entsprechend bringt es in Sachen Abnehmen so gut wie gar nichts, das Übergewicht mit Medikamenten wie etwa Fettblockern anzugehen. Abgesehen von der geringen Wirksamkeit dieser Mittel (siehe Seite 123), erreichen Sie die Wurzel des Übels mit solchen Pillen nie. Ein nachhaltiger Gewichtsverlust gelingt nur, wenn Sie systemisch denken lernen: also wirklich begreifen, welche Organsysteme bei uns im Körper wie miteinander in Beziehung stehen, welche Prozesse Übergewicht befördern – und welche umgekehrt eine gesunde Figur begünstigen. Wissen Sie darüber Bescheid, hat dies vor allem zwei Vorteile:

1. Sie werden Ihren Körper nie wieder als Feind betrachten, gegen den Sie ankämpfen müssen. Sondern als das, was er ist – ein Partner, den Sie hegen und pflegen sollten und der Ihnen diese Fürsorge dankt, indem er zuverlässig so arbeitet, dass Sie sich dauerhaft wohlfühlen und leistungsfähig sind. Dann kann auch das so wichtige Prinzip der Selbstheilung am besten wirken.
2. Sie werden in der Lage sein, die Geschwindigkeit und Effektivität zu beeinflussen, mit der Sie Gewicht verlieren: einfach weil Ihnen klar ist, an welchen Stellen im Körper ungenutztes Abnehmpotenzial verborgen liegt – und wie Sie dieses für sich nutzen können.

Begleiten Sie mich nun also auf eine Reise durch unseren Körper, um zu entdecken, was genau unsere Organe brauchen – und was nicht! Auf dass Sie sich anschließend Gehirn, Leber und Co. zu wirkmächtigen Komplizen machen können für das Vorhaben, ein letztes Mal abzunehmen und das gesunde Gewicht zu halten.

GEHIRN UND PSYCHE MACHEN STIMMUNG

Das erste und wichtigste Organ, dem ich mich widmen möchte, haben die meisten Abnehmwilligen überhaupt nicht auf dem Zettel: unser Gehirn. Es ist – relativ betrachtet – unser größter Energiefresser. Denn obwohl das Organ nur etwa zwei Prozent unseres Körpergewichts ausmacht, verbraucht es etwa ein Viertel der Energie, die wir im Ruhezustand verbrennen. Zwar lässt sich diese Rate nicht mit erhöhter geistiger Aktivität steigern, auch nicht mit zehn Sudokus der schwierigsten Kategorie. Indirekt jedoch können wir unser Gehirn zum potentesten Schlankkraftwerk überhaupt machen.

Der Grund: In unserem Oberstübchen entscheidet sich die Frage, wie gut oder schlecht wir uns fühlen. Und nur ein zufriedener Geist ist in der Lage, bewusst mit all den Versuchungen des Alltags umzugehen, seine Ernährung langsam und genussvoll umzustellen – und nicht jeden Tag aufs Neue zu versuchen, mit ungesundem Essen weniger gute Gefühle zu betäuben. Darüber hinaus wirkt die Psyche nachgewiesenermaßen auf alle Organe ein – Forscher konnten inzwischen zeigen, dass unsere Stimmung sogar die Zusammensetzung der Darmflora beeinflusst. Damit bilden Gehirn und Psyche nicht nur die Basis jeder gelungenen Selbstheilung, sondern auch einer nachhaltig erfolgreichen Gewichtsreduktion.

Unsere Gemütslage beruht dabei auf einem hochkomplexen Mix aus Botenstoffen, die im Gehirn wirken – wie etwa Serotonin und Dopamin. Das Gute: In welche Richtung hin die Schaltzentrale im Oberstübchen unsere Stimmung einpegelt, können wir über vier Wege ein gutes Stück weit mitbeeinflussen und damit zugleich die Erfolgsaussichten für eine Ernährungsumstellung deutlich steigern.

Weg 1: Mit Mood Foods die Hirnchemie auf »zufrieden« polen

Es gibt jede Menge Lebensmittel, die unseren Körper bei der Produktion stimmungsaufhellender Botenstoffe unterstützen – beispielsweise indem sie Bauteile liefern, die der Körper mitunter nicht selbst herstellen kann, wie etwa essenzielle Fettsäuren, Mineralstoffe, Vitamine und die Aminosäure Tryptophan.

Den positiven Effekt einer Ernährung, die reich an solchen Mood Foods ist, spürt jeder, der sie über ein paar Wochen durchhält. Auch wird er durch immer mehr Studien belegt, wie zum Beispiel eine – zugegebenermaßen eher kleine – Untersuchung australischer Forscher.

Die Wissenschaftler stellten die Ernährung von 33 Menschen um, die an einer schweren Depression litten und dagegen Medikamente erhielten, einige machten gleichzeitig eine Psychotherapie. Die Probanden sollten nach Studienbeginn gesund-mediterran essen, also viel Gemüse konsumieren, dazu Hülsenfrüchte, Obst, Fisch, Nüsse und wertvolle Öle – und auf Wurst, Fleisch sowie Fertig- und Weißmehlprodukte so weit wie möglich verzichten. Das Ergebnis nach drei Monaten: Die Stimmung hatte sich bei fast allen Teilnehmern gebessert, jeder dritte Proband erfüllte die Kriterien einer schweren Depression nicht mehr. Die Wirkmacht einer gesunden Ernährung im Hinblick auf die Psyche zeigte außerdem eine

INFO

ESSBARES GLÜCK – DAS SIND DIE BESTEN KULINARISCHEN STIMMUNGSAUFHELLER

Haferflocken, Weizenkleie, Lein- und Chiasamen, Quinoa, Hühnchen, Thunfisch, Lachs, Austern, Eier, Leinöl, Walnüsse, Cashewkerne, Erdnüsse, Blattspinat, Bohnen, Mangold, Petersilie, Algen, Paprikaschoten, Linsen, Sojabohnen, Beeren, Sauermilchprodukte, Kurkuma, Kaffee, Bitterschokolade (mit mindestens 70 Prozent Kakaoanteil).

Langzeitstudie mit 3500 Teilnehmern mittleren Alters. Sie ergab: Wer sich ausgewogen ernährte, hatte ein um 25 Prozent niedrigeres Risiko, in den folgenden fünf Jahren eine Depression zu entwickeln. Jene Teilnehmer dagegen, die sich eher ungesund ernährten und dabei regelmäßig ultraverarbeitete Lebensmittel konsumierten, erkrankten sehr viel häufiger daran: Ihr Depressionsrisiko stieg um knapp 60 Prozent.

Diese Ergebnisse sind deshalb so brisant, weil unsere psychische Verfasstheit eng mit dem Gewicht korreliert: Depressionen und depressive Verstimmungen bilden einen wichtigen Risikofaktor für Übergewicht und Folgeerkrankungen wie Typ-2-Diabetes und Herzinfarkt.

Weg 2: Die Frage nach der »Schuld« am Übergewicht fahren lassen

Auch wenn wir es uns nur sehr selten oder gar nicht bewusst machen: Kaum ein Bereich unseres Lebens ist derart religiös aufgeladen wie die Ernährung. Und zwar vor allem mit der katholischen Vorstellung, wonach wir Menschen qua Geburt Sünder sind und Buße tun sollten. Diese Idee gelangt selbst bis an den Esstisch der überzeugtesten Atheisten. Denn auch diese sprechen häufig ganz selbstverständlich davon, mal wieder »gesündigt« zu haben, wenn sie eine Tafel Schokolade einfach aufessen mussten oder einen sonntäglichen »Sündentag« eingelegt haben, an dem alle ernährungsspezifischen Gebote keine Gültigkeit hatten.

Das Üble: Solches Sprechen (und Denken) setzt sich fest – und zwar auf schädliche Weise: Wir fühlen uns dann jedes Mal schuldig, wenn wir etwas vermeintlich Ungesundes essen oder ein Lebensmittel, das auf unserer persönlichen beziehungsweise von außen vorgegebenen Verbotsliste steht (etwa im Rahmen einer Diät). Außerdem spüren wir Scham darüber, mal wieder nicht selbstdiszipliniert genug gewesen zu sein, um so zu essen, wie es unserer Figur guttäte. Entsprechend hat sich auch in der Gesellschaft das Märchen vom Dicken durchsetzen können, der sich »einfach nicht im Griff« hat. Das so Fatale an dieser Schulderzählung: Sie verringert das Selbstwertgefühl Übergewichtiger enorm. Und wer sich schlecht fühlt, neigt dazu, die negativen Emotionen mithilfe von Essen auszugleichen (siehe Seite 83). Dieses emotionale Essen verstärkt Übergewichtsprobleme weiter – und damit wiederum die Selbstverurteilungen. Besonders schlimm: Sogar viele Ärzte glauben an die Legende von der mangelnden Selbstdisziplin Übergewichtiger. Damit verstärken sie das Problem – und befördern die allgegenwärtige Stigmatisierung von Adipositas-Patienten.

Dabei ist die Wissenschaft längst weiter. Denn Forscher wissen inzwischen: Immer allen Versuchungen zu widerstehen ist absolut unmöglich – weil schlicht wider unsere menschliche Natur. Selbstdisziplin ist eine Fähigkeit, die unser Gehirn sehr viel Energie kostet. Setzen wir sie allzu oft ein (was wir müssen, wenn wir Diät halten), machen wir uns das Gehirn zum Feind. Es wird dann mit aller Macht – erfolgreich! – versuchen, uns auf den Pfad der alten ungünstigen Verhaltensweisen zurückzuführen: schlicht weil es als Organ evolutionär darauf programmiert ist, den Weg des geringsten Widerstands (und der Gewohnheit) zu gehen.

Aus diesem Grund sollten Sie sich immer wieder vor Augen führen: Übergewicht ist keine Frage von »Schuld« und mangelnder Selbstdisziplin. Im Gegenteil! Nur eine Ernährungsumstellung, die Ihre Gewohnheiten sowie Ihre persönliche Prägung beachtet (siehe Seite 30), die sehr langsam vonstattengeht und Ihnen Genuss bereitet, kann dauerhaft gelingen. Denn dann wollen Sie am Ball bleiben – und erfahren so regelmäßig Erfolgserlebnisse: Sie bemerken, dass Sie, Sie ganz persönlich, in der Lage sind, etwas zu verändern. Und allein dieses Gefühl der Selbstwirksamkeit ist es, das uns in ausreichendem Maße motiviert, um langfristig ein gesundes Essverhalten aufzubauen. Wenn Sie also diese Gedanken anstelle der Schuldidee verinnerlichen, machen Sie sich Ihr Gehirn zum Freund – und werden Ihr Abnehmvorhaben besser gelaunt und erfolgreicher durchziehen!

Weg 3: Tabus zum Tabu erklären

Verbote funktionieren nicht. Punkt. Aus. Die Gründe sind vielfältig, einer ist psychologischer Natur: Tabus beschneiden unsere Freiheit, sorgen für Druck – und erzeugen auf diese Weise Reaktanz. Mit diesem Begriff bezeichnen Psychologen eine Art Trotzreaktion, mit der wir uns die genommene Freiheit zurückerobern wollen. Hinzu kommt: Der Gedanke an Süßes verschwindet nicht, wenn wir versuchen, ihn zu unterdrücken. Im Gegenteil: Geben wir alles, um genau NICHT an Schokolade zu denken, kommt sie uns umso häufiger in den Sinn. Verbote bringen also nichts außer einem gesteigerten Verlangen nach den tabuisierten Lebensmitteln – und in der Folge zusätzliche Pfunde.

Trotzdem basieren die allermeisten Diäten bis heute auf Verbotslisten. Selbst in der professionellen Ernährungsberatung haben sie über Jahre hinweg die dominierende Rolle gespielt. Zumindest Letzteres hat sich inzwischen geändert: Bei der Lebensmittelauswahl, die Ernährungsberater und Patient gemeinsam vornehmen, liegt der Fokus nicht mehr auf dem, was Übergewichtige essen sollen und was nicht, sondern welche gesunden Lebensmittel sie mögen. Denn nur wenn Menschen spüren, dass eine Ernährungsweise ihnen Genuss bereitet und damit Spaß macht, belohnt das Gehirn die entsprechenden Verhaltensweisen mit einem ordentlichen Ausstoß von Dopamin. Und das wiederum ist der Forschung zufolge eine Voraussetzung dafür, dass wir langfristig auch tatsächlich gesunde Gewohnheiten ausbilden und dauerhaft etablieren können.

Doch aller Wissenschaft zum Trotz – in der Praxis stehe ich vor der immer gleichen Herausforderung: Übergewichtige Patienten sind derart an Verbote und die Vorstellung gewöhnt, dass allein sich zu geißeln den Gewichtsverlust garantiert, dass sie stets nach Lebensmitteltabus oder restriktiven Rezeptvorschriften verlangen. Nur was wehtut, kann wirken – je krasser, desto besser. So lautet die Erzählung, die ähnlich viele Anhänger hat wie die »Dicke sind selbst schuld«-Legende. Wenig hilfreich ist in diesem Zusammenhang die Tatsache, dass auf solchen Verbotsmechanismen auch beinahe alle modernen kulinarischen Ersatzreligionen fußen – vom Veganismus, bei dem nur pflanzliche Lebensmittel erlaubt sind, bis hin zur strengeren Variante der »Frutarier«, die nur das essen, was von der Pflanze gefallen ist, diese also freiwillig hergegeben hat. Solche strikten Einschränkungen des Speiseplans werden meist moralisch aufgeladen – und dann von einigen, die dieser ernährungsspezifischen Glaubensrichtung folgen, mit missionarischem Eifer verbreitet. Langfristig führt so etwas nur zu Frust und schlechter Stimmung. Daher lautet meine einzige strikte Vorgabe an Sie: Tabus sind tabu! Gesunde Ernährung ist zu wichtig, als dass wir dieses Thema religiösen Dogmatikern überlassen sollten. Befreien Sie sich vom Gedanken, dass Lebensmittel per se schlecht sein könnten – und Sie ein Sünder sind, wenn Sie dem Verlangen nach einem fetten Steak, nach Schokolade oder Pommes frites mal nachgeben. Alle Nahrung ist grundsätzlich in Ordnung – auch hier gilt das schlichte Diktum von Paracelsus: »Die Dosis macht das Gift!«

Weg 4: Die Erkenntnisse der Positiven Psychologie nutzen

Alle Erklärungen zu den bislang vorgestellten Möglichkeiten, das Gehirn zum Schlankkraftwerk zu machen, haben bereits deutlich gezeigt: Die Psychologie spielt in der Ernährungsmedizin seit einigen Jahren eine immer größere Rolle. Experten beider Disziplinen arbeiten mittlerweile

häufig zusammen: eine Entwicklung, die ich entschieden begrüße – auch in meiner Praxis beschäftige ich einen Verhaltenstherapeuten. Da Essen, wie in Kapitel 2 dargestellt, weit mehr bedeutet als Nahrungsaufnahme, ist es für eine gute ernährungsmedizinische Beratung unerlässlich, den gesamten Menschen in den Blick zu nehmen, mit all seinen Gefühlen und Ritualen. Als besonders hilfreich im Hinblick auf den Versuch, gesündere Verhaltensweisen zu etablieren, haben sich in der Praxis vor allem die Erkenntnisse der sogenannten Positiven Psychologie erwiesen.
Eine Einsicht dieser Fachrichtung, die ich für besonders wichtig halte: Positive Emotionen wie Freude und Dankbarkeit sind sehr viel diffuser als negative – und bleiben öfter unbemerkt. Dabei erweitern gerade sie unser Denken, führen zu mehr Flexibilität und kreativeren Lösungen. Welchen günstigen Einfluss positive Emotionen konkret auf den Versuch haben, gesunde Verhaltensweisen zu entwickeln, konnte die Forschung bereits für den Bereich der Bewegung zeigen. Der Mechanismus dahinter ist simpel: Wer positive Gefühle verspürt, während er ein gesundes Verhalten zeigt, motiviert sich damit unbewusst, dieses Verhalten zu wiederholen.
Außerdem sorgen die positiven Emotionen dafür, dass Menschen vermehrt biologische, kognitive, psychologische und soziale Ressourcen aufbauen – und das wiederum verstärkt die Wirkung der erlebten positiven Gefühle während des günstigen Verhaltens.
Bezogen auf die Ernährung bedeutet dies: Was sich angenehm anfühlt, das halten wir auch langfristig durch. Wenn wir es also schaffen, bewusster wahrzunehmen, wie wohl uns eine artgerechte Ernährung und Elemente wie gemeinsame Mahlzeiten tun, fällt es uns sehr viel leichter, diese Verhaltensweisen zu gesunden Gewohnheiten zu machen.
Ein entscheidendes Mittel ist dabei, über ein gesteigertes Genusserleben zu positiven Gefühlen zu finden. Dabei helfen neun Strategien:

- Positive Erfahrungen und Genussmomente mit anderen teilen, etwa davon erzählen.
- Genussvolle Erlebnisse mental »fotografieren« und somit innerlich abspeichern.

INFO

POSITIVE PSYCHOLOGIE

Unter Positiver Psychologie verstehen Experten die »Wissenschaft optimaler menschlicher Leistungsfähigkeit«. Leistungsfähig zu sein bedeutet dabei allerdings nicht, optimal zu funktionieren, sondern das eigene Potenzial ausschöpfen zu können – im Hinblick auf die Biologie genauso wie auf persönliche und gesellschaftliche Beziehungen. Der Positiven Psychologie geht es nicht darum, Menschen dazu anzuregen, ausschließlich positiv zu denken und Negatives auszublenden, sondern darum, das Verständnis positiver Emotionen zu vertiefen. Und so zu erkennen, dass Wohlbefinden durch eine innere Haltung entsteht, durch eine persönliche Einstellung zum Leben. Das Ziel der Positiven Psychologie: die Lebensqualität von Menschen verbessern und Krankheiten vorbeugen, die drohen, wenn Menschen ihr Leben als wert- und sinnlos wahrnehmen. Dabei helfen sollen: positive Erlebnisse, die Ausübung positiver Eigenschaften und Charakterstärken sowie die Eingebundenheit in positive Gemeinschaften wie Familie und Kollegium. All dies bewirkt den Experten zufolge eine gesteigerte Zufriedenheit sowie Glücksempfinden, Optimismus und Hoffnung.

- Nach einem gesunden Verhalten bewusst stolz auf sich sein und sich beglückwünschen.
- Den Fokus auf nur einen einzigen Reiz lenken, andere ausblenden – und damit achtsamer genießen.
- Das aktuelle Erlebnis mit anderen, negativeren Situationen und Gefühlen vergleichen.
- Sich bewusst in einen schönen Moment hineingeben, also darin verweilen und sich nicht von etwas anderem ablenken lassen.
- Freude oder Genuss bewusst ausdrücken, etwa durch Lachen oder Äußerungen wie »Ist das lecker!«.
- Sich bewusst machen, dass ein schöner Moment flüchtig ist – um ihn auf diese Weise noch mehr zu genießen.
- Dankbar sein.

Welche Wirkmacht es hat, wenn Menschen die Erkenntnisse aus der Positiven Psychologie in Sachen Ernährung anwenden, hat beispielsweise eine randomisiert-kontrollierte Studie von Forschern aus Hongkong gezeigt. Dort machten Psychologen einige Familien zunächst mit typischen Übungen der Positiven Psychologie vertraut. Diese sollten die Teilnehmer der Interventionsgruppe anschließend während der Mahlzeiten anwenden. Sie sollten also beispielsweise freudige Momente bewusst wahrnehmen, die Freude über eine gesunde Mahlzeit anderen mitteilen, Dankbarkeit den Familienmitgliedern gegenüber ausdrücken und die gemeinsame Zeit am Tisch bewusst wertschätzen. Das Ergebnis nach drei Monaten: Bei den Studienteilnehmern waren nicht nur die physiologische und mentale Lebensqualität sowie die subjektive Wahrnehmung von Glück gestiegen, sondern zugleich auch die Motivation, sich gesund zu ernähren!

All das zeigt: Unsere Psyche ist unser hilfreichster Unterstützer bei einem Abnehmvorhaben – wenn wir sie nur lassen. Mein persönlicher Favorit aus allen Maßnahmen: das Dankbarkeitstagebuch. Wenn Sie jeden Abend auf einem Zettel oder in einem Journal drei Dinge notieren, für die Sie an diesem Tag dankbar sind, werden Sie positiver gestimmt ins Bett gehen – und aufwachen. Ich garantiere: Sie frühstücken dann sehr viel wahrscheinlicher (und genussvoller) einen Quark mit Beeren anstatt wie sonst ein Salamibrot.

MUSKULATUR BRAUCHT TRAINING

Das Organsystem unserer Muskeln bietet ebenfalls ein riesiges Potenzial in Sachen Abnehmwirkung. Denn da Muskeln sehr viel Energie verbrauchen – deutlich mehr als etwa Fettgewebe –,

INFO

WAS SIND MUSKELN?

Unser Körper verfügt insgesamt über gut 650 Muskeln. Die sogenannte »glatte Muskulatur« unterstützt unsere Organe bei der Arbeit, sorgt also beispielsweise dafür, dass der Darm kontrahieren kann. Diesen Typ Muskel können wir nicht steuern. Anders ist es bei den sogenannten »quergestreiften Muskeln« (oder »Skelettmuskeln«): Diese lassen sich von uns bewusst an- und entspannen. Sie bestehen aus drei verschiedenen Arten von Muskelfasern, die für unterschiedliche Bewegungen zuständig sind. Besonders interessant ist jener Typ, den wir bei hohen Belastungen benötigen und der sich etwa mit Gerätetraining stärken lässt: Diese Muskelfasern verbrennen in Ruhe deutlich mehr Energie als jene, die wir für Ausdauersport und schnelle Bewegungen benötigen.

haben trainierte Menschen einen höheren Kalorienverbrauch als untrainierte. Und zwar günstigerweise selbst im Ruhezustand: Jedes Gramm zusätzliche Muskelmasse steigert unseren Grundumsatz (siehe Seite 42–43).

Wie hoch der Extra-Verbrauch ausfällt, schwankt individuell zwar stark – beispielsweise je nach Geschlecht und Größe. Grob schätzen lässt er sich trotzdem: Ein durchtrainierter Mann verbrennt pro Woche circa 800 Kalorien mehr als ein untrainierter, eine sportliche Frau immer noch etwa 700 mehr als eine unsportliche Geschlechtsgenossin. Zugegeben, das klingt nicht nach sehr viel – und tatsächlich wurde der Einfluss von Sport auf die Figur auch lange überschätzt. Unterschätzen sollte ihn jedoch auch niemand: Denn Menschen, die sich an regelmäßiges Training gewöhnen, nehmen nicht nur leichter ab, es gelingt ihnen anschließend auch sehr viel besser als unsportlichen Menschen, nicht in die Jo-Jo-Falle zu tappen – und damit das neue, gesunde Gewicht zu halten.

So trainieren Sie richtig

»2 + 2 = fit« – diese Formel fürs sportliche Wochenprogramm gilt für alle, die ihre Muskulatur zum Schlankkraftwerk machen wollen. Das heißt: Zwei Ausdauereinheiten à 45 Minuten plus zwei Krafteinheiten à 30 Minuten pro Woche sollte sich jeder von uns als Pensum vornehmen – mindestens. Wer jeweils nur einmal pro Woche Ausdauer und Kraft trainiert, kann maximal seinen muskulären Status halten, nicht aber neue Muskeln aufbauen.

- Gut geeignet als Ausdauertraining: Joggen (für nur leicht übergewichtige Menschen und solche ohne Gelenkbeschwerden), Nordic Walking, Schwimmen, Radfahren, Spinning, Boxen.
- Gut geeignet als Krafttraining: Gerätetraining, Functional Training (Übungen mit dem Eigengewicht wie Liegestütze und Kniebeugen), Crossfit, Pole-Dance, Turnen, Ringen, Judo.

Am wichtigsten für die Auswahl der Sportart ist jedoch: Das beste Training ist jenes, welches Ihnen wirklich Spaß bringt! Wenn Sie sich also nur deshalb aus der obigen Liste eine Sportart aussuchen, weil ich diese als besonders wirkungsvoll empfehle, Sie aber viel lieber Tischtennis spielen, dann wird das Training für Sie nie zur gesunden Gewohnheit werden – einfach weil unser Gehirn, wie bereits gesehen, keine Handlung mit einem Dopaminausstoß belohnt, zu der wir uns zwingen müssen. Die Folge: Sie würden sich nach dem Sport nie so gut fühlen, wie es bei Ihrer Lieblingsdisziplin der Fall wäre.

Daher gilt: Die Hauptsache ist, Sie kommen überhaupt in Bewegung. Einzig das Krafttraining sollten Sie als verpflichtend betrachten. Für den Anfang würde bei untrainierten Menschen bereits eine halbe Stunde alle drei Tage genügen, um neue Muskeln aufzubauen. Besonders aufwandsbefreit und ähnlich effektiv wie Gerätetraining: Übungen mit dem eigenen Körpergewicht.

Überdies wichtig: Versuchen Sie – ganz im Sinne der Positiven Psychologie – Sport regelmäßig zu-

INFO

ACHTUNG!

Viele Trendsportarten wie Pilates und Yoga sind zwar äußerst günstig für den Körper, weil sie die Beweglichkeit schulen und auch in geringem Umfang helfen, Muskeln aufzubauen. Echtes Krafttraining ersetzen sie jedoch nicht. Wer abnehmen und ein neues Gewicht halten will, sollte die Yoga-Einheit daher eher als Entspannungs- denn als Krafteinheit betrachten – und keinesfalls dafür die Arbeit an den Geräten ausfallen lassen.

INFO

ACHTUNG BEI BLUTHOCHDRUCK!

Übergewichtige Hypertonie-Patienten sollten besonders langsam einsteigen – und auf intensives Krafttraining erst einmal verzichten. Ideal geeignet für Betroffene sind Schwimmen, Nordic Walking und Radfahren. Bei einem Blutdruck von mehr als 160/95 mmHg sollten Sie sich zunächst auch das Ausdauertraining sparen, versuchen, die Werte medikamentös einzustellen – und über die Ernährung abzunehmen. Denn jedes verlorene Kilo senkt den Blutdruck zusätzlich, sodass bald auch Sie mit dem Sport beginnen und noch effektiver Gewicht verlieren können!

sammen mit anderen zu treiben. Denn Bewegung in der Gemeinschaft bringt mehr Spaß und stabilisiert zudem gesunde Gewohnheiten. Wenn Sie es dann noch schaffen, im Freien, insbesondere im Wald, zu trainieren, erhöhen Sie die stressabbauende Wirkung von Sport zusätzlich. Dieser Effekt beruht auf einem Erbe aus der Urzeit: Für unsere Ahnen bedeutete Wald Sicherheit und Nahrung – im Gegensatz zur Steppe, die sich mit unseren heutigen Betonwüsten vergleichen lässt. Die größere Entspannung hilft dabei nicht nur der Seele, sondern auch der Figur: Denn je geringer unser Stresslevel, desto besser nehmen wir ab!

Das wichtigste Trainingsutensil: Geduld

Je mehr ein Mensch wiegt, desto schwerer fällt ihm buchstäblich jeder Schritt. Daher sollten Sie – insbesondere, wenn Sie auf einem hohen Gewichtsniveau mit dem Abnehmen beginnen –, die Sporteinheiten langsam einschleichen. Unser Körper braucht drei bis vier Wochen, um sich an die neuen Belastungen zu gewöhnen, vom Herz-Kreislauf-System bis hin zu den Sehnen. Hinzu kommt: Die Muskeln versuchen zunächst, vorhandene Fasern besser zu nutzen, anstatt neue aufzubauen. Sollten Sie anfangs also bereits nach zwei oder drei Minuten richtig aus der Puste sein, ist das ein komplett normaler Vorgang – und kein Zeichen dafür, dass »Sport einfach nichts ist« für Sie, wie ich es in der Praxis immer wieder von Patienten höre.
Nach dieser schwierigen Anfangsphase bemerken untrainierte Menschen zum Ausgleich die schnellsten Fortschritte. Denn ab etwa Woche vier setzt die sogenannte Hypertrophie ein: Die Muskeln stoßen durch die wiederholten Sporteinheiten an ihre Grenzen, da der Trainingsreiz größer ist als das, was sie zu leisten vermögen – in Reaktion darauf bildet der Körper neue Sarkomere, die die kleinsten Funktionseinheiten der Muskeln darstellen. Zugleich wird die Zellteilung angeregt. Beides vergrößert den Durchmesser der Muskelfasern – die Muskelmasse nimmt zu.

Tipps für Fortgeschrittene

Sie sind bereits ordentlich in Bewegung gekommen? Dann ist jetzt der Moment, das Schlankkraftwerk der Muskulatur noch ein wenig mehr anzuheizen. Mit diesen drei Strategien gelingt es leicht:

Strategie 1: Morgens statt abends trainieren

Vormittags sind wir am leistungsbereitesten – und stemmen etwa beim Hanteltraining das ein oder andere Kilo mehr als zu später Stunde. Ausdauersport am Morgen und auf nüchternen Magen trainiert zudem den Fettstoffwechsel ideal:

Denn über Nacht hat der Körper die Kohlenhydratspeicher geleert und nutzt verstärkt Fettreserven, um die nötige Energie für die Bewegung zu gewinnen. Zusätzlich erzielen Sie auf diese Weise noch einen tollen Anti-Aging-Effekt! Denn wenn wir über mindestens zwölf Stunden hinweg fasten und ausreichend Sport treiben, regt dies gleich doppelt die körpereigene Produktion von Spermidin an. Diese Substanz steuert den Selbstreinigungsmechanismus des Körpers, die sogenannte »Autophagie« – und mildert Alterungsprozesse ab. Lassen Sie sich also ruhig ein paar Minuten Zeit, ehe Sie nach dem Sport frühstücken.

Strategie 2: Vor und nach dem Sport richtig essen

Nehmen Sie mindestens zwei Stunden vor dem Sport nichts mehr zu sich – und spätestens eine Stunde nach dem Training eine ausgewogene Mahlzeit. Diese sollte möglichst wenig Kohlenhydrate enthalten, dafür ausreichend Eiweiß – etwa 30 bis 40 Gramm. Haben Sie sehr hart trainiert oder sind ein passionierter Ausdauersportler, darf der Kohlenhydratanteil etwas größer ausfallen. Der Grund für das enge Zeitfenster: In der ersten Stunde nach einer Sporteinheit baut der Körper Muskeln am effektivsten auf.

INFO

MYTHOS ODER WAHRHEIT? – »WER SICH JEDEN TAG NUR EIN KLEIN WENIG MEHR BEWEGT, NIMMT LANGFRISTIG VIEL AB«

Mythos, leider. Zwar stimmt es, dass Menschen, die langfristig Gewicht verlieren wollen, ihren Ernährungs- und Lebensstil in eher kleinen Schritten umstellen sollten, um langfristig durchzuhalten. Allerdings: In Sachen Bewegung dürfen die Veränderungen nicht zu gering sein, um einen Effekt zu zeigen.

Die These, wonach sich beim Abnehmen schon winzige neue Gewohnheiten (»täglich auf der Arbeit einmal die Treppe statt den Lift nehmen«) auf lange Sicht zu einem großen Effekt summieren, basiert auf der sogenannten 3500-Kalorien-Regel. Sie besagt: Wer eine solche Menge Energie einspart oder zusätzlich verbrennt, verliert rund ein halbes Kilo Gewicht.

Würde diese Gleichung stimmen, müssten Menschen, die mithilfe eines Spaziergangs jeden Tag 100 Kalorien mehr verbrennen, in fünf Jahren spektakuläre 26 Kilo abnehmen. Tatsächlich aber beträgt der Gewichtsverlust gerade einmal 4,5 Kilo.

Die Erklärung: Zum einen stammt die 3500-Kalorien-Regel aus einer – alten – Studie, bei der männliche Probanden in Kurzzeit-Versuchen nur 800 Kalorien zu sich nehmen durften. Unter diesen Bedingungen hat Bewegung eine deutlich drastischere Wirkung als im normalen Alltag.

Hinzu kommt: Unser Grundumsatz sinkt, wenn wir abnehmen, und dadurch verlangsamt sich der Gewichtsverlust.

Das heißt nun jedoch nicht, dass Abnehmwillige weiter den Aufzug nehmen sollten. Im Gegenteil: Nur wer sein alltägliches Aktivitätslevel deutlich erhöht, kann effektiv Gewicht verlieren – und es langfristig auch niedrig halten. Doch dafür braucht es neben den Treppen eben auch den Bummel zum Supermarkt, die Fahrradtour ins Büro und das abendliche Krafttraining.

Strategie 3: In Buchhalter-Manier sporteln

Wer stets das Thema »Energiebilanz« im Kopf hat, kann mithilfe von Sport besonders effektiv abnehmen. Ein Beispiel: Sie wissen, dass Sie abends bei Freunden eingeladen sind und dort eine große Portion Pasta essen werden. Wenn Sie Ihr Training kurz vor das Treffen legen und die Einheit intensiv gestalten, sorgen Sie nicht nur für einen angemessenen Kalorienpuffer – und verhindern so, dass die mutmaßlich üppige Mahlzeit auf die Hüften schlägt. Sie leeren zudem aktiv die Kohlenhydratspeicher Ihres Körpers: Dieser muss die Zuckerstoffe aus der Pasta dann nutzen, um die Reserven aufzufüllen – und kann sie nicht in Speicherfett umwandeln.

INFO

SCHLANKBOOSTER INTERVALL-TRAINING (»HIT«)

Beim Joggen immer wieder mal sprinten, beim Radeln regelmäßig einen Berg nehmen und beim Schwimmen eine Bahn im Schnelltempo kraulen: Wer grundsätzlich gesund ist, sollte während des Ausdauertrainings den Puls ab und an ordentlich hochjagen. Dadurch erhöht sich der Energieverbrauch um bis zu 50 Prozent, zudem trainieren die hochintensiven Sporteinlagen jene Muskelfasern, die für schnelle Bewegungen zuständig sind. Besonders wichtig ist dies für ältere Menschen – denn bei ihnen nimmt die Fähigkeit zu schnellen Bewegungen sowie die Stand- und Gangstabilität ab. Genau diese Fähigkeit ist jedoch wichtig, um Stürze zu vermeiden.

LEBER UND BAUCH-SPEICHELDRÜSE SCHONEN

Wer diese beiden Organe zu Schlankkraftwerken machen will, muss lediglich verstehen, wie genau wir ihnen schaden, wenn wir uns falsch ernähren – falsch im Sinne von unpassend für unsere moderne Überflussgesellschaft. Anschließend an ein paar Stellschrauben zu drehen sorgt dafür, dass Leber und Bauchspeicheldrüse wieder so arbeiten können, wie sie es sollen. Und das genügt bereits, damit uns beide Organe beim Abnehmen unterstützen.

Das große Problem: Ein Zuviel an Kohlenhydraten

Übergewichtige Menschen nehmen in den allermeisten Fällen nicht (oder nicht nur) zu viele Fette zu sich, sondern vor allem eine zu große Menge an leeren Kohlenhydraten (siehe Seite 50) – sie essen also deutlich mehr Pasta, Brot und Süßigkeiten, als der Körper verträgt.

Denn: Wenn wir die schnell verfügbare Energie, die uns Zuckerstoffe bereitstellen, nicht direkt verbrennen, wandelt die Leber einen Großteil von ihnen in Fett um. Und das wiederum landet zunächst vor allem in der Leber selbst und den Speicherzellen am Bauch. Gleichzeitig erhöhen sich die Blutfettwerte. Unserem Körper schadet also nicht das Olivenöl im Salat, sondern das Brot, das es dazu gibt – und die anderen klassischen Beilagen.

Die übelste Konsequenz der Kohlenhydratschwemme: Langfristig lagert sich das daraus gebildete Speicherfett nicht nur in der Bauchhöhle an – sondern auch in den Organen. Und zwar allen. Zunächst verfettet die Leber, weshalb etwa 85 Prozent aller stark Übergewichtigen und Diabetiker an einer nichtalkoholischen Fettleber leiden. Diese kann im Extremfall auf die doppelte Größe anwachsen und funktioniert dann kaum noch. Besonders empfindlich reagiert außerdem die Bauchspeicheldrüse: Schon zwei Prozent zusätzliche Fetteinlagerung schwächen die hormonproduzierenden Betazellen! Anschließend verfetten nach und nach alle weiteren Organe – und büßen dadurch ebenfalls an Leistungsfähigkeit ein.

Kohlenhydrate im Übermaß verursachen einen Teufelskreis

Wie stark Leber und Bauchspeicheldrüse miteinander verbunden sind und wie sehr dieses Gespann unter einer zu hohen Kohlenhydratzufuhr leidet, hat insbesondere der Diabetologe Roy Taylor erforscht. Seine bahnbrechende »Twin-Cycle-Theorie« (auch: »Doppel-« oder »Zwillings-Zyklus« genannt) hat das Denken in der Ernährungsmedizin stark verändert. Die Theorie beschreibt den Teufelskreis unheilvoller Wechselwirkungen, die auftreten, sobald die Leber zu verfetten beginnt. Sie schüttet dann beispielsweise ein schädliches Protein aus, Fetuin-A, das zu einer Entzündung der Bauchspeicheldrüse führt: Dadurch kann das Organ schlechter arbeiten. Zugleich aber muss es aufgrund des hohen Blutzuckerspiegels infolge der großen Kohlenhydratmenge immer mehr Insulin produzieren. Weil auf diese Weise dauerhaft viel von diesem Hormon im Blut schwimmt, kommt es zu einer Insulinresistenz: Der Körper reagiert weniger sensibel auf den Botenstoff und schleust Kohlenhydrate nicht mehr so effektiv in die Zellen. Damit steigt der Blutzucker weiter, der Fettstoffwechsel sowie die Blutfettwerte verschlechtern sich immer stärker. Durch diesen Teufelskreis verfettet die Leber zunehmend und die Auswirkungen auf die Bauchspeicheldrüse sind bald so groß, dass diese chronisch überlastet ist – und die Betazellen des Organs nur noch sehr wenig oder gar kein Insulin mehr herstellen können. Dies verschärft sämtliche Probleme weiter und zieht andere Organe in Mitleidenschaft.

In aller üblen Kürze: Eine Fettleber bedeutet Sand im Getriebe! Statt Kohlenhydrate effektiv zu verbrennen und auch Fett zur Energiegewinnung heranzuziehen, lagert der Körper durch die Funktionseinbußen von Leber und Bauchspeicheldrüse immer mehr davon ein. Die Betroffenen werden stetig dicker, viele beklagen durch das vergrößerte Organ einen Oberbauchdruck – und bekommen beinahe zwangsläufig Diabetes. Darüber hinaus sind die Folgen auch psychisch spürbar: Da ihr Stoffwechsel nicht so funktioniert, wie er soll, fühlen sich Fettleber-Patienten chronisch müde, energie- sowie antriebslos und können sich nur schwer konzentrieren. Die Leber ist eben eine Art Industriegebiet unseres Körpers: Das meiste, was wir brauchen, wird dort hergestellt und recycelt. Wenn die Leberzellen im Fett ersticken und langsam zugrunde gehen, bleiben die Regale im Supermarkt irgendwann leer. Das erklärt die Schwäche und Müdigkeit.

Alles zusammengenommen führt dazu, dass Fettleber-Patienten sich im Alltag weniger bewegen und kaum noch zum Sport aufraffen können – was für zusätzliches Übergewicht sorgt und damit alles weiter verschlimmert.

Die Lösung: die Leber entfetten

Das Gute: Wer nicht zu lange damit wartet und der Leber das überflüssige Fett wieder entzieht, kann damit den Teufelskreis durchbrechen, seinen Stoffwechsel zurück in die Spur bringen – und dafür sorgen, dass sich die Bauchspeicheldrüse erholt. Während es keine Medikamente gibt, um die Leber zu entfetten, zeigen Studien deutlich die Wirkmächtigkeit einer angepassten Ernährung. Die folgenden Strategien können übrigens auch Diabetikern helfen, abzunehmen und sämtliche entgleisten Blutwerte zu normalisieren. Und das dauerhaft – natürlich nur unter der Bedingung, dass das Gewicht unten bleibt und Betroffene den fatalen Twin-Cycle nicht wieder anwerfen, indem sie erneut regelmäßig zu viele Kohlenhydrate, etwa aus Pasta, Brot und Co., aufnehmen.

Strategie 1: Weniger Fruktose konsumieren

Tragen Menschen zu viele Kilos mit sich herum, wirkt Fruktose noch belastender auf die Leber als bei Normalgewichtigen ohnehin schon. Denn im Gegensatz zu Glukose wird Fruchtzucker ohne Insulinbeteiligung direkt in der Leber verstoffwechselt – und dabei zum Großteil in Fettsäuren umgewandelt. Hinzu kommt: Nach dem Konsum von Fruktose setzt keine Sättigung ein, da diese die Signalwege von Satthormonen wie Leptin stört. Beides erhöht das Risiko, noch übergewichtiger zu werden und eine Fettleber zu entwickeln. Besteht diese Problematik bereits, wird sie durch zu viel Fruktose verschlimmert.

Das heißt: Je weniger Fruktose, desto besser! Besonders viel Fruchtzucker enthalten folgende Lebensmittel – diese sollten Sie bei Problemen mit Übergewicht so weit wie irgend möglich meiden:

- Fertigprodukte (besonders Backwaren, Müslis, Diätprodukte mit dem Etikett »light« oder »für Diabetiker«); Gummibärchen
- Limonaden, Säfte, »Wellness«-Getränke
- sehr zuckerreiche Obstsorten wie Trauben, Bananen, Süßkirschen und Mangos

Wichtig: Bei verarbeiteten Produkten die Zutatenliste genau studieren! Denn konzentrierter Fruchtzucker versteckt sich auch hinter Substanzen mit anderem Namen. Dazu gehören etwa Maissirup (»Corn Syrup« oder »HFCS« genannt) und Agavendicksaft. Haushaltszucker (»Saccharose«) besteht zu 50 Prozent aus Fruktose, ebenso wie »Isoglukose«. Und Honig enthält immerhin noch bis zu 40 Prozent Fruchtzucker.

Strategie 2: Genügend Eiweiß essen

Eine pflanzenbasierte Ernährung aus möglichst unverarbeiteten Lebensmitteln mit einem hohen Proteinanteil (etwa 30 Prozent der Tagesenergiemenge, idealerweise vor allem aus pflanzlichen Quellen), vielen guten Fetten und wenig Kohlenhydraten (um die 100 Gramm am Tag) – das hilft der Leber am meisten. Zudem sättigt eine solche Low-Carb-Ernährungsweise durch das viele Eiweiß und die reduzierte Kohlenhydratzufuhr sehr gut, weshalb Übergewichtige damit leichter abnehmen. Der Gewichtsverlust hilft der Leber dann zusätzlich: Mit jedem Kilo weniger sinkt der Insulinspiegel im Blut, dadurch steigt die Fettstoffwechselrate und es kommt zur vermehrten Auslagerung von Fett, das am Bauch und in den Organen sitzt. In der Folge nimmt die Leistung von Leber und Bauchspeicheldrüse langsam wieder zu – der Twin-Cycle wird durchbrochen.

Strategie 3: Fasten

Ähnlich günstig wie eine angepasste Ernährung sind die Wirkungen einer zeitlich begrenzten Nahrungskarenz. Wer ab und an höchstens 600 bis 850 Kalorien pro Tag zu sich nimmt (je nach Körpergröße und Geschlecht – große Männer dürfen etwas mehr essen), regt damit die Energiegewinnung aus Fett an und schenkt zudem der Bauchspeicheldrüse eine Auszeit. Der Insulinspiegel im Blut normalisiert sich – und das wiederum bildet eine gute Grundlage, um den langsamen Fettabbau in der Leber zu befördern. Ideal wären ein bis zwei Fastentage pro Woche, doch auch Mikrofasten bringt bereits etwas: Hierbei gilt es, zwischen den Mahlzeiten konsequent mindestens vier Stunden lang nichts zu essen. Positive Nebeneffekte: Durch das Fasten reduziert sich der Anteil der ungünstigen Fette im Blut, zudem sinkt bei Hypertonie-Patienten der Blutdruck teils deutlich. Und natürlich verlieren Fastende auch Gewicht, sofern sie an den anderen Tagen ganz normal essen – idealerweise artgerecht – und so das erzielte Energiedefizit aufrechterhalten.

Wichtig zu wissen: Schon eine kurze Schlemmerphase, etwa über die Weihnachtsfeiertage, lässt den Leberfettgehalt messbar ansteigen – sogar bei Normalgewichtigen. Daher braucht das Organ

zum Ausgleich regelmäßig magere Zeiten, um sich von dem Überschuss zu erholen.
Wer es schafft, diese drei Strategien dauerhaft zu verfolgen, wird den Erfolg körperlich wie psychisch spüren. Denn nicht nur das Organ-Duo Leber und Bauchspeicheldrüse, unser gesamter Körper ist dann wieder leistungsfähiger: Wir fühlen uns frischer, konzentrierter, antriebsgesteigert! Diese neue Vitalität motiviert dazu – das sehe ich in der Praxis immer wieder –, sich öfter und intensiver zu bewegen, was wiederum eine Gewichtsabnahme zusätzlich befördert und Leber wie Bauchspeicheldrüse weiter entlastet. Sie sehen: Diese beiden Organe gehören zu den effektivsten Schlankkraftwerken unseres Körpers – wenn wir sie behandeln, wie sie es verdienen.

MAGEN UND DARM IM TAKT

Satt oder nicht satt – diese Frage ist zentral, wenn es ums Abnehmen geht. Bei der Antwort spielt unser Magen-Darm-Trakt die Hauptrolle. Denn hinter dem so angenehmen Sattgefühl stecken komplexe Mechanismen, die sich in beiden Organen abspielen. Etwa dieser: Ist unser Magen leer, produziert er jede Menge vom Hungerhormon Ghrelin, das uns zum Essen anregt. Sobald sich der Magen dagegen mit Nahrung füllt, nehmen bestimmte Rezeptoren in der Magenwand dies wahr und signalisieren dann dem Gehirn: »Es reicht, danke!«
Ein weiterer Prozess, der für ein Sattgefühl sorgt, läuft im Darm ab: Die Schleimhaut im Dünndarm produziert Hormone wie Cholecystokinin, Peptid YY und GLP-1, die beispielsweise die Magenentleerung verlangsamen und das Gefühl der Sättigung verstärken. Insbesondere bei Übergewichtigen sind diese Prozesse gestört. Hier aktiv gegenzusteuern ist wichtig. Denn unser Körper gewöhnt sich schnell an große Portionen – dies erschwert das Abnehmen.

Was den Hunger-Satt-Regelkreis aus dem Takt bringt

Ein großes Problem: Sättigungsprozesse brauchen Zeit. Da viele von uns jedoch eilig schlingen, gewähren wir dem Körper diese wichtigen Minuten häufig nicht. Wir essen zu schnell zu viel – und überdehnen damit unseren Magen. Passiert das

INFO

WARUM CHIPS & CO. UNS IN WILLENLOSE FRESSMASCHINEN VERWANDELN

Bestehen Lebensmittel etwa zur Hälfte aus Kohlenhydraten und zu einem Drittel aus Fett, setzt unser Körper alle normalen Sättigungsprozesse außer Kraft – in der Folge können wir futtern ohne Unterlass. Diese Fett-Zucker-Gier ist ein Programm, das uns die Evolution eingeprägt hat: Dank ihm konnten unsere Ahnen immer dann ordentlich zulangen, wenn sie, was selten geschah, einmal einen solchen Nährstoffmix zur Verfügung hatten. Heute jedoch begegnen uns entsprechende Produkte an jeder Ecke: Die Industrie weiß um unsere Fett-Zucker-Gier und entwickelt immer neue Artikel, die dieses Programm ansprechen und uns damit zum haltlosen Essen und Kaufen anregen. Daher gilt: Wer abnehmen will, sollte Chips, Vollmilchschokolade, Kekse, Pommes mit Majo und Ähnliches tunlichst gar nicht erst kaufen. Denn nur eine Handvoll Chips zu essen oder nur eine Rippe Vollmilchschokolade – das wird uns aufgrund unseres evolutionsbiologischen Erbes schlicht nie gelingen!

immer wieder, zeigen die Mechanorezeptoren Sättigung irgendwann nur noch dann an, wenn wir eigentlich schon zu viel haben. Oft kommt es dazu bereits in der frühen Kindheit, wenn Eltern ihre Kinder nötigen, den Teller leer zu essen – anstatt sie auf die natürlichen Sättigungssignale des Körpers reagieren zu lassen.
Darüber hinaus haben die allermeisten Menschen mit zu vielen Kilos auf den Rippen einen gestörten Zuckerstoffwechsel: In dem Fall produziert der Dünndarm beispielsweise deutlich weniger GLP-1, weshalb Betroffene sehr viel schwieriger satt werden als gesunde Menschen.

Wie Sie Magen und Darm zu Schlankkraftwerken machen

Aus alldem ergibt sich: Wer es schafft, die Sattmechanismen wieder zu normalisieren und die entsprechenden Signale bewusst wahrzunehmen, macht sich den Magen-Darm-Trakt zum echten Unterstützer in Sachen Gewichtsverlust. Glücklicherweise gibt es dafür gleiche mehrere Ansatzmöglichkeiten:

Schritt 1: Hunger und Appetit unterscheiden lernen

Wie bereits in Kapitel 2 gesehen, essen wir häufig nicht deshalb, weil wir hungrig sind, sondern weil wir Appetit haben – etwa wenn uns der Chef geärgert hat und wir uns mit Keksen oder Schokolade trösten. Diesen hedonistischen Hunger vom echten trennen zu können bildet die Grundvoraussetzung für ein gesundes Sattempfinden.
Echter Hunger bedeutet, ein tatsächliches »Bedürfnis nach Essen« zu empfinden – und lässt sich leicht an Magenknurren festmachen, das länger als fünf Minuten anhält. Appetit dagegen lässt sich übersetzen mit »Lust auf Essen«, die durch etwas anderes ausgelöst wird als durch Energiemangel – durch den Gedanken an ein Eis etwa, den Duft aus einer Imbissbude oder eben durch ein Gefühl, das wir mithilfe von Nahrung dämpfen oder verstärken wollen.

Schritt 2: Alkohol weitgehend streichen

Egal ob Wein oder Bier: Jeder Tropfen Alkohol macht es schwieriger, satt zu werden – denn er setzt appetitanregende Botenstoffe frei. Zudem sorgt Alkohol für einen Blutzuckeranstieg und kann damit Heißhungerattacken auslösen. Hinzu kommt, dass der Magen beim Genuss von alkoholischen Getränken mehr Säure produziert: Den Überschuss versucht unser Körper auszubalancieren, indem er uns zum Essen anregt – um so der Säure etwas zu geben, das sie verarbeiten kann.

Schritt 3: Sich Zeit für Mahlzeiten nehmen

Um ein Essen vorzuverdauen und erste Sattgefühle auszulösen, benötigt unser Körper, wie schon erwähnt, mindestens 20 Minuten. Daher sollten Sie sich mindestens eine knappe halbe Stunde für eine Mahlzeit reservieren. Falls Sie die nicht haben, hilft ein Trick: Nehmen Sie 20 Minuten vor der Mahlzeit eine gesunde Kleinigkeit zu sich, etwa ein, zwei Stück Rohkost – und trinken Sie dazu ein Glas Wasser. Das füllt den Magen vor und hilft Ihnen, sich auch nach einer anschließend eher hektisch eingenommenen Mahlzeiten angemessen satt zu fühlen.

Schritt 4: Mahlzeiten clever gestalten

Versuchen Sie, bei jedem Essen Lebensmittel mit verschiedenen Konsistenzen unterzubringen – das sättigt besonders gut. Flüssiges etwa füllt den Magen gut und aktiviert damit die Mechanorezeptoren. Allerdings ist eine Suppe so schnell vorverdaut, dass sie nicht lang genug im Magen verbleibt, um ausdauernd zu sättigen. Rohkost dagegen muss die Verdauung aufwendig aufspalten und verarbeiten – sie hat daher eine längere Verweildauer in den Organen. Wenn Sie also flüssige, weiche und eher harte Nahrung kombinieren, profitieren Sie von allen Vorteilen, die unterschiedliche Konsistenzen im Hinblick auf das Sattempfinden haben.

Das Gleiche gilt für die nährstofftechnische Zusammensetzung Ihrer Mahlzeiten. Hier sollten Sie insbesondere auf gesunde Eiweiße setzen: Steckt davon viel im Nahrungsbrei, regt das die Produktion unterschiedlicher Satthormone im Dünndarm an. Außerdem zeigte eine Studie mit 80 übergewichtigen und adipösen Probanden: Bei jenen Teilnehmern, die über acht Wochen hinweg ihre Nahrungsenergie zu 30 statt nur zu 15 Prozent aus Proteinen zogen, beherbergte der Darm am Untersuchungsende mehr Bakterien der günstigen Gattungen Akkermansia und Bifidobacteria – und weniger der ungünstigen Prevotella-Gattung. Auch hatte sich die Vielfalt der Darmflora generell erhöht.

Gesunde Fette helfen Magen und Darm ebenfalls: Polyphenole im Olivenöl etwa scheinen dafür zu sorgen, dass uns dieses besonders gut sättigt. Zudem verzögert Fett insgesamt die Magenentleerung.

Ein ideales Mittagessen könnte also so aussehen: vorweg eine kleine Suppe oder einen Salat mit einem Schuss Oliven- oder Leinöl, danach Schmorgemüse mit einem Stück Lachs. Und zum Nachtisch empfehle ich einen halben Apfel einer säuerlichen Sorte – oder 50 Gramm Beeren.

INFO

OBACHT AUF DER LANGSTRECKE: WARUM WIR NACH EINEM GEWICHTSVERLUST HUNGRIGER SIND ALS ZUVOR

Es ist gemein – aber wissenschaftlich inzwischen gut belegt: Nehmen übergewichtige Menschen erfolgreich ab, schaltet ihr Körper in den Energiesparmodus. Er optimiert die Stoffwechselprozesse dann derart, dass er 15 Prozent weniger Energie für sie aufwenden muss. Zudem schüttet der Organismus mehr vom Hungerhormon Ghrelin aus – und umgekehrt weniger Botenstoffe, die für Sättigung sorgen.

Eine Erklärung für dieses Phänomen: Über Jahrhunderttausende hinweg wies ein rascher Gewichtsverlust auf eine im Zweifelsfall lebensbedrohliche Mangelsituation hin. Um das alte Gewicht wiederherzustellen, nutzte der Körper die Hunger-Botenstoffe, um unsere Ahnen zur Nahrungssuche anzuregen. Lange Zeit bildete dieser Mechanismus also einen echten Überlebensvorteil. Heute jedoch führt er mitunter umstandslos in die Jo-Jo-Falle!

Wie lange dieser Effekt anhält, darüber ist sich die Wissenschaft noch nicht einig. Manche Forscher sagen: mindestens anderthalb Jahre.

Andere meinen: ein Leben lang. Sicher ist, dass Sie sich nach einer Gewichtsabnahme dieses evolutionäre Erbe so oft wie möglich bewusst machen sollten, um sich zu wappnen! Denn wer weiß, dass er als schlanke Version seiner selbst hungriger sein wird als zuvor, kann gegensteuern. Und etwa volumenreiche Lebensmittel mit einer geringen Energiedichte wählen, die den Magen gut füllen und so für gesunde Sättigung sorgen.

BAUCHFETT: EIN EIGENES ORGAN

Dass das Fettgewebe in der Bauchmitte ein eigenes Organ bildet, wissen bislang nur sehr wenige Menschen. Doch die Experten sind sich darüber inzwischen weitgehend einig. Denn: Bauchfett produziert unzählige Botenstoffe – und beeinflusst damit Prozesse im ganzen Körper. Beispielsweise befeuern einige dieser Hormone chronische Entzündungsreaktionen. Diese wiederum fördern die Entstehung von Krankheiten wie Diabetes, rheumatoider Arthritis und Bluthochdruck. Außerdem beschleunigen sie die Alterung unseres Gefäßsystems und erhöhen damit das Risiko für eine Arterienverkalkung und in der Folge Herzinfarkt. Auch bei der Entwicklung von Krebs spielen chronische Entzündungen wahrscheinlich eine Rolle.

Fett ist dabei allerdings nicht gleich Fett: Wissenschaftler unterscheiden weißes, braunes und beiges Fettgewebe. Während das weiße die Energie vor allem speichert, wandelt braunes und beiges Fett überschüssige Nährstoffe in Wärme um. Das Problem: Bei Adipositas-Patienten wächst zum weitaus überwiegenden Teil das weiße Fettgewebe.

Eine weitere Schwierigkeit liegt in der Tatsache, dass einer der im Bauchfett gebildeten Botenstoffe das Satthormon Leptin ist. Dieses wird von Adipozyten hergestellt, speziellen Zellen, die das Fett speichern. Da Menschen mit ausgeprägtem Bauchfett sehr viele Adipozyten aufweisen, ist bei ihnen die Leptin-Konzentration im Blut stets vergleichsweise hoch. Im Laufe der Zeit entwickelt sich dadurch eine Resistenz gegen den Botenstoff: Das Gehirn reagiert nicht mehr angemessen stark auf das Hormon – und die normalerweise gefunkten Sättigungssignale bleiben teilweise aus. Dies erklärt, warum Übergewichtig sich oft selbst dann noch hungrig fühlen, wenn sie eigentlich genug gegessen haben – während schlanke Menschen nach einer normalen Portion tatsächlich satt sind.

Wie Sie Bauchfett und seine schädlichen Wirkungen reduzieren

Bauchfett ist das einzige Organ, bei dem es gut wäre, wenn wir es nicht hätten. Aus diesem Grund sollten Übergewichtige alles versuchen, um es zu reduzieren. Dabei helfen eine angepasste Ernährung (siehe ab Seite 135) und zwei weitere Strategien:

Anti-Bauchfett-Strategie 1: Sport treiben

Bewegung macht nicht nur unsere Muskulatur – als Gegenspieler des Bauchfettes – zu einem echten Schlankkraftwerk, es verbessert außerdem das bei Übergewichtigen aus dem Takt geratene Zusammenspiel der Hunger- und Satthormone Ghrelin und Leptin. Bereits eine halbe Stunde schnelles Spazierengehen pro Tag hilft laut einer Studie, eine Leptin-Resistenz und weitere Störungen im Regelkreis zu beheben. Zudem ist während des Sports die Produktion des Hungerhormons Ghrelin gebremst. Dies ist ein Grund, weshalb Sie relativ rasch im Anschluss an Trainingseinheiten eine Mahlzeit essen sollten. Denn das Hungergefühl ist dann zwar vorhanden, aber noch vergleichsweise gering ausgeprägt – wir fühlen uns schneller satt.

Anti-Bauchfett-Strategie 2: Das beige Bauchfett aktivieren

Forscher haben entdeckt, dass ein bestimmtes Protein – Asc-1 – die Bildung von gesundem braunen Fett unterdrückt. Es findet sich unter anderem in reifen Fettzellen. Ließe sich dieser Prozess aktiv bremsen, könnte das den Körper dazu bringen, mehr günstiges Fettgewebe zu produzieren – und damit einige schädliche Folgen der Adipositas auf den Stoffwechsel zu vermeiden. Ganz ähnlich kann offenbar auch das Darmhormon Sekretin braunes Fettgewebe aktivieren. Zudem löst der Stoff – bei Mäusen im Tierversuch –

Sättigungsgefühle aus. Damit könnte dieser Botenstoff in Zukunft eine weitere Therapieoption für Adipositas-Patienten darstellen.
Bis es aber so weit ist, müssen Übergewichtige andere Strategien nutzen, um bestehendes günstiges Fettgewebe zu aktivieren, zu vermehren und auf diese Weise mehr überschüssige Energie zu verbrennen und Pfunde abzubauen. Besonders hilfreich dabei: Kälte! Wenn wir frieren, ruft das unser beiges Fettgewebe auf den Plan, das dann als eine Art körpereigene Heizung fungiert. Kalte Duschen sind daher ideal als Stoffwechsel-Quickie, Temperaturen unter 19 Grad im Wohn- und Schlafzimmer eignen sich für die Langstrecke. So zeigte eine Studie: Wer über mehrere Wochen hinweg pro Tag mehr als zwei Stunden einer solch kühlen Umgebung ausgesetzt war, wies einen erhöhten Energieverbrauch auf. Auch mithilfe der Ernährung lässt sich beiges Fett aktivieren – etwa über Capsaicinoide, die gesunden Scharfmacher des Chili.
Wie viele Kalorien ein ausgeprägtes und aktives beiges Fettgewebe zusätzlich verbrennen kann, ist noch unklar: Die Studienergebnisse schwanken zwischen mageren 30 und üppigen 500. Sicher ist jedoch: Gesund wäre es auf jeden Fall, die Empfehlungen zu mehr beigem Fettgewebe im Alltag umzusetzen. Denn sie erhöhen nicht nur den Energieverbrauch, sondern regulieren zudem den Blutzucker.

HERZ, LUNGE, NIERE, GALLENBLASE UND HAUT

Diese fünf Organe haben keinen direkten Einfluss auf Prozesse, die für ein Zuviel auf den Rippen verantwortlich sind – weshalb wir sie auch nicht zu Schlankkraftwerken machen können. Warum ich an dieser Stelle trotzdem kurz auf sie eingehen möchte? Weil Übergewicht und falsche Ernährung natürlich negative Konsequenzen auch für diese wichtigen Organe haben! Herz, Lunge, Niere, Gallenblase und Haut sind also vor allem eines – Opfer. In der Mehrzahl leiden sie still, sodass wir erst auf sie schauen, wenn die Beschwerden deutlich sind – und die Situation bereits schlimm ist. Wer sich also anschaut, welche Auswirkungen Übergewicht auf diese Organe hat, kann sich damit das Abnehmen indirekt sehr wohl erleichtern. Denn der intensive Blick auf sie lässt uns ein weiteres Mal verstehen, welchen enormen Dienst die Organe leisten: Sie ächzen unter den Folgen des Übergewichts und arbeiten trotzdem weiter, so gut es eben geht – ohne je selbst etwas gegen die Ursache der Qual ausrichten zu können. Wir dagegen können aktiv werden und den Opfer-Organen helfen! Diese Erkenntnis, das erlebe ich immer wieder, lässt viele Adipositas-Patienten neue Motivation finden, um ihre Ernährung wirklich umzustellen.

Opfer-Organ 1: Das Herz

Lange galt die Annahme: Ein klein wenig zu viel auf den Rippen ist gut für das Herz. Inzwischen ist die Studie, die hinter diesem sogenannten »Adipositas-Paradoxon« steckt, jedoch von vielen anderen Untersuchungen widerlegt worden. Beispielsweise untersuchten Wissenschaftler der Universität Glasgow Daten von knapp 300 000 Menschen europäischer Herkunft – über mehrere Jahre hinweg. Dabei zeigte sich: Das Risiko für einen Herzinfarkt stieg sowohl bei Probanden mit einem zu niedrigen BMI (weniger als 18,5) als auch bei jenen mit einem zu hohen Wert (ab 25). Das geringste Risiko wiesen Menschen mit einem BMI zwischen 22 und 23 auf. In Sachen Bauchumfang war ein Bereich zwischen 74 und 83 Zentimetern am günstigsten. Bei Frauen erhöhte sich pro 12,6 zusätzliche Zentimeter das Risiko für Herz-Kreislauferkrankungen um zehn Prozent, bei Männern pro zusätzliche 11,4 Zentimeter um 16 Prozent. Jedes Pfund zu viel schadet dem Herzen also! Warum, ist rasch erklärt: Zum einen muss das Organ bis zu 50 Prozent mehr Arbeit leisten, um

die größere Körpermasse mit Blut und Sauerstoff zu versorgen. Zum anderen weisen Übergewichtige häufig erhöhte Blutfette auf und leiden an Folgeerkrankungen wie Diabetes. All das fördert eine Verkalkung der Blutgefäße (Arteriosklerose) – und steigert damit das Risiko für die koronare Herzkrankheit, die Grundproblematik hinter dem Herzinfarkt.
Zudem tragen die größere Körpermasse, im Herzen eingelagertes Fett und ein eventueller Bluthochdruck dazu bei, dass der Herzmuskel an Funktionsfähigkeit einbüßt – wodurch wir schneller und früher eine Herzschwäche entwickeln.

Opfer-Organ 2: Die Nieren

Wer zu viel Bauchfett mit sich herumträgt, hat eine übermäßig große Zahl an ungünstigen Peptidhormonen im Blut, wie zum Beispiel Adiponectin. Diese können zu chronischen Entzündungen und oxidativem Zellstress führen, außerdem den Fettstoffwechsel negativ beeinflussen und den Insulinspiegel erhöhen.
Alles zusammen schädigt auf Dauer die Nierenkörperchen (Glomeruli), die kleinsten Filtereinheiten der Nieren – wodurch die Organfunktion nachlässt. Hinzu kommt noch: Der bei Übergewichtigen häufig erhöhte Blutdruck belastet die feinen Blutgefäße der Nieren. Da diese Organe besonders still leiden, machen sich Schäden meist erst sehr spät bemerkbar und fallen mitunter nur durch Zufall auf. Oft sind die Probleme dann schon derart umfassend, dass eine künstliche Blutwäsche (»Dialyse«) notwendig ist, die die Reinigungsfunktion der Nieren übernimmt und außerdem das Blut filtert.

Opfer-Organ 3: Die Lunge

Adipöse Menschen kommen schneller außer Atem – aus gleich mehreren Gründen. Zum einen beanspruchen die großen Fettdepots auf dem Brustkorb und im Bauchraum viel Platz im Körper, verkleinern so das Lungenvolumen und erschweren damit die Atmung. Zugleich tragen Übergewichtige mehr Gewebe mit sich herum, das durchblutet werden muss – und haben deshalb einen erhöhten Sauerstoffbedarf. Ihre Lunge muss daher deutlich schwerer schuften als die normalgewichtiger Menschen. Und schließlich: Die deutlich erhöhte Neigung zu chronischen Entzündungsprozessen sorgt dafür, dass sich die Leistungsfähigkeit des Lungengewebes und der Bronchien verringert.
Dies erklärt, warum Menschen mit einem BMI von mehr als 30 beispielsweise ein um bis zu 100 Prozent erhöhtes Risiko für schwere Verläufe einer Covid-19-Erkrankung haben – und sehr viel häufiger eine künstliche Beatmung brauchen (und auch eher an der Krankheit sterben). Eine weitere Ursache ist der gefürchtete sogenannte »Zytokinsturm«, der Übergewichtige öfter trifft: Damit bezeichnen Experten die Invasion von Entzündungsstoffen in das Lungengewebe. Das sowieso schon überaktivierte Abwehrsystem Adipositas-Betroffener gerät dann außer Rand und Band und bekämpft nicht mehr nur die gesundheitsgefährdenden Viren, sondern auch die gesunden Zellen des Organs selbst. Dieser Kollateralschaden endet häufig tödlich.

Opfer-Organ 4: Die Gallenblase

Die Gallenblase dickt die von der Leber produzierte Gallenflüssigkeit ein und speichert sie – damit genügend des Verdauungshelfers bereitsteht, wenn im Darm Fett verarbeitet werden muss. Besonders belastend für die Gallenblase ist daher eine sehr fettreiche Ernährung, bei der dieser Nährstoff hauptsächlich aus ungünstigen Quellen wie Wurst, Fleisch und Fertigprodukten stammt. Da Übergewichtige solche Produkte vergleichsweise oft konsumieren, haben sie ein erhöhtes Risiko für Gallensteine. Zudem steigert häufiges Ab- und Zunehmen die Wahrscheinlichkeit, an

Gallenblasen- und Gallenwegskrebs zu erkranken. Diese Tumoren sind zwar selten, da sie aber oft erst spät entdeckt werden, ist die Heilungschance meist schlecht.

Opfer-Organ 5: Die Haut

Im Gegensatz zu den meisten anderen Organen sind die negativen Konsequenzen von Übergewicht auf die Haut nicht zu übersehen: Drei von vier Adipositas-Patienten leiden an entsprechenden Beschwerden. Insbesondere entzündliche Krankheiten wie Schuppenflechte (Psoriasis vulgaris) sowie Rosazea sind typisch. Hinter den Hautschädigungen stecken vor allem erhöhte Entzündungswerte sowie Störungen im Stoffwechsel und Hormonhaushalt, etwa ein erhöhter Insulinspiegel. Das so Problematische und buchstäblich Unschöne: Weil bei Adipositas-Patienten häufig all das zusammenkommt, verlaufen diese Hauterkrankungen bei ihnen oftmals sehr viel schwerer als bei Menschen mit Normalgewicht.

Wie ein Gewichtsverlust allen Opfer-Organen hilft

Jedes Pfund weniger auf den Rippen kann die beschriebenen Negativ-Effekte deutlich mindern. Schon bei fünf Prozent Gewichtsverlust verbessert sich die Stoffwechsellage von Adipositas-Patienten stark: Der Blutdruck sinkt, was den Herzmuskel entlastet. Der Anteil schlechter Blutfette reduziert sich und bremst so die Arterienverkalkung. Durch das abnehmende Bauchfett lassen chronische Entzündungen und Zellstress nach: Dies hilft nicht nur den Nierenkörperchen, sondern schwächt auch Hautirritationen ab. Außerdem hat das Zwerchfell dann mehr Raum, wodurch sich die Bauchatmung vertieft. In der Folge sind die Lungenflügel besser durchlüftet – und die Sauerstoffsättigung des Blutes erhöht sich.
Wer auf das Konzept der artgerechten Ernährung (siehe Seite 136) setzt, unterstützt die Organe doppelt. Denn dieses garantiert – bei verringerter Energiezufuhr – einen gleichmäßigen Gewichtsverlust und entlastet zudem den ganzen Körper. Beispielsweise sorgen die empfohlenen snackfreien Zeiten zwischen den Mahlzeiten dafür, dass sich die Gallenblase erholen kann. Außerdem werden die Organe so mit allem versorgt, was sie für ihre Arbeit brauchen: Dadurch verbessert sich das körperliche wie seelische Wohlbefinden merklich!

Was all dieses Wissen bringt

Nun, da Sie die bisherigen Kapitel zu Ende gelesen haben, ist es Zeit für einen Glückwunsch! Denn jetzt sind Sie gewappnet, um sich mit der Frage zu befassen, die beinahe alle Übergewichtigen umtreibt (ebenso wie jene Menschen, die schlank bleiben wollen): »Was genau bringen die Dutzenden Diäten und Ernährungskonzepte wirklich, die aktuell durch die Welt geistern?« Dass die meisten davon mehr versprechen, als sie halten können, und mitunter sogar schaden, weiß zwar ein Großteil der Menschen. Doch die Heilsversprechen der Diät-Gurus sind derart umfassend formuliert und damit so verlockend, dass wir sie allem besseren Wissen zum Trotz nur zu gern glauben.
»Glauben« ist dabei das entscheidende Wort: Vielen Menschen fehlt das nötige Detailverständnis, um bis ins Letzte zu verstehen, wie genau die einzelnen Diäten wirken. Dies verhindert, dass sie die unterschiedlichen Konzepte eigenständig bewerten können, um sie anschließend – in den meisten Fällen – souverän zu verwerfen.
Mit dieser Unsicherheit räume ich im nächsten Kapitel auf. Ich garantiere: Nach der Lektüre der folgenden Seiten werden Sie in Zukunft selbst entscheiden können, welche neuen Diät-Konzepte – die so zuverlässig auftauchen werden wie Schietwetter-Phasen in Hamburg – zumindest ansatzweise Erfolg versprechen und welche reine Scharlatanerie sind.

MEINE KNIFFLIGSTEN FÄLLE – TEIL 3: ÜBERGEWICHT ALS RÄTSELHAFTES SYMPTOM

Innerhalb von zwölf Monaten ohne offensichtlichen Grund ein Dutzend Kilo mehr auf den Rippen: Diese ungewöhnliche Zunahme einer Patientin beschäftigte mich vor einigen Jahren lange. Und lange erfolglos – bis mir der Zufall zu Hilfe kam …

Verena S. habe ich noch sehr gut in Erinnerung, denn kaum eine Patientin war beim ersten Aufeinandertreffen so emotional. Sicher: Viele Menschen sind unglücklich ob ihres Übergewichts und der gesundheitlichen Probleme, die sie zu mir führen – doch die wenigsten fangen wirklich an zu weinen. Die 55-Jährige dagegen hatte kaum die ersten Worte gesprochen, als ihr schon die Tränen über die Wangen liefen. Sie schluchzte ihre Geschichte mehr heraus, als dass sie diese erzählte.

Seit etwa einem Jahr nehme sie unaufhörlich zu, zwölf Kilo mehr zeige die Waage nun an. Da sie immer schlank gewesen sei, schäme sie sich extrem. Treffe keine Freunde mehr, aus Angst vor Kommentaren oder Nachfragen, wie sie als stets zierliche Frau zu den zusätzlichen Kilos gekommen sei. Auch mit ihrem neuen Partner gebe es Probleme. »Das ist einfach gemein«, erklärte Verena schniefend, »da treffe ich den Mann meiner Träume – und dann schäme ich mich davor, mich vor ihm auszuziehen.«

Das Gute: Meine Patientin war vorbildlich vorbereitet! Über vier Wochen hinweg hatte sie ein Ernährungstagebuch geführt, das wir nun gemeinsam durchgingen. Mir fiel auf: Verena aß zwar gesund, also viel Gemüse, Obst und Vollkornprodukte. Doch sie nahm dabei auch sehr viele Kohlenhydrate zu sich – beinahe 250 Gramm pro Tag. Deutlich zu viel für eine Bürokauffrau, die stundenlang vor dem Computer arbeitete und die schnell verfügbare Energie aus Kohlenhydraten kaum verbrannte. An diesem ungünstigen Verhältnis von hoher Kohlenhydrataufnahme bei wenig Bewegung änderten leider auch Verenas zwei Yogastunden pro Woche nichts.

Also empfahl ich ihr, den Speiseplan zu optimieren. Und das tat meine Patientin: Sie aß fortan nicht nur deutlich weniger Kohlenhydrate, sondern bezog diese auch aus wertvolleren Quellen wie Hülsenfrüchten. Doch der Erfolg blieb aus. Nach drei Monaten hatte Verena nur ein Kilo verloren.

Da ich fest davon überzeugt war, dass die Ernährungsumstellung bessere Erfolge hätte bringen müssen – schließlich war Verena allen gängigen Untersuchungen zufolge gesund –, machte ich mich auf die Suche nach einer versteckten körperlichen Ursache. Unter anderem mit einem Glukosetoleranztest und einer genauen Blutuntersuchung inklusive Schilddrüsen- und Geschlechtshormonen sowie Cortisol. Alles ohne auffälligen Befund. Auch ein Gespräch von Verena mit einem Psychologen ergab keine Hinweise. Und so gingen wir auseinander, ohne dass ich etwas tun konnte. Selten – und frustrierend!

Was am Ende half? Glück! Denn wenige Wochen nach unserem letzten Treffen begegnete ich Verena zufällig in dem großen Supermarkt, der direkt unter meiner Praxis liegt. Dabei fiel mir auf: Sie trug jetzt eine Brille, kniff während unseres Small Talks die Augen zusammen und drehte den Kopf immer wieder ruckartig ein wenig nach rechts und links. Auf meine Frage, was los sei, antwortete sie, dass sie nicht mehr richtig sehen könnte. Es wäre, als würde ihr jemand von links und rechts eine Pappe vor die Augen halten. Sie hätte schon einen Termin beim Augenarzt gemacht – doch bis dahin würden noch vier Wochen vergehen.

Ich bat Verena, mich direkt in die Praxis zu begleiten, schließlich arbeitete in meinem Team auch ein Augenarzt. Ich hatte einen Verdacht: Bestimmte Tumoren können Gesichtsfeldausfälle verursachen, eine sogenannte »Scheuklappen-Hemianopsie«. Außerdem lösen sie einen Anstieg des Hormons Prolaktin aus – und der wiederum kann zu einer Gewichtszunahme führen. Beide Symptome zeigte Verena.

Zurück in der Praxis diagnostizierte mein Kollege tatsächlich eine Scheuklappen-Hemianopsie – und die anschließende Blutuntersuchung ergab einen exzessiv erhöhten Prolaktinwert. Ich schickte Verena daher zu einem Radiologen. Das MRT bestätigte den Verdacht: Meine Patientin litt unter einem sogenannten hormonproduzierenden Hypophysenadenom, einem Tumor der Hirnanhangdrüse. Diese bildet die Schaltzentrale des Hormonsystems, ist erbsengroß und liegt geschützt in einer Vertiefung des Schädelknochens, etwa in der Mitte des Kopfes auf Höhe der Augen. Das Gute an dieser Tumorart: Sie ist nur in Ausnahmefällen bösartig – und lässt sich medikamentös gut behandeln. Eine Operation oder gar Bestrahlung sind extrem selten nötig.

Schnell nahm Verenas Geschichte eine positive Wendung: Durch die medikamentöse Therapie sank der Prolaktinwert auf Normalniveau. Der Tumor schrumpfte, die Sehstörungen verschwanden. Der Zeiger auf der Waage rutschte nach links – umso stärker, als Verena die Ernährungsumstellung beibehielt.

INFO

HORMONSTÖRUNGEN ALS URSACHE VON ÜBERGEWICHT

Lange gingen Forscher davon aus, dass bereits ein leicht erhöhter Prolaktinspiegel – etwa infolge einer Medikamenteneinnahme – den Stoffwechsel negativ beeinflusst und so die Neigung zu Übergewicht verstärkt. Neue Forschungen zeigen jedoch: Lediglich extrem erhöhte oder sehr niedrige Prolaktinwerte sind mit einer Gewichtszunahme assoziiert. Allerdings gibt es weitere Hormonstörungen, die Übergewicht auslösen können. Dazu gehören beispielsweise ein Ungleichgewicht der Schilddrüsenhormone infolge einer Unterfunktion des Organs und eine Dysbalance der Geschlechtshormone. Bei einer überraschenden, nicht erklärbaren Gewichtszunahme sollten Sie deshalb stets Ihren Hormonstatus überprüfen lassen.

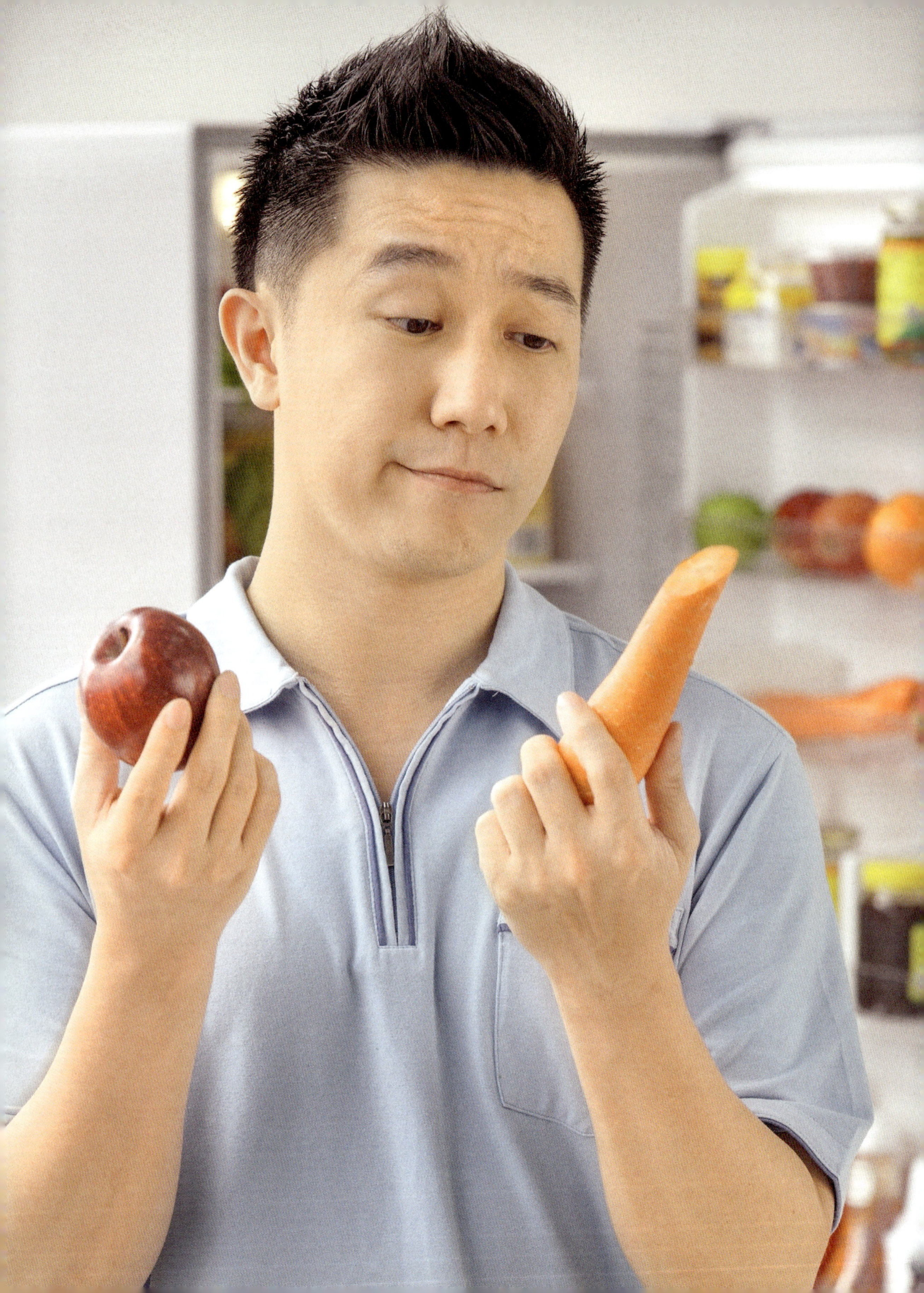

WARUM DIÄTEN DICK MACHEN

Low-Carb, Low-Fat, Trennkost – oder doch besser etwas ganz Anderes? Im Dschungel der Abnehmkonzepte den Überblick zu behalten ist für Laien beinahe unmöglich. Grund genug, im nächsten Kapitel Klarheit zu schaffen: Ich bewerte die gängigsten Diät-Modelle – und erkläre anschließend, mit welcher Ernährungsweise wirklich jeder erfolgreich Gewicht verliert. Hier kommt Ihr Praxis-Guide zum Wunschgewicht.

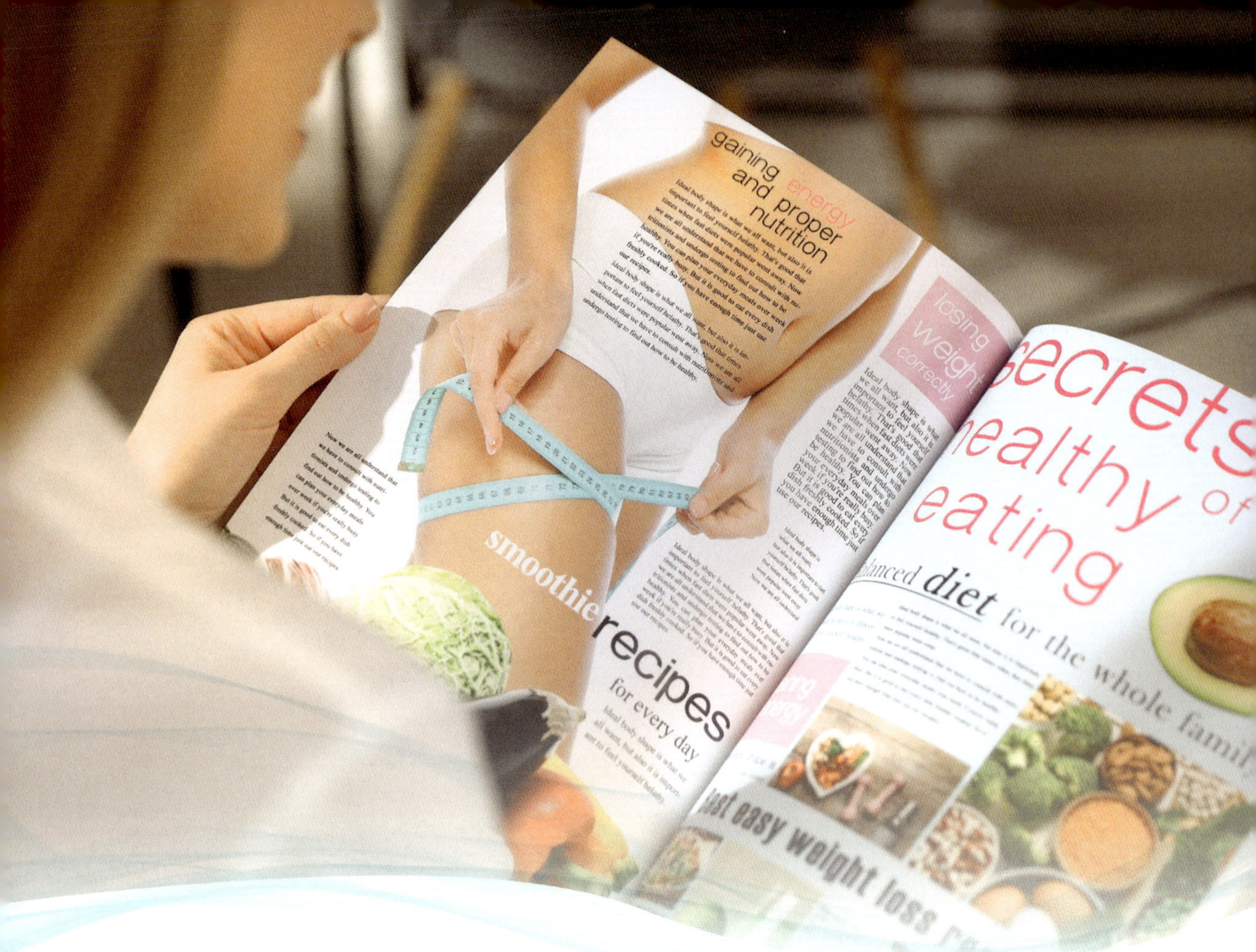

GÄNGIGE ABNEHMMETHODEN IM EXPERTENCHECK

Sex sells? Das war einmal. Heute gilt: Abnehmen sells! Während die Printausgabe des »Playboy« inzwischen eingestellt ist, garantieren Diät-Titel den Zeitschriftenverlagen, insbesondere im Januar, die höchsten Auflagen des Jahres. Der Grund für den Erfolg: »3 Kilo in 5 Tagen«, »5 Kilo in einer Woche« – in Sachen Heilsversprechen macht Diät-Propagandisten so leicht niemand etwas vor. Und weil die Abnehmprogramme üblicherweise mit mindestens einer persönlichen Erfolgsgeschichte garniert werden, wirken sie alle – zumindest auf den ersten Blick – überzeugend.

Doch was ist wirklich dran an den verschiedenen Methoden? Als Ernährungsmediziner gehört diese Frage zu jenen, die mich seit meinen ersten Berufsjahren zuverlässig beschäftigen. Schließlich vergeht kaum ein Monat, in dem nicht ein neues Konzept mit angekündigter Wunderwirkung seinen Weg in die Medien findet. Und so kommen auch meine Patienten in beinahe jedem Gespräch auf dieses Thema zu sprechen. Um ihnen qualifiziert antworten zu können, habe ich die entsprechende Studienlage daher stets im Blick – und bin deshalb nicht nur in der Lage, Ihnen auf den

folgenden Seiten die gängigsten Diät-Programme genauer vorzustellen, sondern kann auch beurteilen, ob das Konzept funktioniert, was daran schlecht ist, was eventuell gut (und welche aussagekräftigen Erkenntnisse die Forschung zur propagierten Abnehmwirkung hat).
Da sich viele Diäten im Aufbau ähneln, habe ich die verschiedenen Konzepte in Gruppen vorsortiert – und stelle dort, wo es sich lohnt, ein paar Beispielvarianten vor.
Für die Bewertung nutze ich wieder das Plus-Minus-Schema (»+/-«), das Ihnen eine schnelle Orientierung ermöglicht.

MONO-DIÄTEN: EINFACH, ABER RISKANT

Dieses Abnehmkonzept bildet das einfachste überhaupt und gehört damit zugleich zu den beliebtesten Methoden. Bei Mono-Diäten gilt es, über Tage hinweg vor allem ein einziges Lebensmittel zu essen – oder aber eine Kombination einiger weniger Produkte.
Mitunter sind ein paar zusätzliche Lebensmittel als Beikost erlaubt. Im Zentrum von Mono-Diäten stehen meist Lebensmittel, die gut sättigen, wenige Kalorien liefern und (oder) als gesund gelten – wie etwa Sauerkraut, Eier und verschiedene Obstsorten.
Die Ananas-Diät beispielsweise besteht darin, jeden Tag zwei ganze Früchte zu essen.
Halten sich Abnehmwillige an die extreme Reduktion des Speisezettels sowie die meist vorgegebenen Rezepte, nehmen sie auf diese Weise mitunter weniger als 1000 Kalorien zu sich – und bauen damit ein hohes Energiedefizit auf. Auf diese Weise sorgt das simple (aber ungesunde) Konzept dafür, dass Menschen garantiert Gewicht verlieren.
Typische Mono-Diäten: Kohlsuppen-Diät, Reis-Diät, Sauerkraut-Diät, Bananen-Diät, Saft-Diät, Ananas-Diät, Eier-Diät.

INFO

MYTHOS ODER WAHRHEIT? – »EINIGE LEBENSMITTEL LIEFERN WENIGER ENERGIE, ALS DER KÖRPER FÜR IHRE VERDAUUNG BENÖTIGT«

Mythos! Viele Mono-Diäten, etwa die Kohlsuppen-Variante, werben mit Begriffen wie »Fatburner«, »Stoffwechselturbo« oder »antikalorische Nahrung«. All diesen Versprechungen fehlt jede wissenschaftliche Basis.
»Negativkalorien« sind nichts als ein Werbegag: Kein Lebensmittel liefert weniger Energie, als der Körper benötigt, um es zu verdauen.

Was an Mono-Diäten gut ist

+ + Von Ananas über Kohlsuppe bis zu Zucchini: Wer sich vor allem von einem Lebensmittel ernährt, wird in kurzer Zeit stark abnehmen. Auch deshalb, weil wir die entsprechenden Produkte nach kurzer Zeit buchstäblich satt haben – und häufig noch weniger essen als erlaubt.
+ Mono-Diäten sind – in technischer Hinsicht – sehr leicht durchzuführen, da sich Einkaufslisten und Kochaufwand auf ein Minimum beschränken.

Was an Mono-Diäten schlecht ist

– – – Wer sich strikt an die Vorgaben hält, riskiert einen extremen Nährstoffmangel: Kein noch so gesundes Lebensmittel der Welt liefert alles, was ein Mensch braucht.
– – – Mono-Diäten vermitteln keinerlei Wissen über den Nährstoffgehalt verschiedener Lebensmittel oder sonstige Grundlagen einer gesunden Ernährung.

– – – Es ist unmöglich, eine Mono-Diät länger als ein paar Tage durchzuhalten. Das liegt an der sogenannten spezifisch-sensorischen Sättigung: Dieses evolutionär angelegte Prinzip sorgt dafür, dass wir selbst unser Lieblingsgericht irgendwann nicht mehr mögen. Auf diese Weise versucht der Körper, uns zu einer ausgewogenen Ernährung zu bringen und damit die Versorgung mit allen Nährstoffen zu sichern.
– – – Im Anschluss an eine Mono-Diät versucht der Körper, das Energiedefizit so schnell wie möglich wieder auszugleichen. Außerdem fallen Abnehmwillige besonders schnell in alte Verhaltensmuster zurück und essen häufig mehr als zuvor. Denn die Diät ändert ja nichts an der bisherigen falschen Ernährung.
– – – Der anfänglich große Abnehmerfolg von Mono-Diäten beruht meist auf einem erhöhten Wasserverlust. Normalisiert sich der Flüssigkeitshaushalt wieder, erhöht sich auch das Gewicht.
– – – Bei eiweißarmen Diäten kommt es zu einem raschen Muskelabbau: Bis zu zwei Kilo kann der Verlust an Muskelmasse pro Woche betragen!
– – Einige Mono-Diäten, die auf eiweißreiche Lebensmittel setzen, können die Nieren belasten. Konzepte mit ballaststoffreicher Nahrung im Zentrum, beispielsweise die Kohlsuppen-Diät, sorgen dagegen für mitunter extreme Blähungen und Durchfall. Mono-Diäten rund um Früchte und Säfte wiederum belasten durch ihre hohe Fruktose-Zufuhr die Leber enorm.

FAZIT

WAS SICH ÜBERGEWICHTIGE VON MONO-DIÄTEN ABSCHAUEN KÖNNEN

Mono-Diäten erlauben immerhin eine Erkenntnis im Negativen: Wer sich Ess-Verbote auferlegt und damit seinen Speiseplan beschränkt, wird mit Anlauf scheitern – und bald mehr wiegen als zuvor.

Das sagt die Forschung

Dass Menschen, die sich strikt an Mono-Diäten halten, viel Gewicht verlieren, bedarf keiner wissenschaftlichen Prüfung: Dieser Effekt lässt sich nicht nur gut beobachten, sondern durch den Wasserverlust und das Energiedefizit leicht erklären. Um den nachfolgenden Jo-Jo-Effekt zu verstehen, braucht es ebenfalls keine intensive Forschung, schließlich senkt der Muskelabbau den Energieverbrauch im Ruhezustand – und befördert damit die neuerliche Gewichtszunahme.
Je nach Nahrungsmittel versprechen Mono-Diäten über einen Gewichtsverlust hinaus weitere Segenswirkungen, wie etwa eine »Entgiftung« des Körpers oder einen »erhöhten Fettstoffwechsel«: Nichts davon ist mit Studien bewiesen. Was Forscher indes belegen konnten: Selbst Menschen, die nicht übergewichtig sind und eine solch strenge Diät machen, nehmen auf lange Sicht sehr wahrscheinlich zu. Das heißt: Mono-Diäten sind nicht nur nicht geeignet, um Übergewicht nachhaltig abzubauen – sondern helfen auch nicht dabei, eine Gewichtszunahme zu verhindern.

MISCHKOST-DIÄTEN: LANGSAM ABNEHMEN

Auch dieses Abnehmkonzept basiert auf dem simplen Prinzip, das jedem erfolgreichen Gewichtsverlust zugrunde liegt: »Nimm weniger Energie auf, als du verbrennst.« Mischkost-Diäten setzen dabei auf eine kalorienreduzierte Ernährung, in der alle Nährstoffe in einem bestimmten, jeweils spezifischen Mix vorkommen. Meist vermitteln sie viel Wissen über die Inhalts-

stoffe verschiedener Lebensmittel – und geben anhand von Beispielrezepten Inspirationen, wie eine gesunde Küche aussehen kann. Häufig gewährleisten Mischkost-Diäten auf diese Weise, dass sich jene, die die Vorgaben einhalten, ausreichend mit allem Wichtigen versorgen. Da bei den meisten Varianten der Schwerpunkt zudem auf Gemüse liegt, dürften viele Abnehmwillige mit einer Mischkost-Diät mehr gesunde Vitamine, Ballast- und Mineralstoffe zu sich nehmen als in ihrem Ernährungsalltag zuvor.
Typische Mischkost-Diäten: Brigitte-Diät, Fit-For-Fun-Diät, Abnehmen mit Genuss (AOK-Programm), Mittelmeer-Diät, WW (»Weight Watchers«).

Was an Mischkost-Diäten gut ist

+ + + Dieses Abnehmkonzept verspricht keine Wunder.
+ + + Mischkost-Diäten garantieren eine langsame, kontinuierliche Abnahme.
+ + Viele Varianten dieses Konzepts versetzen Diäthaltende mithilfe der vermittelten Informationen in die Lage, ihren Lebensstil langfristig zu ändern.

Was an Mischkost-Diäten schlecht ist

– – Die Gewichtsabnahme geschieht meist langsam. Das macht es insbesondere für deutlich Übergewichtige sehr schwer, motiviert dabeizubleiben.
– – Nicht alle Mischkost-Diäten sind im Hinblick auf den idealen Nährstoffmix auf dem aktuellen Stand der Wissenschaft.

MISCHKOST-BEISPIEL 1: WEIGHT WATCHERS

Das WW-Programm zielt darauf ab, Menschen nach deren jeweiligen individuellen Essensvorlieben dazu zu bringen, sich kalorienärmer zu ernähren. Jedes Lebensmittel erhält dabei einen bestimmten Punktewert, sogenannte »SmartPoints«, die seinen Nährstoff- und Energiegehalt spiegeln. Eine Tiefkühlpizza beispielsweise hat viele Punkte, eine Portion TK-Gemüsepfanne nur wenige. Teilnehmer, die sich bei WW anmelden, müssen zunächst Informationen über ihren Ernährungsalltag preisgeben.
Was essen sie am liebsten? Wie oft kochen sie selbst, wie oft gehen sie auswärts essen und welche Lebensmittel mögen sie besonders gern? Auf Basis dieser Gewohnheiten erhalten sie ein festes SmartPoints-Budget pro Tag zugewiesen. Wie hoch dieses ist, hängt außerdem vom Alter, Gewicht und Geschlecht ab. Zusätzlich gibt es ein gewisses Wochenbudget an Punkten, das sich frei über die Tage verteilen lässt – oder auch gesammelt »abfrühstücken«, etwa, wenn eine Familienfeier mit absehbar umfangreichem Buffet ansteht. Wichtig im WW-Konzept sind die sogenannten ZeroPoint-Lebensmittel: Zu ihnen gehören vornehmlich Gemüsesorten sowie fettarme, eiweißreiche Lebensmittel, etwa Magerjoghurt.
Zentral ist zudem der Austausch mit anderen Abnehmwilligen: Galt es früher, sich regelmäßig physisch mit Schicksalsgenossen zu treffen, um Fortschritte zu dokumentieren, Tipps und Rezepte auszutauschen, können WW-Teilnehmer heute auch komplett auf digitalen Austausch setzen. Dann helfen App und Website dabei, zu erfahren, welche Lebensmittel und Gerichte mit wie vielen Punkten zu Buche schlagen, ein Ernährungsprotokoll zu führen, Rezepte zu finden – und sich mit Mitgliedern der Community zusammenzutun.

Was an WW gut ist

+ + + Die Methode macht auf plakative Weise deutlich, welche Lebensmittel gesund sind und welche nicht. Das führt zu schnellen Erkenntnisgewinnen bei den Teilnehmern.

+ + + Gemüse und Hülsenfrüchte stehen im Mittelpunkt des Programms und bilden die Basis-Lebensmittel der meisten empfohlenen Rezepte.
+ + Das Programm stellt ein Rundum-Sorglos-Paket dar – wer dabei ist, braucht kaum noch einen anderen Ratgeber.
+ + Die ZeroPoint-Lebensmittel regen Teilnehmer an, Gesundes zur Grundlage der eigenen Ernährung zu machen.
+ + Der Austausch mit anderen Abnehmwilligen sorgt für einen positiven Gruppendruck. Dieser hilft vielen, die Ernährungsumstellung motiviert anzugehen.
+ + Kein Lebensmittel ist grundsätzlich verboten. Das erleichtert es, das Programm über lange Zeit durchzuhalten.
+ + Die Methode ist sehr flexibel: Das Punkte-Budget passt sich den Ernährungsgewohnheiten der Programmteilnehmer an – und wird je nach Abnahmeerfolg neu berechnet. Damit überfordert das Konzept Abnehmwillige nicht.
+ Der Schwerpunkt des Konzepts liegt auf der Ernährung, doch auch der Bewegungsaspekt ist integriert: Wer Sport treibt, kann sich zusätzliche SmartPoints verdienen.

Was an WW schlecht ist

– – – Die Flexibilität des Programms ist zugleich ein Nachteil: Selbst Fast-Food-Junkies können mit WW abnehmen, weil sie dann eben nur eine Pizza oder zwei Burger essen dürfen. Eine Ernährungsumstellung bewirkt dies nicht.
– – – Mitunter setzt WW auf veraltete Annahmen zur gesunden Ernährung. So »kostet« etwa ein Esslöffel Öl vier Punkte. Damit bleibt der fatale Eindruck »Fett = böse« haften. Dadurch kann es zu einer Unterversorgung mit bestimmten Inhaltsstoffen wie ungesättigten Fettsäuren kommen.
– – Obst gehört zu den ZeroPoint-Lebensmitteln. Dadurch verleitet das Programm Teilnehmer zu einer viel zu hohen Zuckeraufnahme: Allein eine mittelgroße Banane liefert jene Menge, die die WHO Erwachsenen als maximale Tageszufuhr empfiehlt (25 Gramm). Außerdem steckt in Obst vor allem die besonders ungünstige Zuckerart Fruktose, die das Risiko für Fettleber sowie Diabetes erhöht.
– – Sind Fisch, Fleisch und weitere tierische Lebensmittel mager, haben sie einen niedrigen Punktewert. Das animiert zu einem hohen Konsum tierischer Produkte, der ernährungsmedizinisch nicht zu empfehlen und ökologisch schädlich ist.
– WW folgt in seiner Punkte-Bewertung von Lebensmitteln jenen Annahmen, auf denen auch die »Zehn Regeln« der Deutschen Gesellschaft für Ernährung beruhen. Diese Empfehlungen spiegeln den aktuellen Stand der Ernährungswissenschaft jedoch nicht wider – beispielsweise ist die angeratene Kohlenhydratmenge pro Tag für die meisten übergewichtigen Menschen deutlich zu hoch.

FAZIT

WAS SICH JEDER ÜBERGEWICHTIGE VON WW ABSCHAUEN SOLLTE

Wer am WW-Programm teilnimmt, muss jeden noch so kleinen Snack notieren. Ein solches Ernährungsprotokoll hilft, sich problematische Essensmuster bewusst zu machen – und so ändern zu können.

Das sagt die Forschung

Anders als zu vielen anderen Diäten gibt es für das WW-Programm einige randomisierte, kontrollierte Studien: Diese belegen, dass die WW-

Methode gut geeignet ist, um Gewicht zu verlieren. So untersuchte etwa ein Forscherteam um Dr. Amy Ahern von der University Cambridge die Wirkung von Weight Watchers an mehr als 1200 Abnehmwilligen. Alle hatten einen BMI von mehr als 28. Ahern und ihre Kollegen teilten die Probanden in drei Gruppen ein: Teilnehmer der ersten unternahmen ein 12-Wochen-WW-Programm, die der zweiten ein 52-Wochen-WW-Programm, Teilnehmer der dritten Gruppe erhielten nur eine Broschüre zur gesunden Ernährung. Alle Probanden wurden während ihres Abnehmvorhabens regelmäßig untersucht. Ergebnis: Nach einem Jahr hatten die Teilnehmer der ersten Gruppe im Schnitt 4,75 Kilo abgenommen, die der zweiten 6,76 Kilo – und damit doppelt so viel wie die Probanden der dritten Gruppe. Über das zweite Jahr hinweg nahmen zwar alle Teilnehmer wieder zu, waren aber am Ende des Untersuchungszeitraums immer noch leichter als zu Beginn der Studie. So wogen etwa diejenigen, die 52 Wochen lang das WW-Programm durchgezogen hatten, immer noch 4,29 Kilo weniger.

Positiver Gruppendruck: Mit Gleichgesinnten fällt das Abnehmen leichter.

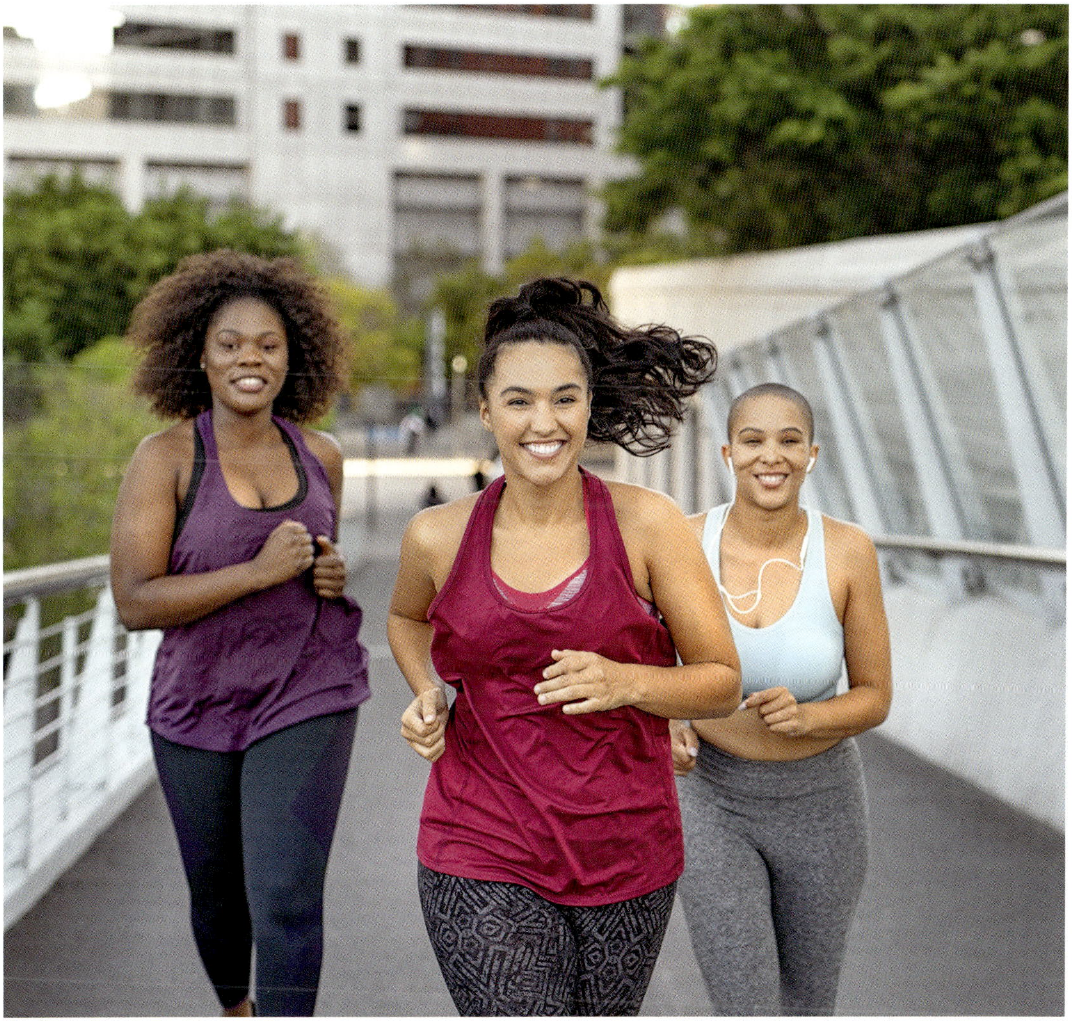

ABNEHMFALLE »KURVENKNICK«

Wer eine Ernährungsumstellung motiviert angeht, wird nach spätestens drei Monaten einen Stillstand bemerken. Warum ist das so? Und wird es wieder besser?

Der Anfang einer Ernährungsumstellung gleicht einem fortgesetzten Siegeszug: Schon wer kleine Veränderungen am Speiseplan vornimmt und sich mehr bewegt als sonst, verliert kontinuierlich an Gewicht – dazu bessern sich die meisten gesundheitlichen Beschwerden teils deutlich. Nach etwa acht bis zwölf Wochen jedoch bleiben die Erfolge plötzlich aus. Nicht selten rutscht der Zeiger auf der Waage dann sogar nach rechts. Diese Entwicklung frustriert, besonders die sehr Disziplinierten, die zunächst sehr schnell abgenommen haben. Häufig geben Abnehmwillige zu diesem Zeitpunkt die Ernährungsumstellung auf, einfach, weil sie denken: »Das bringt doch alles nichts!«

Darum kommt es zum Stillstand

Dieser sogenannte Kurvenknick tritt bei jeder Ernährungsumstellung so zuverlässig auf, weil er auf einer evolutionär angelegten Reaktion des Körpers beruht. Sobald der Organismus bemerkt: »Oh, ich verliere hier ja dauerhaft an Gewicht«, interpretiert er die reduzierte Energiezufuhr als vermeintliche Hungerkrise – und versucht mit allen Möglichkeiten, die er hat, gegenzusteuern. Erst aktiviert er biochemische Prozesse rund um die Hungerhormone, die uns zum Essen anregen. Dann reguliert er Stoffwechselprozesse nach unten, erhöht die Energieausbeute – und verteidigt seine Fettreserven noch stärker als sonst.

Das hilft gegen den Kurvenknick

Allein über den Grund für diesen Stillstand Bescheid zu wissen, hilft Übergewichtigen meiner Erfahrung nach bereits enorm, sich nicht davon demotivieren zu lassen. Einfach, weil es mit diesem Wissen möglich ist, sich gedanklich auf den Kurvenknick einzustellen – und diese schwierige Phase durchzustehen. Der Lohn der Mühen: Nach einer kurzen Durststrecke von zwei bis vier Wochen verbessern sich Gewicht und Werte garantiert weiter – wenn Sie dranbleiben!

Mein Tipp: Essen Sie während des Kurvenknicks noch mehr Gemüse und Hülsenfrüchte als sowieso schon und streuen Sie einen Esslöffel Flohsamenschalen über Ihre Mahlzeiten. Das füllt den Magen und sorgt für eine Extraportion Ballaststoffe. Legen Sie außerdem zusätzliche Sporteinheiten ein und essen Sie besonders eiweißreich. All diese Maßnahmen helfen, das Hungerhormon Ghrelin besser in Schach zu halten, ebenso wie seinen Kompagnon, das Neuropeptid Y. Umgekehrt fördern sie die Produktion des Hormons GLP-1, das dem Gehirn Sättigung signalisiert. So kommen Sie mit weniger Hungergefühlen durch die schwierige Phase!

MISCHKOST-BEISPIEL 2: MITTELMEER-DIÄT

Essen wie im Urlaub auf einer ursprünglichen griechischen Insel – so lässt sich das Prinzip der Mittelmeer-Diät zusammenfassen. Auf dem Teller landen vor allem Gemüse, Obst und Hülsenfrüchte, dazu Brot, viel Olivenöl, ordentliche Mengen Nüsse, Milchprodukte – meist von der Ziege –, Fisch und wenig helles Fleisch. Alkohol ist nur in geringen Mengen erlaubt und kommt meist in Form von Rotwein auf den Tisch.

Was an der Mittelmeer-Diät gut ist

+ + + Die Lebensmittel liefern Nährstoffe in einem beinahe idealen Verhältnis. Außerdem wirken sie der hierzulande üblichen Mangelversorgung mit Ballaststoffen entgegen.
+ + + Die Mahlzeiten der Mittelmeer-Diät sättigen gut. Das macht es leichter, auf ungesundes und dick machendes Snacken zu verzichten.
+ + + Die Mittelmeer-Diät basiert auf unverarbeiteten Lebensmitteln. Wer auf sie setzt, ist daher gezwungen, regelmäßig mit frischen Zutaten zu kochen. Das bereitet Abnehmwillige auf eine dauerhafte Änderung ihres Lebensstils vor – weg von ultraverdichteten, überzuckerten Fertigprodukten, hin zu natürlicher Nahrung.
+ + Die Gerichte enthalten als Würzmittel eher Kräuter als Salz: Dies liefert zusätzliche wertvolle sekundäre Pflanzenstoffe – und kann Problemen wie Bluthochdruck vorbeugen.

Was an der Mittelmeer-Diät schlecht ist

– – Die Umstellung von moderner westlicher Kost auf die ursprüngliche Mittelmeerküche ist drastisch. Daher fällt es den meisten Abnehmwilligen schwer, diese Diät durchzuhalten.
– – Wer sich nicht genau an vorgegebene Rezepte hält und den Kaloriengehalt von Lebensmitteln nicht im Kopf hat, nimmt schnell zu viel Energie auf. Etwa wenn zum Linsensalat mit reichlich Gemüse und Öl zwei große Scheiben Brot statt einer kleinen auf dem Teller landen. Das kann den Gewichtsverlust bremsen und tatsächlich sogar stoppen.
– – Der positive Effekt von mehr Bewegung findet keine Beachtung.

Das sagt die Forschung

Die Mittelmeer-Diät gehört zu den beliebtesten Abnehmkonzepten überhaupt – auch unter Wissenschaftlern. Beispielsweise ergab eine Metastudie: Innerhalb eines Jahres nehmen Übergewichtige mithilfe dieses Modells im Schnitt zwischen 4,1 und 10,1 Kilo ab. Und damit deutlich mehr als jene, die auf eine fettarme Ernährungsweise setzen: Probanden verlieren auf diese Weise durchschnittlich nur 2,9 bis 5 Kilo Gewicht. Darüber hinaus haben weitere Überblicksstudien gezeigt, dass eine mediterrane Ernährung gut geeignet ist, um vielen Zivilisationskrankheiten und den Folgeerscheinungen von Übergewicht vorzubeugen – wie etwa Diabetes. Kein Wunder also, dass die Lebenserwartung unserer südlichen europäischen Nachbarn über der von uns Deutschen liegt.

FAZIT

WAS SICH JEDER ÜBERGEWICHTIGE VON DER MITTELMEER-DIÄT ABSCHAUEN SOLLTE

Viel Gemüse essen, Nüsse snacken, mit gesunden Ölen nicht sparen: All das hilft enorm, weil es dafür sorgt, dass wir länger satt sind und Heißhungerattacken uns nicht mehr ereilen.

LOW-CARB-DIÄTEN: WENIGER KOHLENHYDRATE

Steak mit Salat statt Kartoffelauflauf: Low-Carb-Diäten setzen auf eine Reduzierung des Kohlenhydratanteils unserer Mahlzeiten. Und stellen damit Fett und (oder) Eiweiß als zentrale Energielieferanten in den Mittelpunkt der Ernährung. Gründe, kohlenhydratreiche Lebensmittel so weit wie möglich vom Speiseplan zu streichen, gibt es für Abnehmwillige – wie bereits gesehen – viele (siehe Seite 50–51). Damit liegen Low-Carb-Diäten vom Grundsatz her richtig. Zudem basieren die meisten auf einer insgesamt verringerten Energiezufuhr. Einige Low-Carb-Diäten gleichen dabei eher einer Ernährungsumstellung als einer zeitlich begrenzten Diät – und kommen auf diese Weise dem recht nahe, was ich selbst in der Praxis als gesunde dauerhafte Ess- und Lebensweise empfehle. Typische Low-Carb-Diäten: Glyx-Diät, Atkins-Diät, LOGI-Prinzip, Paleo-Diät, Hollywood-Diät, New-York-Diät, Montignac-Methode, Dukan-Diät, Ketogene Ernährung.

Was an Low-Carb-Diäten gut ist

+ + + Low-Carb-Konzepte halten den Blutzuckerspiegel stabil: Das regt den Fettabbau an und sorgt somit für eine konstante Energieversorgung. Dadurch entsteht ein größeres Sättigungsgefühl. Heißhungerattacken bleiben aus – das Abnehmen und Durchhalten fällt leichter.
+ + + Insbesondere stark adipöse Menschen, die sich häufig wenig bewegen und mitunter noch keinen Sport treiben können, verlieren mit Low-Carb-Diäten schnell sehr viel Gewicht – das motiviert! Dies gilt besonders für Diabetiker, da mit dem Gewicht zugleich auch der Blutzucker sinkt.
+ + Low-Carb-Diäten sind anfangs zwar häufig ungewohnt und strikt – da die Kohlenhydratmenge zu Beginn meist stark eingeschränkt wird. Sie bilden aber eine gute Grundlage, um sich an eine gesundheitlich günstige kohlenhydratreduzierte Dauerernährung zu gewöhnen. Denn nach der strengen Anfangsphase erhöhen die meisten Low-Carb-Konzepte den Kohlenhydratanteil der Nahrung so weit, dass sich diese Ernährungsweise langfristig beibehalten lässt (ohne den Gewichtsverlust zu gefährden).

Was an Low-Carb-Diäten schlecht ist

– – – Einige Varianten setzen auf eher ungünstige Proteinquellen, die, im Übermaß genossen, mehr schaden als nützen, wie etwa die Paleo-Diät: Der Fokus liegt hier auf Fleisch und Fisch, gesunde Eiweißlieferanten wie Hülsenfrüchte dagegen sind tabu. Durch die vielen tierischen Fette und Proteine können sich bei Menschen, die nach diesem Modell essen, Entzündungswerte im Körper drastisch erhöhen, auch das Risiko für Darmkrebs steigt.
– – Je nach Low-Carb-Modell kann es zu einem Nährstoffmangel kommen, etwa wenn die Diät neben Kohlenhydraten auch Fette stark reduziert.
– – Das Konzept erfordert zumindest zu Beginn viel Disziplin, auch sind viele an die zentralen Lebensmittel nicht gewöhnt. Das erschwert es einigen, entsprechende Programme durchzuhalten.
– Für körperlich sehr aktive Menschen sind Low-Carb-Diäten ungeeignet. Denn sie benötigen Kohlenhydrate in ausreichender Menge als Lieferanten schnell verfügbarer Energie.

Das sagt die Forschung

Die Frage, inwieweit Low-Carb-Diäten das Gewicht positiv beeinflussen, diskutiert die Wissenschaft seit Jahren heiß. Ein Review hat nun gezeigt: Wer schnell viel Gewicht verlieren muss, nimmt, wie bereits erwähnt, mit einer Low-Carb-Diät in kurzer Zeit mehr ab als mit einer fettreduzierten Ernährung. Besonders stark profitieren Menschen mit einer Insulinresistenz oder einer Glukoseintoleranz – Störungen also, die einen beginnenden Diabetes anzeigen.

FAZIT

WAS SICH JEDER ÜBERGEWICHTIGE VON LOW-CARB-DIÄTEN ABSCHAUEN SOLLTE

Die Reduktion von Kohlenhydraten hilft, den gewichtstechnisch fatalen Kreislauf von Hunger-Essen-Heißhunger-Snacken-Heißhunger zu durchbrechen. Low-Carb-Konzepte machen damit deutlich, dass niemand von uns zwischen den Mahlzeiten snacken muss, weil ihm sonst die Energie ausgehen könnte.

Da es sich bei Diabetes um einen aus dem Takt geratenen Zuckerstoffwechsel handelt, sollten diese Patienten generell wenige Kohlenhydrate zu sich nehmen. Dass eine Low-Carb-Ernährung dementsprechend die Blutzuckerwerte senken und langfristig den Diabetes sogar heilen kann, entspricht nicht nur meiner täglichen Erfahrung als Ernährungsmediziner. Es ist auch durch Studien bestätigt, wie zum Beispiel durch eine Metaanalyse chinesischer Wissenschaftler, die neun Einzelstudien zum Thema unter die Lupe nahmen. Ergebnis: Mit einer Low-Carb-Ernährung konnten Diabetiker ihren Langzeit-Zuckerwert ebenso senken wie erhöhte Triglycerid-Werte, die auf lange Sicht zu Gefäßverkalkungen führen. Außerdem stieg bei ihnen der Anteil an positivem HDL-Cholesterin. Und schließlich: Kurzfristig nahmen Diabetiker mit einer kohlenhydratarmen Ernährung mehr ab als Teilnehmer von Kontrollgruppen – auch wenn sich der langfristige Gewichtsverlust nicht sehr unterschied.
Beim Abnehmen hilft ein Detail-Effekt, den einige Studien belegen: Demnach verringern Low-Carb-Konzepte das Auftreten starker Hungergefühle und das Verlangen nach stärke- und zuckerreichen Lebensmitteln, wie etwa Süßigkeiten.
All das zeigt: Low-Carb-Diäten sind ideal als Einstieg in eine dauerhafte Lebensstiländerung, die schlank und gesund hält.

Die Low-Carb-Pyramide

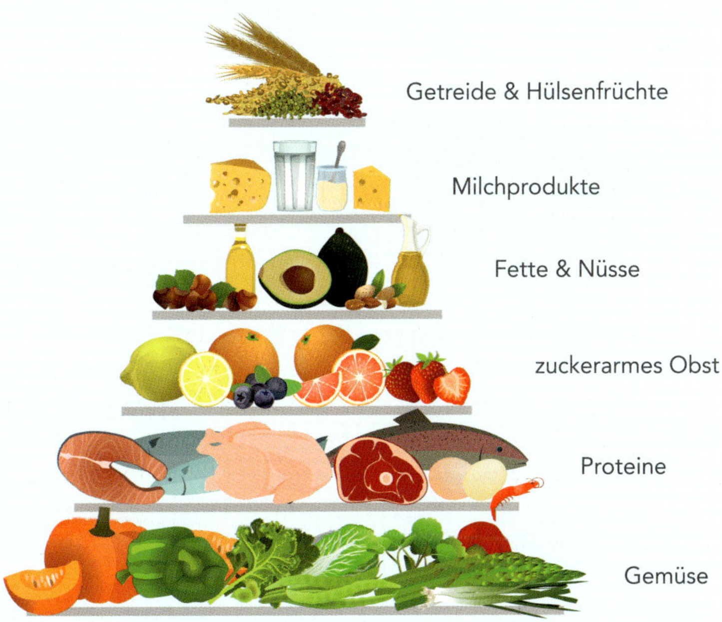

EINFACH MAL DIE HAND AUFHALTEN – DIE RICHTIGE PORTION

Viele Übergewichtige sind daran gewöhnt, zu viel zu essen. Und wissen oft nicht, welche Essensmengen grundsätzlich genügen, um satt zu werden. Die Lösung? Sie liegt buchstäblich auf der Hand.

Adipositas-Patienten unterschätzen meist, wie viel Lebensmittel wiegen – und wie viele Kalorien sie liefern. Das erschwert es ihnen mitunter enorm, erfolgreich abzunehmen, da einige Diäten keine genauen Ernährungs- und Rezeptpläne vorgeben, sondern lediglich die Lebensmittelauswahl oder die Zufuhr eines bestimmten Nährstoffes beschränken. Das führt dazu, dass Übergewichtige sich mit diesen Methoden zwar gesünder ernähren – aufgrund zu großer Portionen jedoch kein ausreichend hohes Energiedefizit aufbauen, um Gewicht zu verlieren.
Das Gute: Das perfekte Maß, um eine angemessene Portion zu erkennen, tragen wir permanent mit uns herum – unsere Hände! Ihre Größe unterscheidet sich je nach dem Körperbau eines Menschen und spiegelt damit gut die verschiedenen Mengen, die wir essen dürfen, um nicht zuzunehmen beziehungsweise erfolgreich abzunehmen. Kalorienzählen? Überflüssig! Die Maßeinheiten lauten dabei: eine »Handvoll«, ein »Handtellervoll«, eine »Faust« und ein »Daumen«.
Bei einer »Handvoll« ist die Hand eher gekrümmt, beim »Handteller« ausgestreckt. Also umfasst eine Handvoll mehr Essen als ein Handteller mit ausgestreckten Fingern. »Faust« ist keine Flächeneinheit, sondern bezieht sich auf das ganze (räumliche) Volumen einer Faust. Dasselbe gilt für die Einheit »Daumen«, nur dass hier diesmal die Menge natürlich entsprechend kleiner ist.
Wer sich mit diesen Maßen aus den verschiedenen Lebensmittelgruppen morgens, mittags und abends seine Mahlzeiten zusammenstellt (siehe Tabelle), nimmt garantiert nicht zu viel Energie auf – und kann auf diese Weise sein Gewicht halten. Wer die Portionen um ein Drittel kürzt oder sogar halbiert, verliert zuverlässig Gewicht – besonders schnell dann, wenn er an den kohlenhydratreichen Lebensmitteln spart. Positiver Nebeneffekt: Mit der Hand als Portionsgrößen-Ratgeber versorgen wir uns zu jeder Mahlzeit mit einem ausgewogenen Nährstoffmix.

Ideale Portions- und Mahlzeitgrößen (von groß bis klein)

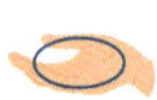	handvoll	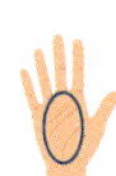	handtellervoll
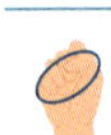	faustgroß	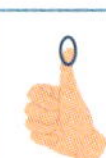	daumengroß

TAGES- UND WOCHENBEDARF IM HANDMASS

Lebensmittelgruppe	Tagesbedarf	Wochenbedarf
Gemüse	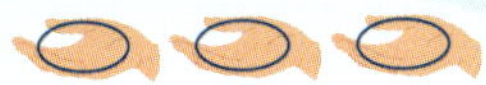	
Obst	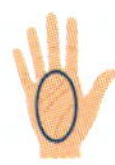	
Vollkornprodukte (Brot, Reis, Nudeln, Haferflocken, Kartoffeln – je Rohgewicht)	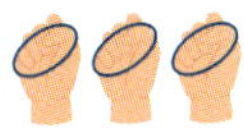	
Fisch		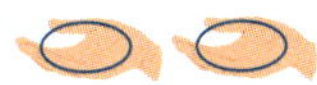
Fleisch		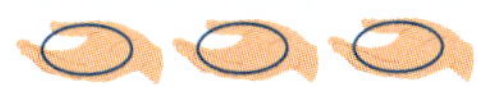
Milchprodukte	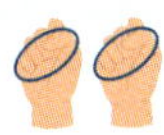	
Käse	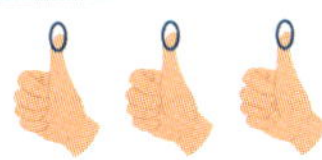	
Nüsse	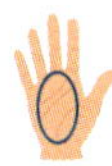	
Wertvolle Öle und Fette	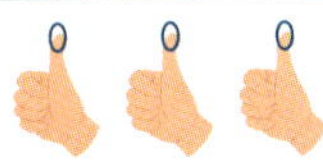	
Salzige Snacks (Chips, Flips etc.)	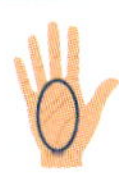 (maximal)	
Süßigkeiten (Schokolade, Kekse etc.)	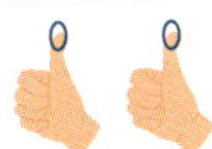 (maximal)	
Hülsenfrüchte (gekocht, auch Pasta aus Hülsenfrüchten)	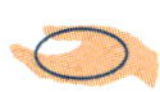	

LOW-CARB-BEISPIEL 1: ATKINS-DIÄT

Dieses Konzept stammt aus den 70er-Jahren und bildet damit das älteste Low-Carb-Modell. Neben der sogenannten ketogenen Ernährung gehört die Atkins-Diät zu den striktesten Varianten. Sie ist in vier Phasen aufgeteilt. Während der ersten dürfen Abnehmwillige gerade einmal 20 Gramm Kohlenhydrate am Tag zu sich nehmen. Diese Menge steckt bereits in einer mittelgroßen Kartoffel. Infolge dieser enormen Reduktion stellt der Körper den Stoffwechsel auf einen spezifischen Modus um, der auch bei Fastenden greift, um Energie aus Fett zu gewinnen – die sogenannte Ketose. Diese erklärt den Gewichtsverlust, den viele mit dem Programm erfahren.

Was an der Atkins-Diät gut ist

+ + + Durch die strenge Rationierung der Kohlenhydrate verlieren Abnehmwillige zuverlässig Gewicht. Außerdem stabilisiert sich der Blutzuckerspiegel auf diese Weise derart, dass sich die Diät nach der Anfangsphase ohne Heißhunger und damit leichter durchhalten lässt.
+ + + Von den erlaubten Lebensmitteln dürfen Diäthaltende entweder klar definierte oder unbegrenzte Mengen essen und trinken. Das macht die Organisation leicht – Kalorienzählen entfällt.
+ + Der vierphasige Aufbau hilft, aus der Diät eine Dauerernährung zu machen: Haben Menschen ihr Wunschgewicht erreicht, sollen sie über Wochen hinweg herausfinden, welche Menge an Kohlenhydraten es ihnen erlaubt, ihr gesundes Gewicht zu halten.

Was an der Atkins-Diät schlecht ist

– – 3 Eier am Tag, etwa 150 Gramm Fleisch oder Fisch, 115 Gramm Käse, dazu Salat und 300 Gramm Gemüse: Der Speiseplan in Phase 1 ist extrem reglementiert.
– – Der hohe Anteil tierischer Produkte kann die Nieren belasten und langfristig das Risiko für Herz-Kreislauf-Erkrankungen und Krebs erhöhen. Atkins ist also nicht geeignet für Menschen mit Niereninsuffizienz sowie Diabetiker, die aufgrund einer Therapie, etwa mit dem Arzneistoff Metformin, ein hohes Ketoserisiko aufweisen.
– – In Phase 1 sind gesunde Lebensmittel wie Nüsse und Hülsenfrüchte verboten. Dadurch ist es fast unmöglich, den täglichen Ballaststoffbedarf zu decken.
– – Süßstoffe sind in relativ großer Menge erlaubt. Die Folge: Die Gewöhnung an den Süß-Geschmack wird nicht reduziert, was das Risiko für den Jo-Jo-Effekt verstärkt.

Das sagt die Forschung

Ein Team um Christopher D. Gardner, Professor für Medizin an der Stanford University, konnte mit einer – etwas älteren – randomisierten Studie zeigen: Übergewichtige, die sich an die Atkins-Diät halten, nehmen auf diese Weise mehr ab als mit anderen Diät-Konzepten.
Nach zwölf Monaten hatten die Probanden der Atkins-Gruppe im Schnitt 4,7 Kilo verloren – und damit deutlich mehr als beispielsweise jene, die sich sehr fettarm ernähren sollten. Außerdem verbesserten sich unter den Atkins-Probanden die Blutdruckwerte am stärksten. Insgesamt jedoch ist dieses Diät-Konzept unter Ernährungsmedizinern umstritten – ein wichtiger Kritikpunkt ist der hohe Anteil an tierischem Fett.

LOW-CARB-BEISPIEL 2: GLYX-DIÄT

Bei der Glyx-Diät werden Lebensmittel nach ihrer Wirkung auf die Insulinausschüttung bewertet. Abnehmwillige sollen sich hauptsächlich von Lebensmitteln ernähren, die einen niedrigen glykämischen Index haben (siehe Seite 116). Zudem

Was an der Glyx-Diät schlecht ist

– – Um dieses Konzept durchzuhalten, brauchen Abnehmwillige, ähnlich wie bei der Atkins-Diät, ein sehr hohes Maß an Disziplin: Viele üblicherweise geliebte Lebensmittel stehen auf der langen Verbotsliste.

– – Weil die Glyx-Diät nur auf den glykämischen Index achtet, wenn es um die Bewertung von Lebensmitteln geht, nicht aber auf die glykämische Last, kommt es an einigen Stellen zu Fehleinschätzungen. So erhalten etwa gekochte Karotten und getrocknete Feigen gleichermaßen einen gelben Punkt – obwohl Feigen den Blutzucker deutlich stärker in die Höhe treiben.

Das sagt die Forschung

Es gibt keine aussagekräftigen Studien zur Abnehmwirkung der Glyx-Diät im Speziellen – wohl aber zu der von Ernährungsgewohnheiten, die auf Lebensmitteln mit niedrigem glykämischem Index (GI) basieren. Diese Untersuchungen liefern Anhaltspunkte, wonach sich mit einer GI-optimierten Ernährungsweise gut abnehmen lässt.

Die Metastudie eines chinesisch-australischen Forscherteams hat beispielsweise gezeigt, dass ein Gewichtsverlust vor allem jenen Probanden gelingt, die es schaffen, den durchschnittlichen GI ihrer Nahrung um 20 Punkte zu senken. Außerdem ergab die Untersuchung: Eine solche Ernährungsweise empfiehlt sich besonders für Menschen mit einer Neigung zu Störungen im Kohlenhydratstoffwechsel und solche, die bereits an Diabetes leiden oder einer Vorstufe davon – etwa dem Metabolischen Syndrom. Wissenschaftlich belegt ist zudem ein Zusammenhang, der das Prinzip der Glyx-Diät indirekt stützt: Demnach nehmen Menschen, die häufig Lebensmittel mit einem hohen GI essen – also beispielsweise ultraverarbeitete Fertigprodukte –, im Lauf der Jahre mehr Gewicht zu verglichen mit jenen, die eher auf Nahrung mit geringem GI setzen.

LOW-CARB-BEISPIEL 3: LOGI-PRINZIP

Ursprünglich sollte die LOGI-Methode – entwickelt an der Unikinderklinik Harvard – den Jüngeren helfen abzunehmen. Der deutsche Ernährungswissenschaftler Nicolai Worm entwickelte das Konzept so weiter, dass es auch für Erwachsene passt. LOGI steht dabei als Abkürzung für »Low Glycemic and Insulinemic«: Eine LOGI-gemäße Ernährung basiert also auf Lebensmitteln, die nicht nur einen niedrigen glykämischen Index (GI) haben, sondern außerdem nur eine geringe Insulin-Ausschüttung provozieren, also eine niedrige glykämische Last haben (GL). Insgesamt bildet das LOGI-Konzept eine gemäßigte Low-Carb-Variante, die – wie zuvor angedeutet – eher einer Ernährungsumstellung gleicht als einer Diät. Es geht dabei darum, Abnehmwilligen zu vermitteln, dass kohlenhydratarme Gemüse- und Obstsorten die Basis einer gesunden Ernährungsweise darstellen sollten, stets im Zusammenspiel mit wertvollen fett- und eiweißreichen Lebensmitteln wie etwa Hülsenfrüchten, Fisch, Nüssen und Milchprodukten.

Die Reduzierung der Kohlenhydratzufuhr ist moderat: Etwa 25 bis 30 Prozent der Tagesenergiemenge dürfen aus Zuckerstoffen stammen – das entspricht je nach täglicher Kalorienzahl etwa 100 bis 130 Gramm Kohlenhydraten.

Was am LOGI-Prinzip gut ist

+ + + Die Auswahl geeigneter Lebensmittel fällt im Vergleich zu anderen Low-Carb-Varianten breit aus. Außerdem gibt es keine Verbote – selbst Süßigkeiten sind in sehr geringer Menge als »Luxus« jeden Tag erlaubt. Das macht es leicht, LOGI konsequent und langfristig durchzuhalten. Diese Flexibilität entspricht den Prinzipien der modernen Ernährungsmedizin.

+ + + Weil die glykämische Last in die Bewertung von Lebensmitteln einfließt, ist deren Wirkung

Die LOGI-Pyramide

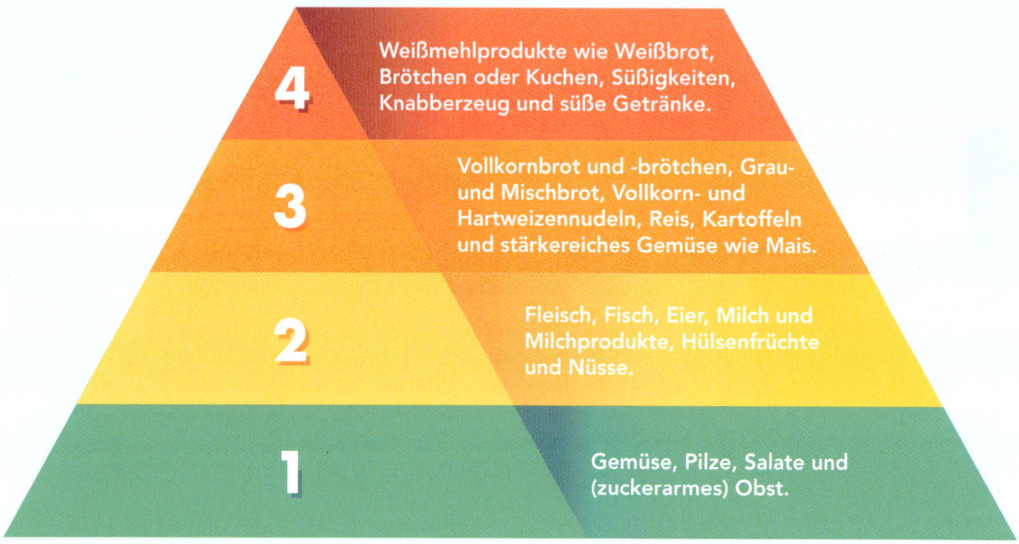
4
Weißmehlprodukte wie Weißbrot, Brötchen oder Kuchen, Süßigkeiten, Knabberzeug und süße Getränke.
3
Vollkornbrot und -brötchen, Grau- und Mischbrot, Vollkorn- und Hartweizennudeln, Reis, Kartoffeln und stärkereiches Gemüse wie Mais.
2
Fleisch, Fisch, Eier, Milch und Milchprodukte, Hülsenfrüchte und Nüsse.
1
Gemüse, Pilze, Salate und (zuckerarmes) Obst.

auf den Blutzucker realistisch abgebildet. Das heißt: Wer sich nach LOGI ernährt, kann sicher sein, seinen Glukosespiegel zu stabilisieren, damit den Fettabbau anzuregen und abzunehmen, ohne an Heißhungerattacken zu leiden.

+ + Sofern LOGI-Anhänger nicht deutlich über ihren Energiebedarf hinaus essen, kann das Konzept helfen, auch ohne Kalorienzählen Gewicht zu verlieren. Und: Wer nicht abnimmt, verbessert mit der LOGI-Methode dennoch seine körperliche Verfassung – und reduziert somit das Risiko für Stoffwechselstörungen, die sonst mit Übergewicht assoziiert sind.

+ + Wer nach der LOGI-Methode leben möchte, muss sich vielfältiges Wissen zum Nährstoffgehalt von Lebensmitteln aneignen – und deutlich mehr selbst kochen. Beides hilft, die gesunde Ernährung dauerhaft beizubehalten.

Was am LOGI-Prinzip schlecht ist

– – Mit künstlichen Süßstoffen versetzte Softdrinks sind erlaubt. Das macht es schwerer, die bei Übergewichtigen oft vorhandene Süß-Sucht zu überwinden – und nach einer Gewichtsabnahme nicht wieder zuzunehmen.

– – Auch wenn LOGI auf zuckerarme Obstsorten setzt, ist die empfohlene Tagesmenge von 250 Gramm Früchten etwas zu hoch. Denn die darin enthaltene Fruktose wird über die Leber verstoffwechselt und besonders schnell als Fett gespeichert. 150 Gramm am Tag reichen absolut aus.

Das sagt die Forschung

Die positiven Wirkungen einer LOGI-gemäßen Ernährung auf Stoffwechsel und Gewicht sind inzwischen gut belegt. Daher wird sie in vielen Schwerpunktpraxen für Ernährungsmedizin mit Erfolg eingesetzt und ist besonders geeignet bei Menschen mit Metabolischem Syndrom.

Der Effekt beruht mutmaßlich auf der Tatsache, dass die glykämische Last eine bessere Vorhersagekraft für die Blutzuckerwirkung eines Lebensmittels hat als der glykämische Index. Da das LOGI-Prinzip den Wert der glykämischen Last miteinbezieht, erzielen Abnehmwillige damit bessere Erfolge als mit Diäten, die allein auf den Glykämischen Index setzen.

Doch nicht nur als Abnehmmethode ist LOGI geeignet – sie hilft auch erwiesenermaßen, das Gewicht zu halten. Den Anti-Jo-Jo-Effekt einer LOGI-ähnlichen Diät untersuchte beispielsweise ein Forscherteam um Mads Fiil Hjorth, der an der Universität von Kopenhagen vor allem zu Übergewicht forscht. Die Wissenschaftler analysierten Einzelstudien, die sich damit beschäftigten, wie gut Menschen mit verschiedenen Diäten ein neues gesünderes Gewicht bewahren konnten. Die Modelle unterschieden sich dabei unter anderem im Hinblick auf die glykämische Last der empfohlenen Nahrungsmittel. Ein Ergebnis: Jene Probanden, die vor allem Lebensmittel mit einer niedrigen glykämischen Last essen sollten, nahmen im Anschluss an den hohen Gewichtsverlust weniger stark wieder zu als jene, die Lebensmittel mit hoher GL wählten. Besonders stark profitierten Probanden mit einem Prädiabetes, also ersten Störungen im Zuckerstoffwechsel. Sie nahmen im Anschluss an einen Gewichtsverlust im Schnitt 5,83 Kilogramm weniger zu als die Probanden jener Gruppe, für die hochglykämische Nahrung erlaubt war. Teilnehmer mit normalem Blutzucker nahmen durchschnittlich immer noch 1,44 Kilo weniger zu. Diese Ergebnisse waren gemäß der bereits vorgestellten Twin-Cycle-Theorie nach Roy Taylor (siehe Seite 89) zu erwarten – und bestätigten diese damit.

LOW-FAT-DIÄTEN: FETT ALS BÖSEWICHT

Seit den 60er-Jahren gilt der Verzehr von viel Fett als Hauptursache für Übergewicht. Zwar sind Studien, die einen solchen Zusammenhang nahe-

INFO

MYTHOS ODER WAHRHEIT? – »VIEL SCHLAF MACHT SCHLANK«

Mythos. Würde eine ausgiebige Nachtruhe ausreichen, um Gewicht zu verlieren – alle Langschläfer wären schlank! Formulieren wir den Satz jedoch um in »Zu wenig Schlaf macht dick«, entspricht er der Wahrheit, aus gleich mehreren Gründen.

Der erste: Wer wenig schläft, ist länger wach – hat also schlicht mehr Zeit, etwas zu essen. Und die meisten von uns tun das tatsächlich. So zeigte eine Metaanalyse von Forschern des King's College in London: Probanden, deren Schlaf begrenzt wurde, aßen über den Tag hinweg deutlich mehr als jene, die ausschlafen durften. Ihr Aktivitätslevel dagegen stieg nicht. Dadurch nahmen die Kurzschläfer im Schnitt 385 Kalorien zusätzlich auf – das entspricht etwa einer dreiviertel Tafel Schokolade.

Der zweite Grund, weshalb kurze Nächte dick machen: Sie beeinflussen den Hunger-Satt-Regelkreis ungünstig. Der Körper produziert mehr vom Hungerhormon Ghrelin und zugleich weniger vom Satthormon Leptin. Wieder essen wir in der Folge mehr.

Und schließlich: Schlechter Schlaf erschwert das Abnehmen, indem er – so eine Studie schwedischer Forscher – Stoffwechselprozesse stört.

Muskeln ziehen die benötigte Energie dann eher aus Proteinen als aus Glukose, was den Blutzuckerspiegel erhöht. Zugleich lagert der Körper vermehrt Fett ein. Beides bremst den Gewichtsverlust und erhöht zudem das Risiko für Diabetes und Herz-Kreislauf-Erkrankungen.

Wichtig: Nicht allein die Dauer der Nachtruhe bestimmt über die Schlafqualität. Diese leidet auch, wenn es während der Nacht zu kurzen Atempausen kommt. Bei einer solchen obstruktiven Schlafapnoe, unter der Adipositas-Patienten überdurchschnittlich oft leiden, ist der Erholungswert des Schlafes miserabel.

Wer sich also jeden Morgen aufs Neue wie erschlagen fühlt und nur sehr schwer abnimmt, sollte mit einem Arzt prüfen, ob eine Untersuchung im Schlaflabor angezeigt ist.

legen, längst als Auftragsarbeiten enttarnt. Bis es so weit war, konnte sich jedoch bei vielen der Gedanke festsetzen: »Fett ist böse – und jeder sollte so wenig wie möglich davon essen.« Passend dazu entwickelte sich das Low-Fat-Diätmodell zur beliebtesten Abnehmmethode überhaupt – viele setzen bis heute darauf, auch weil einige Vereine und Fachgesellschaften, etwa die Deutsche Gesellschaft für Ernährung, noch immer die Anti-Fett-Keule schwingen – und ihre Empfehlungen nur sehr langsam dem Stand der Wissenschaft anpassen.

Dabei konnten Forscher inzwischen nicht nur positive Wirkungen vieler Fette nachweisen, etwa der Omega-3-Fettsäuren (siehe Seite 59–60), sondern darüber hinaus auch die vermeintlich gesundheitsgefährdenden tierischen Fette rehabilitieren – zumindest jene aus ökologisch hergestellten Produkten. Trotzdem sparen weiterhin die meisten Abnehmwilligen intuitiv zuerst an Fett. Entsprechende Low-Fat-Diäten beschränken die Fettzufuhr auf etwa 20 bis 30 Prozent der Tagesenergiemenge.

Typische Low-Fat-Diäten: Low-Fat-30-Diät, Gute-Laune-Diät, Pfundskur-Diät.

Was an Low-Fat-Diäten gut ist

+ + + Da Fett mehr als doppelt so viel Energie liefert wie Kohlenhydrate und Proteine, lässt sich mit Low-Fat-Konzepten leicht ein Energiedefizit erzielen. So verlieren Diäthaltende schnell Gewicht.
+ + Die meisten Low-Fat-Diäten sind einfach durchzuführen, da sie häufig genaue Ernährungsvorgaben sowie Tages- und Wochenpläne mit Rezepten liefern.
+ + Die Basis von Low-Fat-Diäten bilden gesunde Lebensmittel wie Gemüse, Hülsenfrüchte und Obst. Viele Fertigprodukte und Fast Food dagegen verbieten sich von selbst, da sie viel Fett enthalten. Dadurch nehmen Low-Fat-Anhänger auch weniger gesundheitsschädliche Transfettsäuren zu sich – etwa aus Pommes und Chips.

Was an Low-Fat-Diäten schlecht ist

– – – Je nachdem, auf wie viel Fett Abnehmwillige tatsächlich verzichten und woran genau sie dabei sparen, kann es zu einer Unterversorgung mit gesunden Fettsäuren kommen.
– – Infolge der vergleichsweise hohen Kohlenhydratzufuhr kann sich der Stoffwechsel verschlechtern, mit negativen Auswirkungen auf die Blutfettwerte sowie das »gute« HDL-Cholesterin.
– –Darüber hinaus lassen die vielen Zuckerstoffe den Blutzucker bei Low-Fat-Diäten Achterbahn fahren, und zwar selbst dann, wenn die Energiezufuhr erheblich reduziert ist. Dies verursacht verstärkten Appetit, verführt zum Snacken und erschwert damit das Durchhalten.
– – Low-Fat-Diäten manifestieren das Bösewicht-Image von Fett, obwohl dieses längst widerlegt ist. Durch die Fokussierung auf einen einzigen Nährstoff lernen Abnehmwillige nur begrenzt etwas über die Wirkung von Lebensmitteln – und erfahren häufig wenig über Eiweiße und wertvolle Fette als Abnehmhelfer.

Das sagt die Forschung

In Sachen Abnehmwirkung ist die Studienlage eindeutig: Wer weniger Fett isst und auf diese Weise seine Energiezufuhr reduziert, nimmt garantiert ab – das zeigen Dutzende Untersuchungen. Vergleichen Wissenschaftler Low-Fat- mit Low-Carb-Konzepten im Hinblick auf den Gewichtsverlust, zeigt sich immer wieder ein eindeutiges Unentschieden: Zwar schneiden Low-Fat-Programme mitunter minimal schlechter ab – aber nie in signifikanter Weise. Allerdings purzeln bei einer Low-Carb-Ernährung die Pfunde schneller, weil dann weniger Glykogen im Körper ist, was die Wassereinlagerung reduziert.
Einen Vorteil indes scheinen auch Low-Fat-Diäten zu haben: Es gibt Hinweise darauf, dass Abnehmwillige eine fettarme Ernährung über längere Zeit hinweg ein wenig besser durchhalten

FAZIT

WAS SICH JEDER ÜBERGEWICHTIGE VON LOW-FAT-DIÄTEN ABSCHAUEN SOLLTE

Auf prozessierte Lebensmittel zu verzichten ist fester Bestandteil fast aller Abnehmkonzepte, die auf einer Fettreduktion beruhen. Davon profitiert indes jeder, der Gewicht verlieren möchte! Denn Fertigprodukte und Fast Food weisen ein extrem ungünstiges Nährstoffmuster auf und gefährden damit nicht nur nachgewiesenermaßen die Gesundheit, sondern sorgen auch zuverlässig für Heißhunger.

können als die Low-Carb-Variante. Eine mögliche Erklärung für dieses Phänomen sehen Forscher in unserer persönlichen Prägung: Die meisten Menschen sind seit Kindertagen an eine kohlenhydratreiche Ernährung gewöhnt. Daher fällt es vielen leichter, sich auf lange Sicht fettarm zu ernähren, als gesunde Low-Carb-Routinen zu entwickeln – mit mehr wertvollem Öl und weniger stärkehaltigen Lebensmitteln.

Wer mit Low-Fat-Konzepten schlank werden möchte, sollte jedoch zwei Dinge beachten. Erstens: Nur, wenn Abnehmwillige das eingesparte Fett durch wertvolle kohlenhydrat- und eiweißreiche Lebensmittel ersetzen, wie etwa Hülsenfrüchte und Vollkornprodukte, verlieren sie auf gesunde Weise Gewicht. Wer stattdessen in hohem Maß auf Nudeln, Reis und Kartoffeln setzt, beeinflusst seinen Blutzucker negativ. Dies erklärt die Beobachtung, wonach Studienteilnehmer bei Low-Fat-Diäten häufiger mit Hungergefühlen zu kämpfen haben als bei Low-Carb.

Inwieweit sich das Low-Fat-Konzept als Dauerernährung eignet, darüber streiten die Forscher noch. Eine groß angelegte Vergleichsstudie mit 49 000 Teilnehmerinnen ergab: Frauen, die sich fettarm ernährten, erlitten innerhalb des achtjährigen Untersuchungszeitraumes ebenso häufig einen Herzinfarkt oder einen Schlaganfall und erkrankten ebenso oft an Krebs wie solche, die ihren Fettkonsum nicht reduziert hatten. Eine aktuelle Metastudie thailändischer Forscher dagegen zeigte eine krankheitspräventive Wirkung von Lebensmitteln, die zu einer typischen Low-Carb-Ernährung gehören – das Low-Fat-Modell hatte keine gesundheitlichen Vorteile zur Folge. Zudem ist belegt: Eine kohlenhydratarme Ernährung mit ausreichender Eiweißzufuhr senkt Blutzucker- und Insulinwerte besser.

Zusammenfassend lässt sich also sagen: Zum Abnehmen eignen sich Low-Fat-Diäten auf jeden Fall, zur Dauerernährung nicht unbedingt. Ausnahme: Arthrose- und Diabetes-Patienten sollten generell auf Low-Carb und nicht auf Low-Fat setzen. Denn bei ihnen kann die kohlenhydratarme Ernährung helfen, bereits bestehende Beschwerden zu bessern. So ergab eine Studie, dass eine Low-Carb-Variante die Schmerzen bei Arthrose stärker lindert als Low-Fat. Eine weitere randomisierte Zweijahres-Untersuchung zeigte: Diabetiker nahmen zwar mit beiden Methoden ähnlich gut ab, auch der Langzeitzuckerwert verbesserte sich in analoger Weise. Allerdings blieb der Blutzucker von Diabetikern über den Tag hinweg mit dem Low-Carb-Modell wesentlich stabiler, zudem erzielten Probanden damit bessere Blutfettwerte als Teilnehmer, die mit dem Low-Fat-Modell abnahmen.

INFO

MYTHOS ODER WAHRHEIT? – »FETTREDUZIERTE LEBENSMITTEL HELFEN BEIM ABNEHMEN«

Mythos! Kaum ein Supermarktregal, in dem sich nicht Light-Produkte mit dem Aufdruck »fettarm« stapeln. Das große Problem: Die Produkthersteller ersetzen fehlendes Fett häufig durch zusätzlichen Zucker. Denn Süßes sorgt dafür, dass fettarme Lebensmittel nicht wesentlich schlechter schmecken als das Original. Dies führt jedoch dazu, dass sie fast gleich viel Energie (und somit Kalorien) liefern. Zudem lassen die zusätzlichen Kohlenhydrate den Blutzucker Achterbahn fahren – und programmieren uns so aufs Dauersnacken.

Hinzu kommt: Fettarme Produkte verleiten uns dazu, weniger auf die Portionsgröße zu achten – schließlich essen wir ja etwas vermeintlich Leichtes (und am Ende nicht selten sogar mehr).

SCHLANK AUF REZEPT – WELCHE MEDIKAMENTE SIND HILFREICH?

Ohne eine dauerhafte Ernährungsumstellung kann niemand schlank werden und bleiben. Für die buchstäblich ganz schweren Fälle von Adipositas-Patienten, die bereits unter Folgeerkrankungen leiden, gibt es jedoch Medikamente, die die Abnahme beschleunigen.

Die Mittel der ersten Wahl sind aktuell die sogenannten Inkretinmimetika. Diese ahmen körpereigene Hormone nach, die blutzuckersenkend wirken, wie etwa GLP-1 und GIP – und dienen damit eigentlich der Diabetes-Behandlung. Da diese Stoffe jedoch auch Sättigungssignale ans Gehirn senden, helfen sie zudem beim Abnehmen. Der bekannteste Wirkstoff dieser Gruppe ist Liraglutid: Er senkt zusätzlich den Fettanteil in der Leber sowie den Blutdruck. Das entsprechende Medikament (»Saxenda«) ist noch keine generelle Kassenleistung, allerdings zahlen die Versicherer nach individueller Vereinbarung.

Eine weitere Möglichkeit, den Gewichtsverlust zu beschleunigen: Fettblocker. Diese bringen den Körper dazu, den Makronährstoff unverdaut auszuscheiden. Es gibt verschiedene Substanzen: Orlistat etwa bremst Enzyme, die das Fett im Darm aufspalten. Chitosan und Litramine dagegen binden Fettsäuren, sodass diese nicht mehr ins Blut übergehen. Zwar sind Fettblocker zum Teil rezeptfrei erhältlich, Studien zufolge helfen sie jedoch nur in höherer Dosierung – und diese ist verschreibungspflichtig. Zu solchen Mitteln rate ich nur jenen Patienten, bei denen Liraglutid nicht anschlägt – dies ist etwa bei jedem vierten Patienten der Fall. Denn: Fettblocker haben etliche Nebenwirkungen! Es kann zu einem Mangel an gesunden Fettsäuren kommen, auch ist die Versorgung mit fettlöslichen Vitaminen gefährdet. Zudem verursachen Fettblocker Verdauungsbeschwerden wie Übelkeit und Durchfall.

Ein Hoffnungsträger für Wissenschaftler aller Fachrichtungen, also auch der Adipositas-Forschung, sind aktuell Probiotika-Lösungen mit speziellen Bakterienmischungen, die der Darmflora zu einer gesunden Vielfalt verhelfen. Erste Behandlungsversuche mit individuell zusammengestellten Mischungen laufen bereits, auch bei uns am medicum Hamburg. Diese können gegen eine (via Stuhlanalyse nachgewiesene) spezifische bakterielle Dysbalance helfen – oder dann, wenn sich keine konkrete Ursache für eine Gewichtszunahme finden lässt.

INFO

ACHTUNG, LEBENSGEFAHR!

Frei verkäufliche Appetitzügler, Diätpillen und -pulver sollten Sie unbedingt meiden. Sie können extrem schaden. Beispielsweise fanden sich in solchen Produkten wiederholt Wirkstoffe, die auch in Drogen wie Crystal Meth stecken – und im schlimmsten Fall zu Schlaganfall und Herzinfarkt führen. Andere Substanzen können Organe schädigen oder die Stimmung so verschlechtern, dass Suizidgefahr droht.

HIGH-CARB-LOW-FAT-DIÄTEN (HCLF-DIÄTEN)

Wie der Name schon sagt, steht bei diesem Abnehmkonzept eine hohe Kohlenhydrataufnahme bei extrem geringer Fettzufuhr im Zentrum. Entsprechend spielen Reis, Kartoffeln, Bohnen, Mais, Vollkornprodukte und Körner meist die Hauptrolle. Anhänger erklären dieses Modell damit, dass der Mensch seit jeher vor allem stärkereiche Lebensmittel gegessen habe – was jedoch nicht stimmt: In einer solchen Menge steht uns diese Nahrung erst seit der Entwicklung des Ackerbaus zur Verfügung.
Und: Wann immer unsere Vorfahren sich kohlenhydratreich ernährt haben, waren die Lebensmittel zugleich reich an Ballaststoffen – und die Menschen bewegten sich sehr viel mehr, als wir es heute tun! Mitunter gibt es bei den – häufig veganen – HCLF-Varianten Rezeptpläne, mit denen Abnehmwillige ein Energiedefizit erreichen. In anderen Fällen geht es nur darum, die Fettzufuhr zu beschränken, nicht aber die Energieaufnahme insgesamt.
Typische High-Carb-Low-Fat-Diäten: 7-Tage-Körner-Kur, Schnitzer-Intensivkost, Kartoffel-Diät, Pritkin-Diät, 80-10-10-Diät, John-McDougall-Diät, Caldwell-Esselstyn-Diät.

Was an High-Carb-Low-Fat-Diäten gut ist

+ + Einige Varianten des HCLF-Modells setzen vor allem auf Lebensmittel mit komplexen Kohlenhydraten, etwa Vollkornprodukte und Hülsenfrüchte.
+ + Meist verboten sind Lebensmittel, die zugleich fett- und kohlenhydratreich sind. Damit fallen Dickmacher wie etwa Chips, Schokolade, Salamibrot und Pommes weg.
+ + HCLF-Diäten sehen vor, möglichst unverarbeitete Lebensmittel zu verwenden – und regen damit zum Kochen an.
+ + Wenn HCLF-Modelle die Energieaufnahme beschränken, nehmen Diäthaltende garantiert ab.
+ Da bei HCLF-Diäten Lebensmittel im Zentrum stehen, die die meisten Menschen mögen (Nudeln, Kartoffeln, Reis), fällt der Einstieg leicht.

Was an High-Carb-Low-Fat-Diäten schlecht ist

– – – Die sehr hohe Kohlenhydratzufuhr sorgt für extreme Blutzuckerschwankungen. Das macht es schwer, eine HCLF-Diät durchzuhalten, weil Abnehmwillige quasi ständig Hunger haben.
– – – Durch die Blutzuckerschwankungen schwimmt permanent Insulin im Blut: Das bremst den Fettabbau – und damit den Gewichtsverlust.
– – – Wegen der Konzentration auf Kohlenhydratreiches droht bei HCLF-Diäten eine Unterversorgung mit Nährstoffen. Viele gesunde Lebensmittel wie Olivenöl und Nüsse sind verboten oder begrenzt.

FAZIT

WAS SICH JEDER ÜBERGEWICHTIGE VON HIGH-CARB-LOW-FAT-DIÄTEN ABSCHAUEN SOLLTE

HCLF-Varianten setzen häufig auf gesunde Kohlenhydrate – etwa aus Vollkornprodukten und Hülsenfrüchten. Weizennudeln öfter mal durch Dinkelvollkorn- oder, noch besser, Linsen-Pasta zu ersetzen hilft allen Abnehmwilligen! Denn: Die vollwertigen Kohlenhydrate dienen günstigen Bakterien im Darm als Futter – und unterstützen so jegliche Diät-Bemühung.

– – Ähnlich wie Mono-Diäten regen HCLF-Modelle Diäthaltende nicht dazu an, sich umfassend mit einer gesunden Ernährungsweise und dem persönlichen Essverhalten zu beschäftigen. So fallen die meisten nach Ende der Diät umstandslos in alte Gewohnheiten zurück.

– – Vegane HCLF-Diäten erfordern ein hohes Maß an Ernährungswissen. Viele Abnehmwillige haben dies nicht und riskieren damit schnell gesundheitsgefährdende Nährstoffmängel, etwa an B-Vitaminen.

Das sagt die Forschung

Ein Porridge zum Frühstück, mittags Vollkornnudeln mit Tomatensauce, abends eine Kartoffelsuppe mit Roggenbrötchen – was auf den ersten Blick gesund wirkt, offenbart auf den zweiten echte Nachteile. Zwar gibt es immer wieder Einzelstudien, die darauf hindeuten, dass Menschen mit HCLF-Diäten sehr gut abnehmen. Allerdings hat beispielsweise die Metastudie einiger Harvard-Forscher gezeigt: HCLF-Diäten schneiden in Sachen Abnehmwirkung nicht besser ab als andere – gesündere – Konzepte. Mitunter liegen Letztere sogar vorn: So verlieren Menschen mit der grundsätzlich empfehlenswerten Low-Carb-Ernährung mehr Gewicht als mit der extrem kohlenhydratreichen.

Hinzu kommt: Die permanent hohe Zufuhr von Kohlenhydraten belastet den Stoffwechsel enorm. Entsprechend konnte die Wissenschaft zeigen, dass eine solche extrem fettarme Ernährung das Risiko für das Metabolische Syndrom erhöht.

FORMULA-DIÄTEN: FÜR DEN NOTFALL

Mindestens eine Mahlzeit am Tag durch einen kalorienreduzierten Fertigdrink oder selbst angerührten Shake ersetzen – und so ein Energiedefizit herbeiführen: Auf diesem einfachen Prinzip

INFO

»MANCHE MENSCHEN KÖNNEN EINFACH NICHT DAUERHAFT ABNEHMEN!« – WAS IST DRAN AN DER SET-POINT-THEORIE?

Immer wieder behaupten vermeintliche Experten, jeder Mensch habe einen individuellen sogenannten »Set-Point«: ein Gewicht also, bei dem alle Stoffwechselvorgänge optimal funktionieren. Der Körper versuche daher, dieses Gewicht stets zu halten – etwa indem er während eines Nahrungsmangels den Stoffwechsel drosselt. Bei Übergewichtigen, so die Theorie weiter, habe sich dieser Set-Point nach oben verschoben – genetisch bedingt oder aufgrund langer Überernährung. Dies erkläre, weshalb viele Diäthaltende anfangs Gewicht verlieren, langfristig jedoch wieder zunehmen würden. Wissenschaftlich belegt ist der Set-Point nicht. Was an der Theorie stimmt: Unser Körper ist in der Lage, seinen Energieverbrauch an äußere Gegebenheiten anzupassen. Bekommt er beispielsweise über längere Zeit hinweg wenig Nahrung, etwa beim Fasten, reduziert sich der Grundumsatz. Entsprechend können auch Diäten dazu führen. Aber: All das erschwert es Übergewichtigen zwar, abzunehmen und das neue Gewicht zu halten. Grundsätzlich unmöglich ist dies jedoch nicht. Im Gegenteil: Wer über die entsprechenden Mechanismen Bescheid weiß, kann gegensteuern und den Jo-Jo-Effekt minimieren (siehe Seite 141–147).

basieren Formula-Diäten. Die industriell hergestellten Produkte enthalten dabei einen Mix aus sämtlichen Makro- und Mikronährstoffen. Was genau hineindarf, regelt die »Verordnung über diätetische Lebensmittel«: Diese schreibt etwa die Menge an Ballast- und Mineralstoffen sowie Vitaminen ebenso vor wie das genaue Verhältnis von Aminosäuren. All dies soll verhindern, dass Menschen infolge einer Formula-Diät einen Nährstoffmangel erleiden.

Darüber hinaus regelt die Diätverordnung, dass Formula-Artikel, die die Energie für einen ganzen Tag bereitstellen, insgesamt mindestens 800 und maximal 1200 Kalorien liefern müssen – um damit einen Gewichtsverlust zu garantieren.

Die Palette an entsprechenden Produkten ist riesig und die Qualitätsunterschiede sind es auch! Ein Anhaltspunkt, um eine gute Wahl zu treffen: Hochwertige Shakes enthalten maximal sieben Gramm Kohlenhydrate auf 100 Gramm Pulver.

Typische Formula-Diäten: Almased, dm Vitalkostdrink, SlimFast, Herbalife, Yokebe, medizinisch überwachte Programme wie Bodymed und Optifast.

Was an Formula-Diäten gut ist

+ + + Aufgrund der stark verringerten Energiezufuhr nehmen Diäthaltende sehr schnell sehr viel ab: Wer alle drei Mahlzeiten eines Tages mit Formula-Produkten ersetzt, kann je nach Ausgangsgewicht acht bis zwölf Kilo pro Monat verlieren.

+ + + Die rasche Abnahme hilft insbesondere stark Übergewichtigen, sich für eine langfristige Ernährungsumstellung zu motivieren.

+ + + Da die Zusammensetzung der Produkte genau geregelt ist, sind Abnehmwillige trotz der hohen Kalorienreduktion mit allen Nährstoffen ausreichend versorgt.

+ + + Aufgrund ihres hohen Protein- und niedrigen Kohlenhydratgehalts sättigen Formula-Produkte gut – das erleichtert das Durchhalten.

+ + Kein Kalorienzählen, keine speziellen Lebensmittel: Der Aufwand einer Formula-Diät ist geringer als bei jeder anderen. So lässt sie sich in jeden Alltag integrieren.

+ + Wer unter einer Fettleber oder Insulinresistenz leidet, profitiert von Formula-Diäten doppelt: Die eiweißbetonten Shakes helfen, den Zuckerstoffwechsel zu normalisieren – und die Leber zu entfetten.

+ + Formula-Diäten haben auch einen psychologischen Vorteil: Wer sie nutzt, braucht nicht zu überlegen, welche Lebensmittel genau in welcher Menge erlaubt sind – und welche nicht. Das stoppt das Gedankenkarussell rund ums Essen, das Übergewichtige häufig stresst.

Was an Formula-Diäten schlecht ist

– – Zwar gibt es Formula-Produkte in verschiedenen Geschmacksrichtungen und statt des Shakes können Diäthaltende auch mal mit einem Riegel oder einer Suppe variieren, dennoch wird die Diät schnell eintönig. Dies kann zu verfrühten Abbrüchen führen.

– – Keine Labornahrung der Welt kann die Gesundwirkung natürlicher Lebensmittel ersetzen. Daher fehlen Formula-Produkten einige wertvolle Substanzen, beispielsweise sekundäre Pflanzenstoffe.

– – Die Produktpalette ist so riesig, dass es mitunter schwerfällt, in Eigenregie das richtige Produkt zu finden. Auch deshalb sollten stark Übergewichtige Formula-Diäten nur unter ärztlicher Aufsicht beginnen.

– – Der geringe Aufwand ist gleichzeitig ein Problem: Wer mit Formula-Produkten abnimmt, lernt nichts über gesunde Ernährung. Und ist auch nicht gezwungen, seinen Lebensstil umzustellen, also etwa öfter zu kochen und sich mehr zu bewegen.

Beides erhöht das Risiko enorm, am Ende der Diät wieder so zu essen wie zuvor und damit in der Jo-Jo-Falle zu landen.

Das sagt die Forschung

Dank ihrer Einfachheit eignen sich Formula-Diäten insbesondere für stark übergewichtige Menschen, die noch wenig Ernährungswissen haben, die jedoch schnell abnehmen müssen – etwa aufgrund einer Erkrankung. Dies ist wissenschaftlich inzwischen auch bestätigt – unter anderem durch die sogenannte DiRECT-Studie britischer und schottischer Forscher. Für ihre Untersuchung teilten die Wissenschaftler 298 Diabetiker in zwei Gruppen ein. Alle Probanden hatten die Diagnose vor längstens sechs Jahren bekommen und waren noch nicht auf Insulin angewiesen. Teilnehmer der ersten Gruppe mussten zunächst sämtliche blutzucker- und blutdrucksenkenden Mittel absetzen und sich außerdem über drei bis fünf Monate hinweg allein mit Formula-Shakes ernähren. Damit nahmen sie pro Tag nur gut 800 Kalorien zu sich. Danach wurden die Teilnehmer zwei bis acht Wochen lang unter Anleitung auf eine gesunde Mischkost geschult, die sie anschließend selbstständig weiterführen sollten. Ernährungsberater unterstützten die Probanden regelmäßig und motivierten sie auch, sich mehr zu bewegen. Die Teilnehmer der Kontrollgruppe dagegen erhielten lediglich eine leitliniengerechte Diabetes-Behandlung mit Medikamenten.
Ergebnis nach zwölf Monaten: Die Teilnehmer der ersten Gruppe wogen im Schnitt zehn Kilo weniger – etwa jeder Vierte war sogar mehr als 15 Kilo leichter. Dazu hatte sich bei knapp jedem zweiten Probanden der Zuckerstoffwechsel dank der Gewichtsabnahme so weit normalisiert, dass der Langzeitblutzuckerwert im gesunden Bereich lag – Experten sprechen dann von einer Diabetes-Remission. Verloren die Probanden mehr als 15 Prozent ihres Ausgangsgewichtes, lag die Wahrscheinlichkeit einer Remission sogar bei 86 Prozent!
Die Teilnehmer der Kontrollgruppe dagegen brachten nach einem Jahr im Durchschnitt nur ein Kilo weniger auf die Waage – eine starke Gewichtsabnahme gelang niemandem. Und eine Diabetes-Remission zeigte sich nur bei vier Prozent der Probanden.
Als Starthilfe gegen massives Übergewicht und gesundheitliche Folgebeschwerden sind Formula-Diäten also nachweislich gut geeignet – sofern die Patienten sie unter professioneller Anleitung durchführen. So zeigen Studien: Je besser die Probanden während einer Ernährungsumstellung betreut werden, desto höher fällt der Gewichtsverlust aus, desto höher auch die »Dietary Compliance« – also die Motivation dranzubleiben. Dies wiederum hilft, den Jo-Jo-Effekt zu verhindern und so das neue Gewicht besser zu halten. Abgesehen vom Gewichtsverlust sind weitere positive gesundheitsspezifische Effekte belegt – etwa im Hinblick auf Arthrose, Psoriasis sowie Schlaf-

FAZIT

WAS SICH JEDER ÜBERGEWICHTIGE VON FORMULA-DIÄTEN ABSCHAUEN SOLLTE

Wer deutlich zu viel wiegt, denkt meist überdurchschnittlich häufig ans Essen. Dies führt nicht selten dazu, mehr zu sich zu nehmen als gewollt – einfach deshalb, weil wir die Versuchungen in der Vorstellung permanent vor uns sehen. Dieses Problem lösen Formula-Diäten weitgehend. Auch Abnehmwillige, die auf andere Konzepte setzen, sollten versuchen, das kulinarische Gedankenkarussell zu bremsen: etwa indem sie sich einen Essensplan für die nächsten sieben Tage erstellen, nur einmal in der Woche einkaufen gehen, Essen vorkochen und diese gesunden Leckereien später essen (anstelle von Fertiggerichten).

apnoe. Auch auf eine Fettleber wirken sich Formula-Diäten günstig aus: Eine (kleine) Studie ergab, dass Patienten damit nicht nur abnahmen, sondern sich auch ihre Leberverfettung sowie die Blutdruckwerte stärker verbesserten als bei der Kontrollgruppe. Deren Teilnehmer hatten auf eine LOGI-Ernährung gesetzt und dabei ebenfalls nur 1000 Kalorien am Tag zu sich genommen. Aus diesem Grund haben sich Formula-Produkte zur anfänglichen Behandlung einer Fettleber in den meisten Fachpraxen etabliert.

INTERVALLFASTEN: ESSEN NACH RHYTHMUS

Lange Zeit war der Begriff »Fasten« mit religiösen Ritualen verknüpft. Heute dagegen gehört Intervallfasten als der kleine Bruder des Heilfastens zu den prominentesten Abnehmmethoden. Vor allem deshalb, weil es so simpel ist: Intervallfastende wechseln in einem festgelegten Rhythmus zwischen Phasen, in denen sie normal essen, und solchen, in denen sie auf Nahrung verzichten. Je nach Variante dauert die Essenspause nur einige Stunden – oder aber einen ganzen Tag. Da die Phase des Nahrungsverzichts im Gegensatz zum Heilfasten also immer wieder unterbrochen wird, heißt Intervallfasten auch »intermittierendes« (»zeitlich ausgesetztes«) oder »Kurzzeit-«Fasten. Der gute Abnehmerfolg, den viele Menschen damit erzielen, beruht auf zwei Mechanismen. Zum einen stellt der Körper auf einen Mangelmodus um, wenn er lange keine Nahrung erhält: Nach etwa zwölf bis 16 Stunden ohne Energiezufuhr von außen greift er vermehrt Reserven aus dem Fettgewebe an, um die Stoffwechselprozesse am Laufen zu halten. Zum anderen kann es durch die wiederholte Nahrungskarenz zu einem teils erheblichen Energiedefizit kommen, das den Gewichtsverlust beschleunigt – wenn Intervallfastende an den normalen Tagen nicht mehr essen als sonst.

INFO

WAS BEDEUTET »ENERGIEDICHTE«?

Mit diesem Begriff bezeichnen Experten das Verhältnis zwischen dem Volumen und dem Kaloriengehalt eines Lebensmittels. Um die Energiedichte zu berechnen, müssen Sie die Kalorienzahl durch das Gewicht teilen. Ein Beispiel: 100 Gramm Apfel haben 50 Kalorien. 50/100 ergibt eine Energiedichte von 0,5. Dagegen kommen 100 Gramm Chips mit einem Nährwert von 530 Kalorien auf eine Energiedichte von 5,3.
In aller Regel gilt: Je geringer die Energiedichte eines Lebensmittels, desto besser sättigt es – und desto größer ist seine Schlankwirkung. Wer abnehmen möchte, sollte daher vor allem Lebensmittel mit einem Wert von weniger als 2,5 auf den Speiseplan setzen. Dazu gehören wasserreiche Lebensmittel mit vielen Ballaststoffen (Gemüse, Obst), mageres Fleisch und Milchprodukte. Die meisten Snacks und Fertigprodukte dagegen liegen deutlich darüber. Ein guter Anhaltspunkt: Lebensmittel, die weniger als 200 Kalorien auf 100 Gramm liefern, haben meist eine günstige Energiedichte.
Allerdings hat dieses Konzept zwei Schwächen. Erstens: Es eignet sich nicht, um die Schlankwirkung von Getränken zu bewerten. Zweitens: Es kann dazu verleiten, gesunde und gut sättigende, aber energiedichte Lebensmittel zu meiden (wie Hülsenfrüchte, Vollkornprodukte, Nüsse).

Das besonders Vorteilhafte: Wer die Nahrungsaufnahme regelmäßig einstellt, simuliert damit ein Stück weit den Ernährungsalltag, wie er für uns Menschen über Jahrtausende hinweg normal war. Erlegten unsere Vorfahren ein Beutetier, gab es für einen kurzen Moment ausreichend Essen – ebenso, wenn Früchte reif waren. Doch beides war nicht gesichert: Zum Jagderfolg etwa gehörte auch Glück. Und so mussten unsere Ahnen regelmäßig mitunter lang anhaltende Fastenphasen ertragen. Das Spannende: Längere Zeiten ohne Nahrung kann unser Körper nicht nur gut überstehen – er braucht sie sogar, um ideal funktionieren zu können. Denn in längeren Essenspausen nutzt er beispielsweise kaputte Zellbestandteile oder entartete Zellen, um daraus Energie zu gewinnen. Er recycelt sich quasi selbst. Diese »Autophagie« (siehe Seite 87) hält uns gesund und kann sogar das Krebsrisiko verringern.

Typische Intervallfasten-Varianten:

- 1:1-Fasten (im Wechsel einen Tag fasten – also maximal 500 Kalorien aufnehmen – und einen Tag normal essen)
- 5:2-Fasten (fünf Tage pro Woche normal essen, zwei Tage fasten. Letztere sollten nicht direkt aufeinanderfolgen)
- 16:8-Fasten (16 Stunden nichts essen, acht Stunden normal essen – mit einer langen Pause zwischen idealerweise nur zwei Mahlzeiten)
- Warrior-Diät (nur eine Mahlzeit am Tag)

Was am Intervallfasten gut ist

+ + + Je nach Methode lässt sich Intervallfasten an eigene Bedürfnisse und das persönliche Disziplinlevel anpassen: Die härtere 1:1-Variante etwa kann für einen schnelleren Gewichtsverlust sorgen, das leichter durchzuhaltende 5:2-Modell eignet sich für eine moderate Abnahme über einen längeren Zeitraum hinweg.

+ + + Intervallfastende müssen weder Kalorien zählen noch sich an komplizierte Essenspläne halten, zudem sind in den Essensphasen keine Lebensmittel verboten. All das erleichtert den Einstieg.

+ + + Dank der Essenspausen unterbrechen Intervallfastende den Kreislauf »Mahlzeiten-Snacks-Mahlzeiten-Snacks…«, der die meisten Übergewichtigen weiter zunehmen lässt und krank macht. Ohne die permanente Energiezufuhr bleibt Heißhunger aus, die Bauchspeicheldrüse kann zur Ruhe kommen – und der Zuckerstoffwechsel normalisiert sich.

+ + Intervallfasten hilft nicht nur beim Abnehmen, sondern wirkt positiv auf beinahe alle Prozesse des Körpers. Davon profitieren insbesondere Menschen mit Darmerkrankungen: Phasen der Nahrungskarenz nutzt unser Verdauungsorgan, um sich zu reinigen und die Darmschleimhaut neu aufzubauen.

Was am Intervallfasten schlecht ist

– – Das Konzept kann dazu verleiten, in den Essensphasen über die Stränge zu schlagen und sich ungesunde Figurkiller wie Tiefkühl-Pizza zu gönnen, was den Abnehmerfolg gefährdet.

– – Je nach Modell kann es schwierig sein, den normalen Alltag beizubehalten. Kantinengänge etwa sind an Fastentagen ebenso wenig möglich wie Abendessen mit Freunden.

– – Intervallfasten lehrt keine grundsätzlichen Lebensstil-Änderungen, die für eine dauerhafte Gewichtsreduktion aber nötig sind. Daher kann der Jo-Jo-Effekt heftig ausfallen, wenn Abnehmwillige mit dem Fasten aufhören, ohne zuvor ihre Ernährung angepasst zu haben.

Das sagt die Forschung

Quasi wöchentlich steigt die Zahl der Studien, die sich mit der Wirkung des Intervallfastens beschäftigen. Immer wieder im Zentrum steht dabei die Frage nach der Abnehmwirkung. Es mehren sich die Hinweise, dass die Methode tatsächlich

FAZIT

WAS SICH JEDER ÜBERGEWICHTIGE VOM INTERVALLFASTEN ABSCHAUEN SOLLTE

Die Zeiten der Nahrungskarenz zwischen den Mahlzeiten so weit wie möglich zu verlängern bildet nachgewiesenermaßen einen entscheidenden Grundbaustein dafür, gesund und nachhaltig Gewicht zu verlieren. Daher sollten auch Menschen, die nicht grundsätzlich intervallfasten, versuchen, die nächtliche Essenspause auf mindestens zwölf Stunden zu steigern, besser noch auf 14 bis 16.

für einen Gewichtsverlust sorgt. Zu dieser Erkenntnis kamen beispielsweise Forscher der Uni Graz. Sie forderten 30 Probanden auf, im Wechsel jeweils 36 Stunden komplett auf Nahrung zu verzichten und während der darauffolgenden zwölf Stunden zu essen, was sie wollten. 30 weitere Studienteilnehmer sollten sich wie gewohnt ernähren. Das Ergebnis: Die Fastenden nahmen im Schnitt knapp 40 Prozent weniger Kalorien zu sich als die Teilnehmer der Kontrollgruppe – und hatten nach vier Wochen 3,5 Kilo Körpergewicht verloren. Auch die Blutdruckwerte sanken. Das Spannende: Die Abnahme beruhte laut Studienleiter Frank Madeo vor allem auf einer Reduktion des gesundheitsgefährdenden viszeralen Fettgewebes.

Wie aber schneidet Intervallfasten im Vergleicht zu anderen Diätformen ab? Dieser Frage widmeten sich die Autoren zweier Metaanalysen, die kleinere Studien zum Intervallfasten genauer unter die Lupe nahmen – außerdem Heidelberger Wissenschaftler, die eine randomisierte Studie durchführten. Das Ergebnis: Intervallfastende verlieren genauso gut Gewicht wie jene, die für eine längere Zeit mithilfe klassischer Diäten ihre tägliche Energiezufuhr reduzieren. Auch verringert sich die Fettmasse ähnlich gut und der Zuckerstoffwechsel normalisiert sich auf die gleiche Weise. Darüber hinaus, so die Studienautoren, könne Intervallfasten helfen, Hungergefühle zu verringern.

Da das Intervallfasten jedoch ein vergleichsweise neues Forschungsgebiet darstellt, sind die bisher durchgeführten Studien eher klein, Langzeituntersuchungen fehlen noch. Zudem weisen die meisten Studien ein vergleichsweise hohes Verzerrungsrisiko auf – so das Ergebnis eines aktuellen systematischen Reviews. Für diesen analysierten Wissenschaftler 18 Einzelstudien zum Intervallfasten. Auch sie kommen zwar zu dem Schluss, dass Intervallfasten ähnlich geeignet ist, um einen Gewichtsverlust herbeizuführen, wie Diäten, die auf eine durchgehende Kalorienreduktion setzen. Um den Stellenwert dieser Methode und vor allem seine Wirkungen auf die Gesundheit wirklich beurteilen zu können, seien allerdings längerfristige Studien notwendig.

Zudem gibt es einige wenige Nachteile zu beachten. Beispielsweise haben Intervallfastende mehr Probleme als Anhänger anderer Diät-Modelle, das Prinzip über längere Zeit durchzuhalten. Dies legt eine leicht höhere Abbruchrate nahe, die sich zeigt, wenn Forscher das Intervallfasten mit klassischen Abnehmmethoden vergleichen. Und: Untergewichtige, Schwangere sowie Menschen mit einem Infekt sollten darauf verzichten. Denn sie brauchen eine regelmäßige Energie- und Nährstoffzufuhr, damit ihr schwächeres Immunsystem Erreger so gut wie möglich bekämpfen kann. Für alle Autoimmunkrankheiten ist es aber sinnvoll!

Ein neues Forschungsfeld ist der Einsatz rund um die Chemotherapie: Intervallfasten macht die Behandlung offensichtlich verträglicher und sogar effektiver.

TRENNKOST-DIÄTEN: WIDERSPRÜCHLICH

Dieses Abnehmprinzip entwickelte der New Yorker Arzt William Howard Hay bereits Anfang des 20. Jahrhunderts. Es beruht auf der Annahme, dass unser Körper Makronährstoffe dann am besten verarbeiten kann, wenn wir sie ihm getrennt voneinander oder nur in bestimmten Kombinationen zuführen, etwa in Form einer eiweiß- und fettreichen, dafür kohlenhydratarmen Mahlzeit. Dies würde den Stoffwechsel beschleunigen und die Fettverbrennung verbessern.

Fette und Gemüse gelten in Trennkost-Konzepten als neutrale Lebensmittel, die mit allem anderen kombinierbar sind. Besonders problematisch sei dagegen der Mix aus Kohlenhydraten und Eiweißen, so die Anhänger: Während der Verdauung entständen schädliche Säuren und der Stoffwechsel werde gebremst. Beides fördere eine Gewichtszunahme und erschwere das Abnehmen.

Da die Theorie, unser Körper könne bestimmte Nährstoff-Kombinationen kaum verdauen, nicht mehr haltbar ist, erklären einige Trennkost-Verfechter das Wirkprinzip inzwischen mit der Tatsache, dass Lebensmittel unterschiedliche Insulinantworten des Körpers provozieren (und clevere Zusammenstellungen über einen reduzierten Insulinausstoß beim Abnehmen helfen) würden. Entsprechend greifen die meisten Trennkost-Varianten Elemente anderer Diäten auf: etwa indem sie nicht nur zwischen den Nährstoffen unterscheiden, sondern auch auf fettarme Lebensmittel setzen. Spezielle Rezeptpläne führen dabei zum mitunter deutlichen Energiedefizit.

Typische Trennkost-Diäten: Haysche Trennkost, Schlank-im-Schlaf-Diät, Fit-for-life-Diät, Montignac-Diät, Trennkost nach Summ.

INFO

WAS SIND »ZERO-CALORIE-FOODS«?

Dieser Begriff bezeichnet Nahrungsmittel, die dem Körper keine Energie liefern – weil er sie nicht verdauen kann. Damit können natürliche Zero-Calorie-Foods einen Gewichtsverlust durchaus fördern, wie etwa Konjak-Nudeln (oder »Shirataki«), die aus der Pflanze »Teufelszunge« gewonnen werden oder aus Quallen, die in Japan besonders beliebt sind. Das große Problem: Weil Zero-Calorie-Foods immer beliebter werden, springen Nahrungsmittel-Hersteller auf den Zug auf – und mixen beispielsweise aus Wasser, Geschmacksstoffen und Zellulose im Labor Kunstprodukte, wie etwa kalorienbefreite Erdnussbutter. Solche »Lebensmittel« liefern dann zwar ebenfalls keine oder kaum Energie, dafür aber jede Menge Stoffe, die unser Körper nicht braucht und die ihm nachweislich schaden – wie etwa künstliche Aromen und Farbstoffe. Gesundes Abnehmen? Mit solchen Produkten unmöglich!

Was an Trennkost-Diäten gut ist

+ + + Gemüse bildet bei allen Trennkost-Konzepten die Basis der Ernährung. Außerdem sollen Diäthaltende den Fleischkonsum reduzieren, auf stark verarbeitete und zuckerhaltige Lebensmittel sowie Fast Food verzichten. All das empfehlen auch Ernährungsmediziner.

+ + Die meisten Trennkost-Varianten arbeiten mit genauen Rezeptempfehlungen und garantieren so eine verringerte Energiezufuhr. Daher können Übergewichtige damit durchaus gut abnehmen.

+ + Infolge der empfohlenen Nährstoff-Trennung fallen figurbelastende Kohlenhydrat-Eiweiß-Kombinationen wie Hamburger oder Schnitzel mit Pommes zwangsläufig weg.

+ + Trennkost-Modelle schreiben lange Pausen zwischen den Mahlzeiten vor. Dadurch snacken Abnehmwillige weniger, was den Gewichtsverlust erleichtert.

+ + Einige Trennkost-Diäten empfehlen, abends auf Kohlenhydrate zu verzichten: Dies ist ernährungsphysiologisch sinnvoll, da es den Zuckerstoffwechsel stabilisiert und den nächtlichen Fettabbau fördert.

+ + Trennkost-Konzepte fordern von Abnehmwilligen, sich in die Lebensmittelkunde einzuarbeiten und zu erkennen, welche Nährstoffe wo in welchem Verhältnis vorkommen. Dies erleichtert einen langfristig gesünderen Ernährungsstil.

Was an Trennkost-Diäten schlecht ist

– – – Viele Trennkost-Varianten empfehlen, morgens und abends auf kohlenhydratreiche Nahrungsmittel zu setzen. Das führt dazu, dass Abnehmwillige insgesamt viele Zuckerstoffe aufnehmen. Dies ist insbesondere für Menschen mit Störungen im Glukosestoffwechsel problematisch.

– – – Klassische Trennkost empfiehlt allein, die vermeintlich günstigen Nährstoff-Kombinationen zu wählen, schränkt aber die Portionsgrößen nicht ein. Dies kann dazu führen, dass Diäthaltende zu viel Energie pro Tag aufnehmen und so eine Gewichtsreduktion verhindern.

– – Das Konzept ist mitunter in sich widersprüchlich und vergleichsweise kompliziert. Das macht es schwer, sich konsequent an die Empfehlungen zu halten und die Diät nicht vorzeitig abzubrechen.

– – Manche Trennkost-Diäten verbannen gesunde Lebensmittel wie Hülsenfrüchte vom Speiseplan, weil diese eine Kohlenhydrat-Eiweiß-Kombination darstellen.

Das sagt die Forschung

Die Vorstellung, der Körper könnte nicht sämtliche Nährstoff-Kombinationen verdauen, ist absolut aus der Luft gegriffen. Würde sie stimmen – kein Baby könnte wachsen, bekommt es doch über Monate hinweg mit der Muttermilch ein Lebensmittel, das sämtliche Makro- und Mikronährstoffe verbindet.

Zur möglichen Abnehmwirkung von Trennkost-Diäten gibt es nur wenige Untersuchungen. Eine stammt von einem Team um den Diabetes- und Adipositas-Forscher Alain Golay. Die Wissenschaftler baten 54 Übergewichtige, über sechs Wochen hinweg nur 1100 Kalorien am Tag zu sich zu nehmen. Die eine Hälfte der Teilnehmer bekam dabei Mahlzeiten nach dem Trennkost-Prinzip, die andere ausgewogenes, fettarmes Essen. Bei Studienende hatten im Schnitt alle Teilnehmer abgenommen – die Trennköstler mit 6,2 Kilo jedoch weniger als die Mischköstler mit

FAZIT

WAS SICH JEDER ÜBERGEWICHTIGE VON TRENNKOST-DIÄTEN ABSCHAUEN SOLLTE

Einmal genauer zu betrachten, wie wir im Ernährungsalltag Nährstoffe kombinieren, kann durchaus helfen, Gewicht zu verlieren. Denn auch wenn der Körper jeden Mix verdauen kann, so beeinflussen sich die Nährstoffe doch gegenseitig. Beispielsweise verlangsamt Fett die Nährstoffaufnahme – und sättigt so besser. Es gibt also durchaus Schlankmacher- und Dickmacher-Kombinationen. Wer darüber Bescheid weiß und sich entsprechend ernährt, nimmt leichter ab.

7,5 Kilo. Eine weitere kleine Studie ohne Kalorienreduktion stellte keine positiven Auswirkungen der Trennkost auf Übergewicht fest.
Es lässt sich also festhalten: Nehmen Menschen mit dem Trennkost-Prinzip ab, beruht dies nicht auf den speziellen Nährstoff-Kombinationen, sondern auf einer verringerten Energiezufuhr infolge der grundsätzlich veränderten, gesünderen Lebensmittelauswahl.

DIE BESTE DIÄT IST KEINE DIÄT

Die vorangegangenen Seiten haben gezeigt: Mit beinahe jeder Diät, egal wie gut oder schlecht sie für den Körper sein mag, nehmen Menschen ab. Einfach deshalb, weil die meisten Modelle die Energiezufuhr reduzieren – mal mehr, mal weniger stark. Doch die Forschung weiß inzwischen auch: Auf lange Sicht betrachtet scheitern Abnehmwillige mit sämtlichen Diät-Konzepten – selbst mit den grundsätzlich empfehlenswerten. So fand beispielsweise ein Team internationaler Wissenschaftler mithilfe einer Metaanalyse von über 100 Einzelstudien heraus: Ob Diäthaltende sich nun fettarm ernährt hatten, dem Low-Carb-Modell gefolgt waren oder aber einer der vielen anderen Abnehmvarianten – nach einem Jahr hatten die allermeisten die verlorenen Kilos wieder drauf.

Warum Diäten langfristig schaden, statt schlank zu machen

Die Gründe für die wenig nachhaltigen Abnehmerfolge sind vielfältig. Die wichtigsten: Keine Diät passt zum individuellen Ernährungsalltag von Übergewichtigen – und keine sieht eine professionelle, ernährungsmedizinische Begleitung über Monate hinweg vor. Im Gegenteil: Viele Diäten fordern dazu auf, die persönlichen Gewohnheiten komplett auf den Kopf zu stellen, Verhaltensweisen also, die wir meist von Kindheit an kennen. Dazu soll diese Umstellung von jetzt auf gleich erfolgen. Vielen Menschen gelingt es zwar, sich ein paar Wochen an die teils strikten Vorgaben zu halten, einige schaffen es sogar wenige Monate lang. Auf Dauer jedoch fallen die allermeisten nach einer Gewichtsabnahme Stück für Stück in alte Gepflogenheiten zurück und nehmen so Kilo für Kilo wieder zu.
Das besonders Gemeine: Der Körper reagiert auf eine verringerte Energiezufuhr, indem er uns verstärkt Hunger spüren lässt – und Fett zugleich effizienter speichert. Dies führt dazu, dass Menschen nach der Abnahme schneller zunehmen als vor einer Diät. Meist starten die Wieder-Übergewichtigen dann einen weiteren Diät-Versuch, nehmen ab, wieder zu, wieder ab … und manövrieren sich damit über die Jahre in einen Teufelskreis, der sie zuverlässig immer dicker macht, oft in lebensverkürzende Zivilisationskrankheiten mündet und alle Motivation für eine echte Ernährungsumstellung raubt.
Weitere Gründe, warum der Erfolg der gängigen Abnehmkonzepte nie nachhaltig sein kann:

- Diäten versorgen den Körper aufgrund bestimmter Lebensmittel-Verbote meist nicht mit allen nötigen Nährstoffen. Irgendwann rebelliert das Gehirn und verlangt energischer als sonst nach Nachschub.
- Diäten spiegeln nie den kompletten Stand der Forschung – und gehen so an den nachgewiesenen Bedürfnissen des Körpers und der Psyche vorbei.
- Die wichtigsten Antriebe fürs Essen sind zum einen der Hedonismus, also die Lust und Freude am Geschmack, zum anderen das Bedürfnis, Hunger zu stillen. Bei den meisten Diäten kommt beides gleichermaßen zu kurz.
- Unsere Ernährungsprägung, die im Mutterleib beginnt und sich von der Kindheit bis in die Jugend fortsetzt, resultiert in sehr stabilen kulinarischen Gewohnheiten und Traditionen. Solche individuellen Vorlieben ignorieren Diäten jedoch komplett – sodass wir uns nur kurze Zeit an sie halten können.

- Diäten bedienen die allgemein anerkannte Vorstellung, wonach nur besonders strenge, von außen diktierte Vorgaben beim Abnehmen helfen. Diese ist jedoch grundfalsch, denn sie ignoriert die evolutionäre Prägung des Menschen ebenso wie die Arbeitsweise des Gehirns. Ein Gewichtsverlust ist keine Frage von Selbstdisziplin!

Aufgrund all dieser Zusammenhänge gehen die Erfolgsaussichten von Diäten gegen null.

Weil ihre Heilsversprechen aber so verheißungsvoll sind, sehe ich in meiner Praxis täglich Menschen, die Dutzende Diäten hinter sich haben – und jedes Mal aufs Neue erleben mussten, wie sie allen so ernsthaft durchgezogenen Bemühungen zum Trotz immer mehr Gewicht zulegen.

Ich spüre dann ihre Verzweiflung und Scham, ihren Frust und auch ihre Angst: Denn meist kommen Patienten erst dann zu mir, wenn sie nicht mehr nur leicht übergewichtig sind, sondern schon krankhaft fettleibig, also adipös – und sich bereits Folgeprobleme wie Diabetes oder Rheuma bemerkbar machen.

Das Gute: Ich kann schätzungsweise 90 Prozent dieser Menschen helfen – allen also, bei denen nicht eine psychische oder eine seltene körperliche Erkrankung hinter dem Übergewicht steckt. Diese hohe Erfolgsquote beruht auf einem Konzept, das ich über viele Jahre als Ernährungsmediziner entwickelt habe und das ich stets an die aktuellen Erkenntnisse der Forschung anpasse. Dass es wirkt, haben inzwischen Tausende Patienten bewiesen, die damit ein normales, gesundes Gewicht erreichen und halten konnten. Selbst ein 200-Kilo-Mann, der seit Jahrzehnten ein solch krasses Übergewicht mit sich herumträgt, kann mit dieser Methode erfolgreich abnehmen, ohne dabei zu hungern – auch das habe ich bereits erlebt.

Das Entscheidende: Bei meinem Konzept handelt es sich nicht um eine Diät, sondern um die Umstellung auf eine moderne gesunde Ernährungsweise, die sich leicht an individuelle Gewohnheiten anpassen lässt – und die wir daher gut und genussvoll ein Leben lang durchhalten können.

INFO

MYTHOS ODER WAHRHEIT? – »WER NACH 18 UHR NICHTS ISST, NIMMT SCHNELLER AB«

In der Theorie ein Mythos, in der Praxis die Wahrheit! Grundsätzlich ist es zwar egal, wann Abnehmwillige essen – wer in der Summe weniger Energie zu sich nimmt, als er verbrennt, verliert auf jeden Fall Gewicht. Allerdings hat es einige Vorteile, abends nichts mehr zu essen. Zum einen bedeutet es für die meisten, besonders dick machende Gewohnheiten aufzugeben – wie etwa das Snacken vorm TV. Zum anderen ist unsere Stoffwechselrate morgens und mittags am besten: Unser Körper setzt die aufgenommene Energie dann effektiver um als abends. Insbesondere Menschen mit Störungen des Zuckerstoffwechsels rate ich daher dazu, die letzte Mahlzeit des Tages möglichst früh einzunehmen. Denn das stabilisiert den Glukosespiegel im Blut auf niedrigem Niveau und befeuert damit zugleich die Fettverbrennung. Und davon profitieren Diabetiker besonders.

Wichtig jedoch: Kein Mensch kann sich immer an seine selbst gesetzten Vorgaben halten. Bleiben Sie daher gelassen, wenn Sie ab und an auch nach 18 Uhr noch zu Abend essen oder der Versuchung Chipstüte nachgeben. Denn ein entspannter Umgang mit sich selbst senkt Studien zufolge das Risiko, aufgrund ein- oder zweimal gebrochener Vorsätze das Abnehmvorhaben ganz fahren zu lassen.

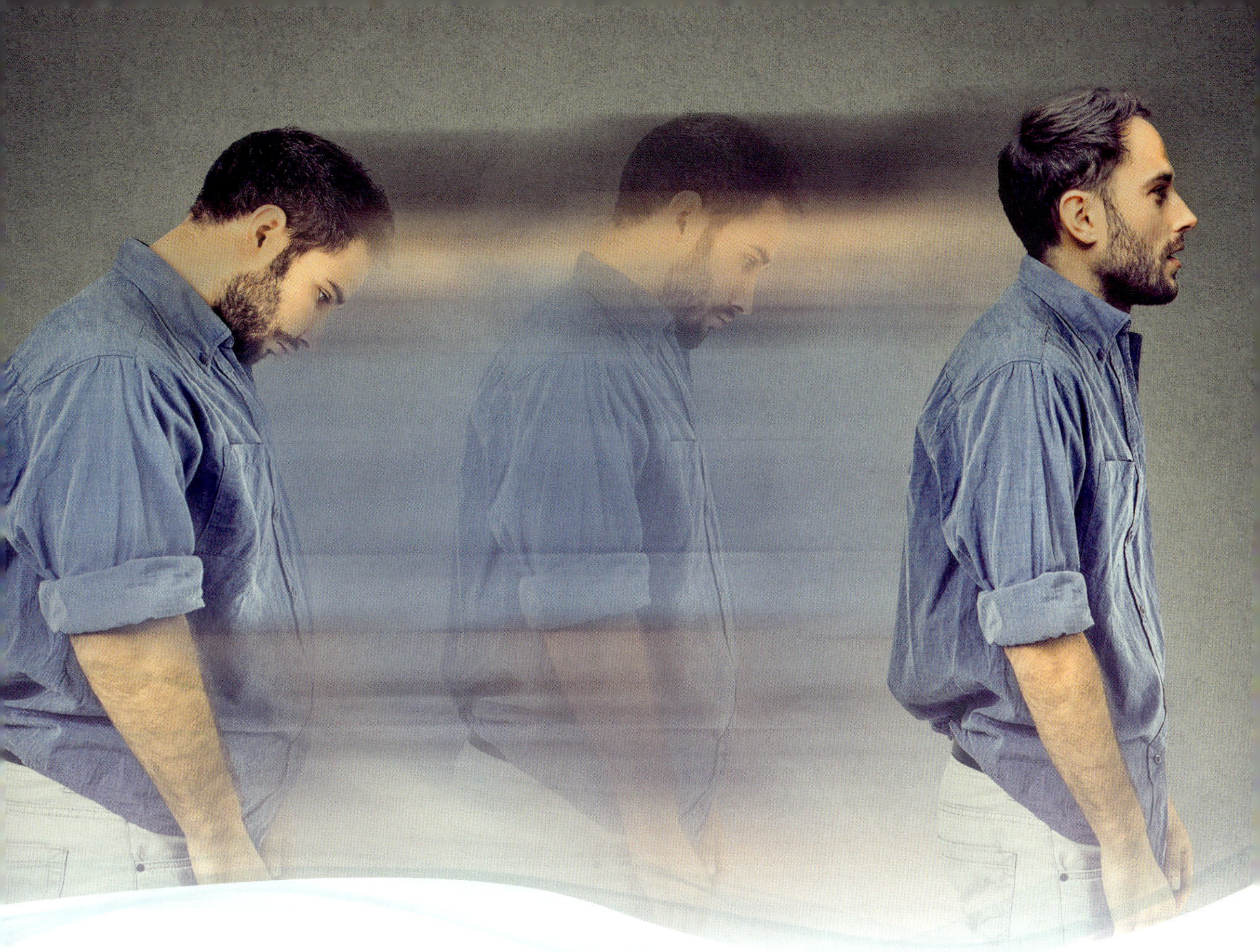

DER ABNEHMGARANT – DIE ARTGERECHTE ERNÄHRUNG

Am Anfang meiner Karriere stand ein Schock: Als junger Arzt an einem großen Klinikum erlebte ich immer wieder, wie die erfahrenen Ärzte-Kollegen Patienten mit einer Diabetes-Diagnose konfrontierten und mir danach auftrugen, diese auf Insulin einzustellen – und ihnen einen Diätratgeber in die Hand zu drücken (meist mit dem Kommentar: »Obwohl die eh nie abnehmen werden …«) Dieses Verhalten war nicht nur respektlos, sondern schon damals der absolut falsche Ansatz. Denn bereits vor 30 Jahren wusste die Forschung: Eine Insulin-Therapie senkt zwar die Glukosekonzentration im Blut, macht Menschen auf Dauer aber noch dicker – und lässt so den Zuckerstoffwechsel weiter eskalieren. Ebenso klar war: Wer umgekehrt abnimmt, kann damit den Zuckerstoffwechsel normalisieren – und so den Diabetes bessern oder sogar heilen. Diese Diskrepanz zwischen Theorie und Praxis brachte mich einerseits dazu, erst die Diabetologie und dann noch die Ernährungsmedizin als Fachgebiet zu wählen und mich mit einer entsprechenden Schwerpunktpraxis selbstständig zu machen. Zum anderen hat sie mich dazu angeregt, das Konzept der sogenannten »artgerechten Ernährung« zu entwickeln – als Abnehmmodell, das langfristig Erfolg garantiert.

FÜR EINE ARTGERECHTE ERNÄHRUNG!

Jede Spezies im Tierreich hat eine für sich passende Ernährung. Auch wir Menschen bilden, rein biologisch betrachtet, solch eine Art und gehören als Vertreter der Spezies Homo sapiens zu den Primaten. Jedes Tier, das sich nicht artgerecht ernährt, wird krank. Für den Tiger, die Antilope und natürlich unsere Hauskatze erkennen wir das an – nie würden wir Minka etwa mit Chips füttern. Bei uns selbst aber verdrängen wir die enge Verbindung zur Natur.

Dabei braucht auch der Mensch eine artgerechte Ernährung. Wer definieren will, wie eine solche aussehen sollte, muss drei Aspekte berücksichtigen:

1. Die Tatsache, dass wir rein körperlich – mitsamt allen uns evolutionär eingeprägten Programmen – unseren Vorfahren ähneln, die in der Savanne lebten und sich überwiegend pflanzlich ernährten.
2. Die Erkenntnisse zur traditionellen Ernährung der Bewohner in den Blue Zones, jenen Gegenden, in denen die Menschen sehr lange sehr alt wurden (siehe Seite 20–21).
3. Die modernen westlichen Lebensbedingungen, die unseren Alltag bestimmen.

All das habe ich zusammengedacht und daraus – unter Zuhilfenahme aktueller Forschungsergebnisse – eine ideale Ernährungsweise abgeleitet. Mit nur wenigen, dafür relevanten Regeln und Prinzipien. Wer sie verinnerlicht, gibt seinem Körper jeden Tag aufs Neue, was dieser braucht – und verschont ihn mit allem, was – früher oder später – dick macht und krank.

ARTGERECHT ESSEN – DIE 9 WICHTIGSTEN REGELN

- Alles auf Gemüse setzen

Essen Sie zu jeder Mahlzeit Gemüse – mindestens 400, besser 500 Gramm sollten es täglich sein. Wer einen erhöhten Energiebedarf hat, etwa körperlich schwer arbeitet oder schwanger ist, rechnet am besten direkt mit 600 Gramm.

- Das falsche Fett sparsam konsumieren

Wurst, Kekse, Tiefkühl-Pizza, Pommes: In Fertigprodukten und Fast Food stecken viele ungünstige Transfettsäuren. Essen Sie daher so wenig wie möglich davon.

- Das gute Fett großzügig konsumieren

Versuchen Sie, täglich ungesättigte Fettsäuren zu sich zu nehmen, etwa aus Lein-, Hanf-, Oliven- und Nussöl. Auch fetter Bio-Seefisch ist günstig, zwei 50-Gramm-Portionen pro Woche genügen aber – auch deshalb, weil die Meere dramatisch überfischt sind!

- Weg mit dem Zucker!

Trinken Sie so wenige Softdrinks, wie es geht – und verbannen Sie auch Kuchen und Süßigkeiten weitgehend vom Teller. Wenn Sie doch einmal naschen müssen, dann am besten im Anschluss an eine Mahlzeit: Dies belastet den Zuckerstoffwechsel weniger stark.

- Beilagen reduzieren

Unsere Ahnen haben sich so viel bewegt, wie es heute nur noch Sportler tun. Die meisten von uns verbringen den Großteil sitzend und verbrennen so die schnell verfügbare Energie aus Kohlenhydraten nicht mehr direkt. Daher sollten Sie daran sparen, etwa indem Sie die klassischen Beilagen wie Nudeln, Reis und Kartoffeln mindestens halbieren, ganz nach dem Motto: »Das Gemüse muss gegessen werden – die Kartoffeln dürfen liegen bleiben.« Wählen Sie bei Kohlenhydratreichem zudem stets die Vollkornvariante, dann fällt die Insulin-Ausschüttung geringer aus.

- Mehr Hülsenfrüchte konsumieren

Linsen, Bohnen, Erbsen und Co. essen viele nur im Eintopf. Dabei sollten die kleinen Kraftpakete täglich auf dem Tisch stehen – als ideale Quelle für wertvolle Eiweiße und Ballaststoffe. Tipp: Mit Pasta aus Hülsenfrüchten klappt das leichter.

- Genug Eiweiß aufnehmen

1 bis 1,2 Gramm Protein pro Kilo Körpergewicht sollte jeder essen. Besonders günstig sind Eiweiße aus pflanzlichen Quellen wie Hülsenfrüchten und Nüssen.

- Viel trinken

Unser Flüssigkeitsbedarf liegt bei circa 30 Millilitern pro Kilo Körpergewicht. Etwa 800 Milliliter liefert bereits unsere Nahrung, den Rest sollten Sie über Wasser und ungesüßte Tees aufnehmen.

- Mit Alkohol geizen

Das Nervengift schwächt unsere Willenskraft, macht Appetit und schadet der Leber. Verzichten Sie daher möglichst ganz darauf. Gesundheitlich gerade noch akzeptabel sind laut Wissenschaft für Frauen pro Tag 10 Milligramm (etwa 125 Milliliter Wein oder 250 Milliliter Bier), für Männer das Doppelte.

INFO

PFLANZLICH GEWINNT!

Vegetarier und insbesondere Veganer sind eher schlanker und meist auch gesünder als der Durchschnitt. Über die Gründe wissen Forscher immer besser Bescheid:

1. Wer sich vorwiegend pflanzlich ernährt, hat einen gesünderen Spiegel am Satthormon Leptin im Blut. Dadurch kann der Botenstoff besser wirken, das Risiko, sich zu überessen, sinkt – und damit auch das für Übergewicht.
2. Nach dem Genuss pflanzlicher Lebensmittel zeigt sich eine verbesserte Ausschüttung bestimmter Hormone wie GLP-1, Amylin und PYY, die für eine stärkere Sättigung sorgen, verglichen mit dem Genuss von Fleisch oder Käse.
3. Nicht tierische Nahrung führt seltener zu den so gefürchteten Fressflashs. Denn sie aktiviert jene Zentren im Gehirn weniger stark, die uns dazu verleiten, immer mehr zu essen.

ARTGERECHT LEBEN – DIE 7 WICHTIGSTEN REGELN

- Maximal drei Mahlzeiten am Tag

Versuchen Sie, nicht öfter zu essen – noch besser wären zwei Mahlzeiten. Und: Verlängern Sie die nächtliche Essensauszeit so weit wie möglich.

- Nicht snacken

Eine der wichtigsten Ursachen für Übergewicht ist Daueressen. Greifen Sie daher so selten wie möglich zu Snacks. Wird das Verlangen zu groß: Nüsse und Rohkost beeinflussen den Blutzucker nur minimal.

- Keine Verbote

Wer bestimmte Lebensmittel auf den Index setzt, macht diese nur noch begehrenswerter. Daher: Alles ist erlaubt – aber in Maßen.

- Keine Kalorien zählen

Wer nur auf den Energiegehalt der Nahrung schaut, nimmt gesunde Lebensmittel wie Leinöl vom Tisch. Ernähren sich Menschen jedoch artgerecht, bauen sie beinahe automatisch ein Energiedefizit auf. Denn das Zusammenspiel aus Gemüse, Eiweiß und gesunden Fetten sättigt so gut, dass wir uns daran grundsätzlich schlicht nicht überessen können.

- Selbst kochen

Mit Fertigprodukten kann sich niemand mit allen Nährstoffen versorgen, die wir Menschen brauchen. Dies gelingt nur mit frischen Waren. Greifen Sie daher möglichst oft zum Kochlöffel.

- Mahlzeiten genießen

Setzen wir uns zum Essen an einen Tisch, ohne Ablenkung, wird es ein sinnliches Erlebnis: Wir registrieren, was wir da zu uns nehmen, spüren besser, wenn wir satt sind – und kommen so mit weniger Nahrung aus. Achtsamkeit ist für ein günstiges Essverhalten ebenso zentral wie für das Leben insgesamt!

ZUR UMSETZUNG: DAS 20:80-PRINZIP

Es gibt ein großes Problem, unter dem alle meine Patienten gleichermaßen leiden: Selbst wenn sie alles übers Konzept der artgerechten Ernährung wissen, stehen sie am Ende doch wieder in der Küche – und machen alles wie immer. Die Informationen praktisch umzusetzen ist also eine riesengroße Hürde. Das Gute: Jeder kann sie überwinden! Und zwar mit einem weiteren Konzept, das ich mithilfe all meiner Erfahrung aus jahrzehntelanger praktischer Ernährungstherapie im Einklang mit den aktuellen Studien entwickelt habe: dem »20:80-Prinzip«. Wenn Sie dieses Programm anwenden, um die artgerechte Ernährung in Ihren Alltag zu integrieren, brauchen Sie sich nie wieder Gedanken darüber zu machen, ob Sie wirklich nachhaltig abnehmen und schlank bleiben können. Sie werden es! Nur vier Schritte genügen:

Schritt 1: Per Tagebuch auf gründliche Fehlersuche gehen

Jeder von uns ernährt sich unterschiedlich – entsprechend sind auch unsere ungünstigen Essensmuster und kulinarischen Vorlieben individuell verschieden. Um diese Fehler beheben zu können, müssen wir sie zunächst einmal aufspüren. Hierbei hilft ein Ernährungsprotokoll: Schreiben Sie dafür über vier Wochen hinweg genau auf, was Sie essen, trinken – und in welchen Situationen Sie dies tun. Wichtig: Seien Sie wirklich ehrlich und konsequent. Denn nur ein umfassend geführtes Ernährungstagebuch erlaubt Ihnen anschließend jenen aufschlussreichen Blick auf Ihr Essverhalten, den es braucht, um nachhaltig das Entscheidende anpassen zu können.

Schritt 2: Die wichtigsten Ernährungsfehler identifizieren und gewichten

Sie haben Ihr Ernährungstagebuch vier Wochen lang sorgfältig geführt? Super! Versuchen Sie nun, die schlimmsten Fehler zu erkennen, mit denen Sie Ihr Gewicht nach oben treiben: Gewohnheiten und Vorlieben also, die den Regeln der artgerechten Ernährung stark widersprechen. Die meisten meiner Patienten erkennen etwa sechs bis acht problematische Muster, besonders häufig etwa diese:

- Der Gemüsekonsum ist zu gering.
- Der Zuckerkonsum übersteigt die erlaubten 25 Gramm am Tag deutlich.
- Der Anteil isolierter beziehungsweise raffinierter Kohlenhydrate in der Nahrung ist zu hoch, der Vollkornanteil zu gering.
- Die Mahlzeiten beinhalten zu wenige Proteine.
- Es landen häufig Fertigprodukte und Fast Food auf dem Teller.
- Es stehen kaum Hülsenfrüchte auf dem Speiseplan.
- Der Fleisch- und Wurstkonsum ist deutlich zu hoch.
- Es kommt viel zu wenig wertvolles Öl auf den Tisch.
- Die Flüssigkeitsaufnahme ist zu gering.

Sobald die Liste mit Ihren persönlichen ungünstigen Gewohnheiten steht, suchen Sie sich zwei aus, die Sie als Erstes angehen wollen. Dabei sollte es sich um jene Muster handeln, bei denen Ihnen Änderungen mutmaßlich am leichtesten fallen. Viele meiner Patienten nehmen sich dann etwa vor, mehr Gemüse zu essen – und an den raffinierten Kohlenhydraten zu sparen.

Schritt 3: Gesunde Mini-Gewohnheiten ableiten

Der Grundsatz hinter jeder gelungenen Ernährungsumstellung – ich kann es nicht oft genug wiederholen – lautet: »Go slow!« Fangen Sie also langsam an, Stück für Stück. Da die meisten von uns jedoch Probleme haben, diese Maßgabe zu akzeptieren, gestatten Sie mir einen kurzen Exkurs zur Frage, warum das so ist.

Wer versucht, seine Ernährung um 180 Grad zu drehen, überfordert sein Gehirn. Denn Gewohnheiten sind deshalb so stabil, weil automatisierte Handlungen unser Oberstübchen weniger Energie kosten – und es effizienter arbeiten lassen. Würden wir uns morgens nicht wie ferngesteuert ein Salamibrötchen schmieren, sondern stets alle Frühstücksoptionen im Kopf durchspielen, bekämen wir nicht nur ein Zeitproblem, sondern würden zudem unserem Gehirn eine Energiekrise bescheren. Deshalb streikt unser Gehirn, wenn wir versuchen, zu viel auf einmal zu verändern – und wird alles tun, um uns auf den Pfad alter Gewohnheiten zurückzuführen. Mitunter sind auch Verhaltenssüchte beteiligt. Zu solch einem Widerstreit zwischen Geist und Körper kommt es indes nicht, wenn wir die Ernährungsumstellung langsam angehen. Geduld ist also tatsächlich die Voraussetzung für einen nachhaltigen Abnehmerfolg.

Überlegen Sie sich daher für jeden der beiden Fehler, die Sie als Erstes ausmerzen wollen, zwei gesunde Mini-Gewohnheiten, die Ihnen bei diesem Vorhaben helfen. Dabei gilt wieder: Wählen Sie Verhaltensweisen, die Sie sehr wahrscheinlich ohne Quälerei umsetzen können. Und lassen Sie jene Vorlieben zunächst unangetastet, die Ihnen besonders wichtig sind und damit Teil Ihrer Identität. Wenn Sie beispielsweise Pasta lieben und sich nun vornehmen, sämtliche Weißmehlnudeln vom Speiseplan zu streichen, werden Sie dieses Vorhaben bei nächster Gelegenheit aufgeben – und die Ernährungsumstellung abbrechen.

Meine Erfahrung aus der Praxis zeigt: Den meisten Patienten fällt es leicht, ihr Frühstück zu modifizieren. Sollten Sie also beispielsweise planen, die tägliche Kohlenhydratzufuhr zu reduzieren und mehr Gemüse zu konsumieren, kann dies mit einer angepassten Morgenmahlzeit gut gelingen – etwa mit einem Power-Quark, wie ich ihn meistens esse: Dafür mische ich 150 Gramm Magerquark mit zwei Esslöffeln Haferflocken sowie 100 Gramm Beeren – und gebe zum Schluss einen Esslöffel Leinöl darüber. Wenn Sie nun noch ein Stück Rohkost dazu essen, eine große Möhre etwa oder vier Radieschen und eine Tomate, dann haben Sie gleich zwei neue Gesund-Ge-

INFO

MEHRGLEISIG FAHREN

Viele Übergewichtige suchen trotz besseren Wissens nach der einen Maßnahme, die wie von Zauberhand alle Probleme löst – als gäbe es einen kulinarischen Stein der Weisen. Diese Vorstellung erleichtert es der Industrie und windigen Diät-Gurus gleichermaßen, Kasse zu machen. In Wahrheit aber entsteht der größte Effekt aus einer geschickten Kombination vieler kleiner effektiver Maßnahmen! Und: Der Erfolg ist dann auch am nachhaltigsten – denn je geringer der Umfang der Veränderung im Einzelnen, desto stabiler das Veränderungskonzept im Ganzen!

wohnheiten buchstäblich abgefrühstückt! Der Quark schmeckt Ihnen nicht? Dann versuchen Sie es mit Rührei sowie einem kleinen Stück Vollkornbrot mit Frischkäse und frischen Sprossen anstelle des Salamibrötchens.
Ich garantiere: Wenn Sie ein, zwei Stunden darauf verwenden, sich ausgehend vom Konzept der artgerechten Ernährung gesunde Mini-Gewohnheiten zu überlegen, werden Sie auf viele kommen, die Ihnen ähnlich viel Genuss bereiten wie die alten, dafür aber sehr viel besser für Ihre Figur und Gesundheit sind.
Haben Sie die ersten neuen Gewohnheiten so automatisiert, dass Sie nicht mehr darüber nachdenken müssen – meist ist dies nach etwa einem Monat der Fall –, überlegen Sie sich zwei weitere. Sobald auch diese verinnerlicht sind, gehen Sie die nächsten beiden an – so lange, bis Sie Ihre in Schritt 2 ausgemachten Fehler behoben haben! Ist das der Fall, nehmen Sie sich die nächsten ungünstigen Ernährungsmuster vor – und leiten erneut gesunde Mini-Gewohnheiten ab …
Sie sehen: Eine Ernährungsumstellung ist ein Langzeitprojekt, aber eines, bei dem Sie komplett das Heft in der Hand behalten – und nicht auf Ihre kulinarischen Lieblinge verzichten müssen. Sie entscheiden, was Sie ändern und wie Sie es tun!

Schritt 4: Bei den neuen Gewohnheiten auf satt machende Lebensmittel setzen

Wenn Sie die Ernährungsumstellung angehen, sollten Sie eines stets im Kopf behalten – bei allem, was Sie tun: Nur wer damit satt wird, hält eine angepasste Ernährungsweise durch. Gestalten Sie Ihre neuen Gewohnheiten daher stets rund um die gesündesten Sattmacher. Unter den Makronährstoffen ist dies das Eiweiß, unter den Mikronährstoffen sind es die Ballaststoffe. Außerdem gehören alle Gemüsesorten zu den absoluten Schlankfoods – ebenso wertvolle Fette (siehe Seite 58–59). Aus diesen Puzzleteilen sollten Sie Ihre neuen Gewohnheiten zusammensetzen. Die Forschung weiß: Wer all das gerade Genannte kombiniert, wird schnell satt, bleibt es länger – und nimmt dadurch leichter ab. Ohne eine einzige Kalorie zu zählen.

INFO

DER SCHLANKTURBO NUMMER EINS: NÜSSE

Wer regelmäßig zu Mandeln, Walnüssen und Pistazien greift, hat nachgewiesenermaßen einen gesünderen BMI und einen geringeren Bauchumfang als der Durchschnitt. Klar! Denn Nüsse liefern alles, was Schlankfoods ausmacht, in einer idealen Kombination: Ballaststoffe, ungesättigte Fettsäuren – und natürlich jede Menge pflanzliches Eiweiß, das nicht nur sättigt, sondern auch der Darmflora guttut! Ideale Tagesmenge: 30 Gramm.

Bonus-Schritt: Holen Sie sich weitere Unterstützung!

Wenn Sie die ersten vier Schritte gehen, werden Sie das Konzept der artgerechten Ernährung im Alltag garantiert gut umsetzen können. Das Folgende macht den Weg daher nicht erfolgreicher, aber leichter! Es handelt sich um zwei praktische Hilfen, die ich Ihnen noch ans Herz legen möchte. Die erste: ein Ratgeber, den ich speziell zur Frage geschrieben habe, wie sich Gewohnheiten hin zur artgerechten Ernährung verändern lassen: »Abnehmen nach dem 20:80-Prinzip: 20 % Verhalten ändern, 80 % Essgewohnheiten behalten«. Dieses Buch liefert Ihnen jede Menge

Checklisten, Fragebögen und weitere Tipps, die Ihnen den Umstieg erleichtern.
Die zweite Hilfe bildet die App »myFoodDoctor«. Diese habe ich im vergangenen Jahr entwickelt – es ist die erste ernährungsmedizinische App Europas überhaupt. Damit können Sie unter anderem ein digitales Ernährungstagebuch führen, bekommen im Anschluss eine professionelle Auswertung und werden von der App gecoacht – ganz so, wie wir es auch im medicum Hamburg machen. Darüber hinaus erhalten Nutzer einen Selbstlernkurs mit mehreren Modulen, um ihr Wissen zu festigen – und motivierende Tipps und Push-up-Nachrichten, die das Durchhalten erleichtern. Das Beste: Das Programm ist als Präventionsleistung zertifiziert. Damit bekommen Sie die Kosten erstattet, sobald Sie den Selbstlernkurs absolviert haben.
Sie wollen diese Hilfen nicht? Kein Problem: Wie gesagt, Sie werden auch ohne diese Coaching-Elemente in Eigenregie erfolgreich sein. Hier noch ein Extra-Tipp für Sie: Führen Sie das Ernährungstagebuch auch nach den in Schritt 1 empfohlenen vier Wochen weiter – und zwar am besten handschriftlich. Notieren Sie dabei vor allem die Dinge, die gut gelaufen sind, seien diese auch noch so klein! Das führt zu einem Dopaminschub – und dieser wiederum ist eine Voraussetzung dafür, dass sich neue Gewohnheiten in unserem Gehirn verankern.

WIE SIE IHR GEWICHT NOCH LEICHTER HALTEN

Wer jemals eine Diät gemacht hat, der kennt ihn: den Jo-Jo-Effekt. Denn dieser gehört zu jedem strikten Abnehmkonzept wie Tim zu Struppi. Kein Wunder also, dass von zehn Menschen, die erfolgreich Kilos verloren haben, mehr als acht nach einiger Zeit so viel wiegen wie zuvor – oder sogar noch mehr. Demotivierend und auch gefährlich ist das! Denn Studien zeigen: Wer erst zehn Prozent seines Körpergewichts verliert und anschließend nur zwei bis sechs Prozent wieder zunimmt, macht damit sämtliche gesundheitlichen Vorteile des Gewichtsverlusts wieder zunichte!
Zwar kann ich garantieren, dass Sie mit meinem Konzept der artgerechten Ernährung gar nicht erst in die Jo-Jo-Falle tappen. Aber die Forschung zu diesem Thema ist inzwischen so umfassend und aufschlussreich, dass ich Ihnen die Ergebnisse nicht vorenthalten will – auch weil sich aus den Studien einige Strategien ableiten lassen, die die artgerechte Ernährung wunderbar ergänzen und es Ihnen damit leichter machen, die Langstrecke zu bewältigen und das neue Gewicht verlässlich zu bewahren.

Wie es zum Jo-Jo-Effekt kommt

Der Hauptgrund, weshalb Menschen nach einer Gewichtsabnahme schnell wieder zulegen, liegt im verringerten Grundumsatz. Verlieren wir nur zehn Prozent Gewicht, verbrauchen wir im Ruhezustand etwa 20 Prozent weniger Energie – müssten also unsere Kalorienzufuhr um ein Fünftel reduzieren, um schlanker zu bleiben.
Das Gemeine: Dieser Effekt bleibt über Jahre stabil, wie beispielsweise Forscher zeigen konnten, die Teilnehmer der TV-Abnehm-Show »The Biggest Loser« sechs Jahre nach Ende der Dreharbeiten untersuchten.
Die Stoffwechselrate hatte sich bei allen nachhaltig verringert – und nur einer von 14 hatte das neue Gewicht halten können.
Doch nicht nur der Körper ist am Jo-Jo-Effekt beteiligt – auch die Psyche macht es uns schwer, den Abnehmerfolg bis ans Lebensende zu konservieren. Denn unser Gehirn braucht Jahre, bis es neue Gewohnheiten übernimmt, also die gesunde Option als den Normalfall akzeptiert – so dass wir morgens Porridge essen können, ohne in Gedanken die Nuss-Nougat-Creme vor uns zu sehen.

Was gegen den Jo-Jo-Effekt hilft

Die Wissenschaft weiß inzwischen nicht nur, was den Jo-Jo-Effekt auslöst, sondern auch, was dagegen hilft. Diese Erkenntnisse habe ich mit Erfahrungen aus der Praxis kombiniert: Denn dort ist das Thema buchstäblich an der Tagesordnung, sodass ich umfassend beobachten konnte – in Kenntnis der entsprechenden Studien –, welche Anti-Jo-Jo-Strategien in der Umsetzung den größten Erfolg versprechen. Diese will ich Ihnen im Folgenden vorstellen. Einige zielen darauf ab, die Ernährung weitergehend zu optimieren, andere nehmen eher unser Verhalten in den Fokus. Einige Anregungen erfordern umfassende Änderungen im Alltag, andere nur geringe. Ich kann Ihnen versprechen: Wer nur einige (bestenfalls natürlich alle!) umsetzt, wird den Zeiger auf der Waage nie wieder nach rechts rutschen sehen – und sich damit mehr und vor allem mehr gesunde Jahre auf der Lebensuhr sichern!

Anti-Jo-Jo-Strategie 1: Die Abnehmphase bewusst beenden

Wenn Sie mit einer anderen Methode als der artgerechten Ernährung abgenommen haben, gilt es zunächst, vom Abspeck- in den Gewicht-halten-Modus zu schalten. Denn egal ob Atkins, Low Fat oder Trennkost: Die meisten Diät-Konzepte eignen sich nicht als Langzeit-Ernährung. Dies zeigte etwa eine Metaanalyse, für die ein internationales Forscherteam 121 Diät-Studien mit insgesamt mehr als 21 000 Teilnehmern unter die Lupe nahm. Das Ergebnis war bei allen untersuchten 14 Diät-Varianten stets das gleiche: Zwar wogen die Probanden nach sechs Monaten im Schnitt deutlich weniger, zudem hatten sich die Risikofaktoren für Herz-Kreislauf-Erkrankungen wie etwa Bluthochdruck gebessert. Nach zwölf Monaten aber waren sämtliche positiven Effekte weitgehend verschwunden. Das Gleiche berichten mir auch Patienten, wenn sie im Erstgespräch ihre häufig bereits schon Jahrzehnte andauernde frustrierende Diät-Historie beschreiben.
Das bedeutet: Sie sollten eine Diät stets nur als Einstieg betrachten, um im Anschluss an den Gewichtsverlust auf die artgerechte Ernährung umzusteigen. Denn nur sie gibt dem Körper alles, was braucht – ohne die Seele mit Verboten zu quälen und den Gewichtsverlust zu gefährden.

Anti-Jo-Jo-Strategie 2: Weiterhin kalorienreduziert essen

Erhalten Sie langfristig ein – mindestens kleines – Energiedefizit aufrecht. Das klingt leicht, fällt den meisten im Alltag jedoch schwer. Denn Übergewichtige sind in der Regel an große Portionen gewöhnt – und außerdem daran, häufig zu essen und zu snacken. Auch stellt das Essen und der dadurch ausgelöste Genuss, etwa bei einem Restaurantbesuch mit Freunden, einen wichtigen Bestandteil unseres Soziallebens dar. Sich stets zu kontrollieren ist also eine Mammutaufgabe – aber eine, die sich auszahlt. Mein Tipp: Planen Sie Ihre Woche nach Tagen, an denen Sie gut artgerecht essen können, und solchen, an denen das nicht klappen wird – etwa weil eine Familienfeier ansteht. Versuchen Sie dann, die Schlemmertage im Vorhinein auszugleichen, etwa indem Sie die Tage zuvor betont gesund essen und ein, zwei zusätzliche Sporteinheiten einlegen.

Anti-Jo-Jo-Strategie 3: Täglich wiegen

Verschiedene Studien haben gezeigt: Je häufiger sich Abnehmwillige auf die Waage stellen, desto leichter nehmen sie ab. Entsprechend hilft tägliches Wiegen dabei, das neue Gewicht nicht zu gefährden – etwa wenn sich am Jahresende Feier- und Schlemmeranlässe häufen. Zu diesem Ergebnis kamen Forscher der University of Georgia: Sie baten eine Hälfte ihrer Probanden, sich in der Zeit zwischen Thanksgiving und Neujahr täglich auf eine digitale Waage zu stellen, die den

Gewichtsverlauf auch grafisch dokumentierte. Die Teilnehmer der Kontrollgruppe bekamen keine Vorgabe. Ergebnis: Die meisten Probanden, die sich täglich wogen, konnten allen Festivitäten zum Trotz ihr Gewicht halten – die übergewichtigen Teilnehmer hatten sogar rund eineinhalb Kilo verloren. Die Probanden der Kontrollgruppe dagegen? Brachten im Schnitt zweieinhalb Kilo mehr auf die Waage als zu Beginn der Studie.

Anti-Jo-Jo-Strategie 4: Energiegehalt in Bewegung umrechnen

Die meisten Menschen unterschätzen, wie viele Kalorien Lebensmittel haben, insbesondere bei Snacks – und überschätzen umgekehrt die Energie, die sie durch Bewegung verbrennen. Diese Diskrepanz führt schnell in die Jo-Jo-Falle. Englische Forscher haben einen simplen Weg gefunden, um sie aufzulösen. Für ihre Studie nahmen die Wissenschaftler 15 Untersuchungen unter die Lupe, die sich mit dem Einfluss von Nährwertkennzeichnungen auf den Ernährungsstil befassten.

Das Ergebnis: War auf den Verpackungen von Nahrungsmitteln verzeichnet, wie viel körperliche Aktivität nötig wäre, um den Energiegehalt des Produkts zu verbrennen, aßen die Probanden bis zu 100 Kalorien pro Mahlzeit weniger – im Schnitt waren es 65. Auf den Tag gerechnet, so die Forscher, könnten Menschen damit rund 200 Kalorien täglich einsparen.

Da es hierzulande erfahrungsgemäß sehr lange dauert, ehe eine sinnvolle Lebensmittelkennzeichnung Realität wird, bekommen Sie hier eine kleine Alltagshilfe:

Lebensmittel	Kaloriengehalt	Was Sie dafür tun müssten
1 Tüte Chips (200 g)	1060 kcal	120 Minuten schnell Rad fahren
1 Erdnuss-Schoko-Riegel (50 g)	242 kcal	75 Minuten spazieren gehen
1 Roggenbrötchen mit 30 g Käse	300 kcal	30 Minuten zügig schwimmen
1 Big Mac	503 kcal	60 Minuten schnell joggen
½ Liter Cola	215 kcal	35 Minuten Boden schrubben
1 Hotdog	400 kcal	2 Stunden Wände streichen
1 Kugel Stracciatella-Eis	114 kcal	20 Minuten engagiert tanzen
1 Berliner	210 kcal	15 Minuten seilspringen
Currywurst mit Pommes	850 kcal	60 Minuten Squash spielen
1 Schoko-Cookie (23 g)	111 kcal	30 Minuten staubsaugen
1 Laugenbrezel (90 g)	250 kcal	25 Minuten Umzugskisten schleppen

Anti-Jo-Jo-Strategie 5: Mehr Eiweiß essen

Wer seinen täglichen Proteinbedarf konsequent deckt, bleibt leichter schlank. Dies haben unter anderem die sogenannte Diogenes-Studie und eine Metaanalyse gezeigt. Doch nicht nur die Menge der Proteine, auch ihre Quelle entscheidet mit darüber, wie stark der Jo-Jo-Effekt ausfällt. Darauf verweist unter anderem die Studie eines europäischen Forscherteams: Am erfolgreichsten bewahrten ein neues Gewicht jene Probanden, die ihren Eiweißbedarf über pflanzliche Proteine deckten – sofern diese nicht aus Getreideprodukten stammten, sondern etwa aus Hülsenfrüchten und Nüssen.

Anti-Jo-Jo-Strategie 6: Weniger Fernsehen, bei Werbung umschalten

Dieser Trick wirkt banal, doch er ist aus zwei Gründen effektiv. Zum einen bewegen sich TV-Abstinenzler mehr als Fernseh-Junkies. Zum anderen verführt uns die Werbung nachgewiesenermaßen dazu, mehr Ungesundes zu essen. Für letztere Erkenntnis ließen Wissenschaftler Kinder und Jugendliche einen Trickfilm schauen – mit mal mehr, mal weniger Werbung für ungesunde Nahrungsmittel wie Schokocreme und Burger. Dann dokumentierten sie, wie viel ihre Probanden anschließend aßen. Dabei zeigte sich: Die Kinder der TV-Spot-Gruppe nahmen während der Mahlzeit, die auf den Film folgte, 45 Kalorien mehr zu sich als die Teilnehmer der Vergleichsgruppe. Die übergewichtigen Kinder vertilgten sogar 100 Kalorien mehr. Setzten Wissenschaftler ihren Probanden die beworbenen Produkte vor, verstärkte dies den Effekt noch deutlich. Besser lässt sich der sogenannte »Augenhunger« als Ursache für Übergewicht kaum demonstrieren.
Dass diese Ergebnisse auch auf Erwachsene übertragbar sind, daran zweifle ich aufgrund meiner langjährigen Erfahrungen aus der Praxis übrigens keine Sekunde!

INFO

MAGENVERKLEINERUNG: WANN WIRD ES ZEIT DAFÜR?

Aktuell lassen sich pro Jahr rund 15 000 Menschen operativ den Magen verkleinern – Tendenz stark steigend. Was auf den ersten Blick schlüssig wirkt, ist in Wahrheit alles andere als ein bequemer Weg zur schlanken Figur. Denn: Rein stoffwechseltechnisch bringt eine OP der aktuellen Forschung zufolge keine Vorteile gegenüber einer Ernährungsumstellung, dafür aber drohen etliche Nebenwirkungen. So müssen Patienten nach der Operation quasi neu lernen zu essen – und permanent peinlich genau darauf achten, aufgrund der nur noch extrem geringen zuführbaren Essensmengen keinen Nährstoffmangel zu erleiden. Außerdem kommt es oft zu Verdauungsbeschwerden wie Übelkeit und Erbrechen – von den Risiken der OP selbst ganz abgesehen.
Unters Messer legen sollten sich Patienten daher nur dann, wenn sie zuvor sämtliche Maßnahmen der konservativen Therapie für jeweils mindestens ein halbes Jahr ausprobiert haben: von der professionell begleiteten Ernährungstherapie über die medikamentös gestützte Behandlung bis hin zur Psychotherapie. Erst wenn all das nichts bringt, wird es Zeit für den Chirurgen. Doch meine Erfahrung zeigt: Selbst von den schwer adipositaskranken Patienten mit einem BMI von mehr als 40 brauchen am Ende nur fünf bis zehn Prozent eine OP.

Anti-Jo-Jo-Strategie 7: Deutlich mehr Sport treiben

Während einer Gewichtsabnahme ist der Faktor Ernährung bedeutsamer als die Bewegung – weil sich über die Nahrung leichter ein Energiedefizit herbeiführen lässt als über Sport. Geht es jedoch darum, ein neues Gewicht zu halten, gewinnt Bewegung an Bedeutung. Denn zusätzliche Muskeln erhöhen, wie bereits gesehen, den Grundumsatz – und können so den Effekt ausgleichen, wonach sich mit jedem abgenommenen Kilo die im Ruhezustand verbrauchte Energie verringert.

Wie wichtig Sport als Anti-Jo-Jo-Strategie ist, belegen entsprechend immer mehr Studien. So untersuchten etwa Wissenschaftler der University of Colorado 25 Menschen, die im Schnitt mehr als 20 Kilo abgenommen und den Erfolg bereits über mehrere Jahre konserviert hatten. Deren Werte verglichen die Forscher mit denen übergewichtiger Menschen sowie normalgewichtiger Probanden ohne Diät-Historie. Dabei zeigte sich: Die erfolgreichen Anti-Jo-Jo-Kämpfer aßen zwar ähnlich viel wie die Übergewichtigen – und damit etwa 300 Kalorien mehr pro Tag als die Normalgewichtigen ohne Diät-Erfahrung. Zugleich wiesen sie jedoch einen deutlich höheren Leistungsumsatz auf: Sie verbrannten also mehr Kalorien durch Bewegung als die beiden Kontrollgruppen. Die Unterschiede im Aktivitätsgrad zeigten sich etwa in der täglichen Schrittzahl: Die Neu-Normalgewichtigen kamen auf durchschnittlich 12 000, die Normalgewichtigen ohne Diät-Erfahrung auf 9000 – und die Übergewichtigen auf gerade einmal 6500.

Wie viel sich Menschen bewegen müssen, um ihr Gewicht zu halten, ist individuell zwar verschieden. Doch gibt es mittlerweile gesicherte Anhaltspunkte. Folgendes Sportprogramm hilft demnach, den Jo-Jo-Effekt in Schach zu halten:

- täglich 90 Minuten mäßig anstrengende Bewegung (Spazierengehen, langsames Radeln) oder 45 Minuten anstrengende Bewegung (Joggen, Schwimmen, schnelles Radfahren);
- dreimal wöchentlich Krafttraining (etwa Geräte, Functional Training, Crossfit).

Anti-Jo-Jo-Strategie 8: Fastentage einlegen

Wer im Wechsel einige Tage normal isst und dann einen Tag fastet, erreicht damit Studien zufolge am Ende einer Woche ein – mitunter deutliches – Energiedefizit. Daher eignen sich Fastentage gut, um dem Jo-Jo-Effekt auf simple Art entgegenzuwirken. Hinzu kommt: Regelmäßig nichts zu essen kann verhindern, dass Neu-Normalgewichtige in die Gewohnheit des Sich-Überessens zurückfallen – und damit umgekehrt bewirken, dass kleine Portionen zur gesunden Normalität werden. Zudem erhält solches Intervallfasten die Sensibilität der Geschmacksrezeptoren auf unserer Zunge: Wer ab und an auf Nahrung verzichtet, empfindet etwa eine Heidelbeere als das, was

INFO

BESONDERS GUT: HAFERTAGE!

Menschen, die Probleme mit dem Zuckerstoffwechsel haben, profitieren besonders von sogenannten Hafertagen: Das Getreide enthält viele Beta-Glucane – spezielle Ballaststoffe, die helfen, den Blutzucker zu normalisieren. Dafür dreimal täglich 50 Gramm Haferflocken in 300 bis 500 Millilitern Wasser oder Gemüsebrühe aufkochen und mindestens fünf Minuten quellen lassen. Als natürliche Geschmacksverstärker dürfen Sie insgesamt 50 Gramm Beeren in den Porridge geben, 100 Gramm Lauch sowie Kräuter und Gewürze. Auch zwei, drei Tropfen Süßstoff sind erlaubt.

sie ist – normal süß. Und eine Cola als vollkommen überzuckert. Bei den Anti-Jo-Jo-Fastentagen gelten nur zwei simple Vorgaben: nicht mehr als 600 Kalorien zu sich nehmen – und auf Fett sowie Eiweiß möglichst komplett verzichten.

Anti-Jo-Jo-Strategie 9: Stress reduzieren

Übergewichtigen fällt es meist besonders schwer, in Stresssituationen nicht zu fettreichen und (oder) nicht zu süßen Snacks zu greifen. Das Gemeine: Nehmen wir ab, verstärken sich solche Verhaltenssüchte möglicherweise – eine Studie niederländischer Forscher deutet auf eine entsprechende epigenetische Reaktion des Körpers hin. Die Untersuchung zeigte: Menschen, die sich bemühten, ein neues Gewicht zu halten, wiesen spezifische Netzwerke von Genen auf, die zum einen im Zusammenhang mit Stress stehen und zum anderen mit der extrazellulären Matrix von Fettzellen. Dies legt nahe, dass der Körper nach einer Abnahme Signalwege verstärkt, die uns dazu bringen, bei Stress zu Ungesundem zu greifen – als Reaktion auf die vermeintliche Notsituation, die der Gewichtsverlust dem Körper anzeigt. Dies verdeutlicht: Stress zu reduzieren ist einer der Schlüssel zum Erfolg. Damit es gelingt, sollten Sie Partner und Freunde unbedingt einbinden. Insbesondere Frauen leiden aufgrund der häufigen Doppelbelastung durch Arbeit und Kinder unter chronischem Stress – und reagieren darauf oft mit vermehrtem Snacken. Hier gilt es, Aufgaben neu und gerecht zu verteilen, den Familienkalender zu entzerren und Freizeit als fixen Termin zu notieren. Einige Stressesser unter meinen Patienten haben sogar ihre Wochenarbeitsstunden reduziert – um so mehr Zeit für sich zu haben. Sicher, das klingt krass. Aber: Stress als Risikofaktor für dauerhaftes Übergewicht und seine Folgeerkrankungen einfach hinzunehmen, das ist noch krasser. Außerdem wichtig: stressabbauende Routinen einüben. Meditieren etwa hilft nachgewiesenermaßen dabei, gesammelter durch den Tag zu kommen, weniger häufig in gelüsteanregende Hektik zu verfallen und nach der Arbeit besser abschalten zu können. Auch Entspannungsmethoden wie Autogenes Training und Progressive Muskelrelaxation nach Jacobson können das Stresslevel senken. Doppelt günstig: Sportarten mit meditativem Anteil wie Yoga und Tai Chi. Diese wappnen uns nicht nur gegen Stressattacken, sondern erhöhen durch die zusätzliche Bewegung zugleich den Energieverbrauch.

Anti-Jo-Jo-Strategie 10: Das Mikrobiom in Balance bringen

Auch wenn es sich noch um Grundlagenforschung handelt, so zeigt sich doch immer öfter: Eine veränderte Darmflora kann ein Grund dafür sein, warum Menschen nach einer Gewichtsabnahme so schnell wieder zunehmen. Eindrücklich ist beispielsweise die Tierstudie eines Teams um Christoph Thaiss vom Weizman Institute of Science in Rehovot. Die Forscher fütterten Mäuse zunächst sehr energiereich, anschließend energiereduziert, dann wieder energiereich. Wie erwartet zeigte sich bei den Tieren ein Jo-Jo-Effekt: Im Anschluss an eine Diät nahmen die Mäuse immer schneller wieder zu.

Als die Forscher die Tiere genau untersuchten, fanden sie heraus, dass sich ihr Mikrobiom infolge der Diät verändert hatte. Das Spannende: Die Dysbalance der Bakterienarten ähnelte jener, die das Mikrobiom übergewichtiger Menschen häufig zeigt. Transplantierten die Wissenschaftler das Dysbiose-Mikrobiom der Moppelmäuse in normal-gesunde Versuchstiere, wurden auch diese in der Folge schnell übergewichtig. Gaben die Forscher den Tieren dagegen Flavonoide – sekundäre Pflanzenstoffe, die etwa Beeren liefern –, reduzierte sich der Jo-Jo-Effekt. Ähnliche Ergebnisse zeigten sich bei der Aufnahme des Carotinoids Lykopin, das zum Beispiel in Tomaten steckt.

Auch in der Praxis beobachte ich immer wieder, dass eine darmfreundliche Ernährung hilft, ein neues Normalgewicht besser zu konservieren. Darmfreundlich bedeutet dabei, Süßstoffe zu meiden, dafür täglich viel Gemüse, außerdem Hülsenfrüchte und Fermentiertes (Sauerkraut, Joghurt, Kefir, Miso) zu essen. Denn all das liefert besonders viele Stoffe, die den Schlankbakterien im Darm als Futter dienen, beziehungsweise Milchsäurebakterien, die ebenfalls günstig sind für unser Mikrobiom.

UND NUN: RAN AN DEN HERD!

So! Jetzt bin ich fertig. Ich habe Ihnen das Wichtigste an die Hand gegeben, was die ernährungsmedizinische Forschung zum Thema Abnehmen heute weiß. Sie haben jetzt also einen umfassenden Einblick, worin genau die ganze Schlankwahrheit liegt!
Sie wissen, welche sozialen Funktionen Mahlzeiten erfüllen – und wie Genmutationen, epigenetische Prozesse, der Lebensstil unserer Eltern sowie die frühkindliche kulinarische Prägung unser Essverhalten und damit unsere Figur beeinflussen. Kurz: Sie können nun genau benennen, warum Sie essen, wie Sie essen. Sie wissen außerdem, was während der Verdauung geschieht. Welche Inhaltsstoffe unserer Nahrung schlank machen, welche eher dick – und wie wir unsere Organe zu Abnehmkomplizen werden lassen. Vor allem aber sind Sie nun hoffentlich so überzeugt wie ich davon, dass Diäten nicht nur nie auf Dauer funktionieren, sondern generell mehr schaden als nutzen. Und dass umgekehrt mein Konzept der artgerechten Ernährung einen langfristigen Abnehmerfolg garantiert, dabei Genuss verspricht und uns mit allem Wichtigen versorgt.
Indes: Ohne Praxis ist alle Theorie – nichts. Daher habe ich zusammen mit meinem Team im medicum Hamburg 40 Rezepte entwickelt, die Ihnen die Umstellung auf die artgerechte Ernährung erleichtern. Mit diesen Gerichten werden Sie ein letztes Mal erfolgreich abnehmen – und das gesunde Gewicht anschließend auf leckere Art und Weise langfristig halten können. Der Grund: Die Rezepte stellen jene zehn Lebensmittelgruppen ins Zentrum, die laut Forschung die besten Abnehmhelfer darstellen – von Beeren über grünes Blattgemüse bis hin zu Hülsenfrüchten.
Eines war mir bei der Rezeptentwicklung besonders wichtig: Ich wollte Ihnen nicht nur Zutatenlisten, Kochanweisungen und Nährwertangaben präsentieren, sondern auch genau erklären, worauf die Abnehmwirkung der Gerichte beruht. Wenn Sie also auf den folgenden Seiten nach Inspirationen fürs nächste Mittagessen suchen, erfahren Sie ganz nebenbei, welche Inhaltsstoffe echte Schlankgaranten sind, welche Nährstoffkombinationen den Stoffwechselturbo zünden – und welche Variationen die Schlankwirkung weiter erhöhen oder für einen zusätzlichen Gesundheitsnutzen sorgen.
Indem Sie diese Rezepte nachkochen, machen Sie sich Stück für Stück zum Abnehmprofi in eigener Sache. Und sind damit bald in der Lage, Ihre persönlichen Lieblingsgerichte eigenständig in Richtung »artgerecht« zu drehen – ganz nach Ihrem Geschmack. Die Mahlzeiten werden dann noch genauso lecker schmecken (sehr wahrscheinlich sogar leckerer), dabei aber deutlich gesünder und schlankmachender sein. Und bei alldem wissen Sie vor allem auch, WARUM das so ist.
Auf geht's also! Folgen Sie mir in die bunte Welt der kulinarischen Abnehmbooster!

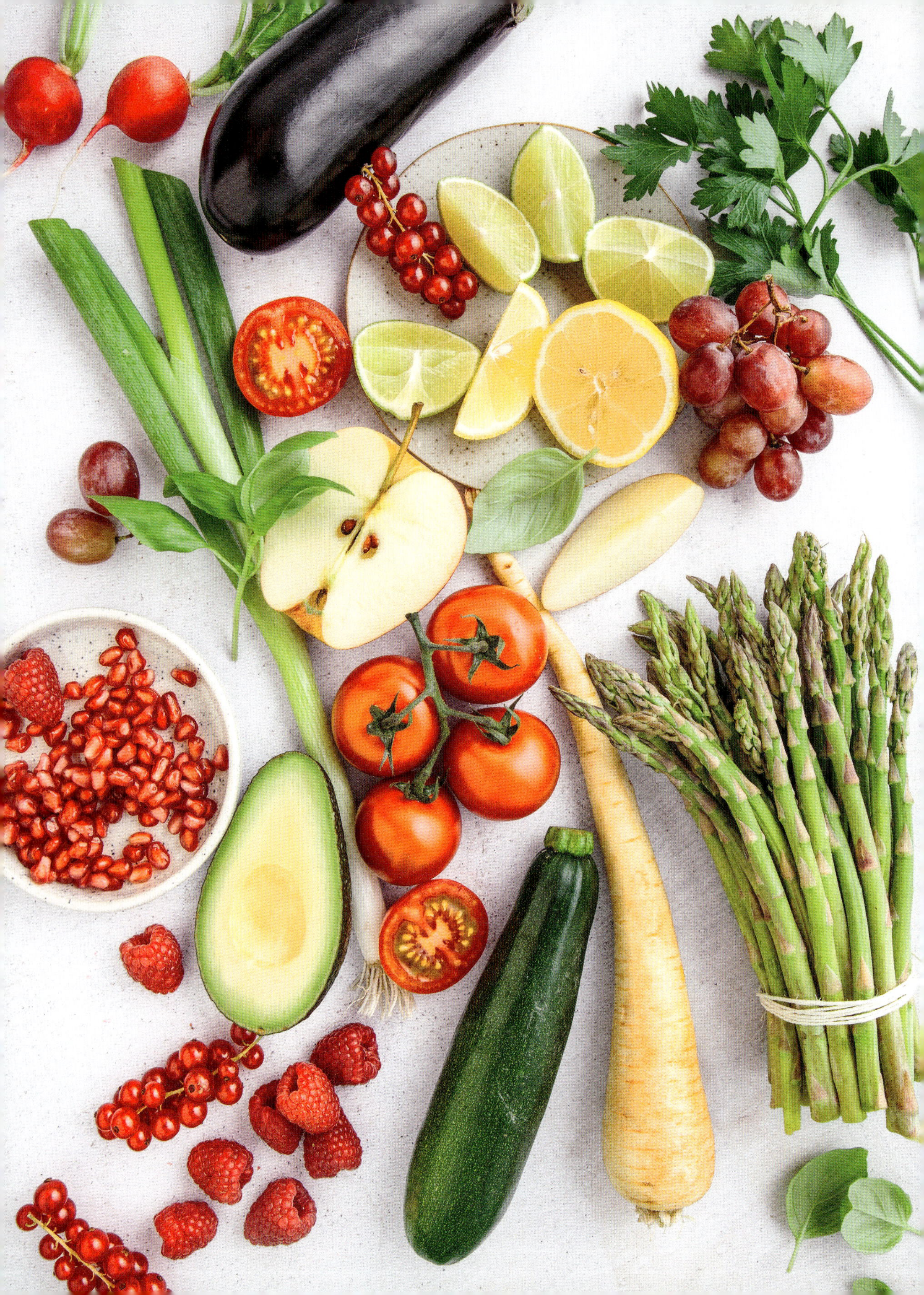

ARTGERECHTE GENUSS-REZEPTE

Grau ist manche Theorie, doch bunt sind die zehn Lebensmittelgruppen, die im Fokus dieser Genussrezepte stehen – allesamt die perfekten Abnehmhelfer für Sie: Blattgemüse (S. 150–157); Kohlgemüse (S. 158–165); Wurzelgemüse (S. 166–173); Fruchtgemüse (S. 174–183); Hülsenfrüchte (S. 184–191); Beeren (S. 192–199); Nüsse, Samen (S. 200–207); fermentierte Produkte (S. 208–213); Fisch (S. 214–221) und Pseudogetreide (S. 222–229).

FELDSALAT MIT ROTER BETE

Feldsalat ist kalorienarm und sättigend – eine gute Quelle für Kalium, das sanft entwässernd wirkt. Diese Köstlichkeit punktet dank der Roten Bete mit vielen Vitaminen und Mineralstoffen – und wenig Kohlenhydraten.

100 g Feldsalat
1 Orange
1 Rote Bete, roh (ca. 250 g)
2 EL gehackte Mandeln
1 Knoblauchzehe
1 EL Aceto balsamico bianco
2 EL Walnussöl
2 EL helles Mandelmus
80 g geraspelter Parmesan
Salz, Pfeffer

Für 2 Personen
20 Min. Zubereitung

Pro Portion
ca. 566 kcal
22 g EW
41 g F
20 g KH

1 Feldsalat waschen, trocken schütteln und in eine große Schüssel geben.

2 Orange so schälen, dass auch die weiße Haut entfernt wird. Die einzelnen Stücke mit einem kleinen Messer vorsichtig filetieren, dabei den Saft in einer kleinen Schüssel auffangen. Die Filets in grobe Stücke schneiden und zu dem Salat geben.

3 Rote Bete putzen und waschen, bei Bedarf auch schälen (nur ältere Rote Bete muss geschält werden, weil dann die Schale dicker ist). Anschließend vierteln und die Viertel auf der Gemüsereibe oder in einer Küchenmaschine fein raspeln (dabei am besten mit Einweghandschuhen arbeiten). Die Rote-Bete-Raspel in die Salatschüssel geben und mit den restlichen Zutaten verrühren.

4 Die gehackten Mandeln in einer beschichteten Pfanne ohne Fett ca. 3 Min. leicht anrösten, sodass sie sich leicht bräunlich färben. Herausnehmen und abkühlen lassen.

5 Für das Dressing den Knoblauch schälen und mit einer Knoblauchpresse pressen oder mit einem Messer fein hacken. Zusammen mit dem Essig, Walnussöl und Mandelmus in das Schälchen mit dem Orangensaft (ca. 2 EL) geben und gründlich verrühren. Mit Salz und Pfeffer abschmecken.

6 Das Dressing über den Salat geben und unterrühren. Salat auf Teller verteilen und den Parmesan und die gerösteten Mandeln darübergeben.

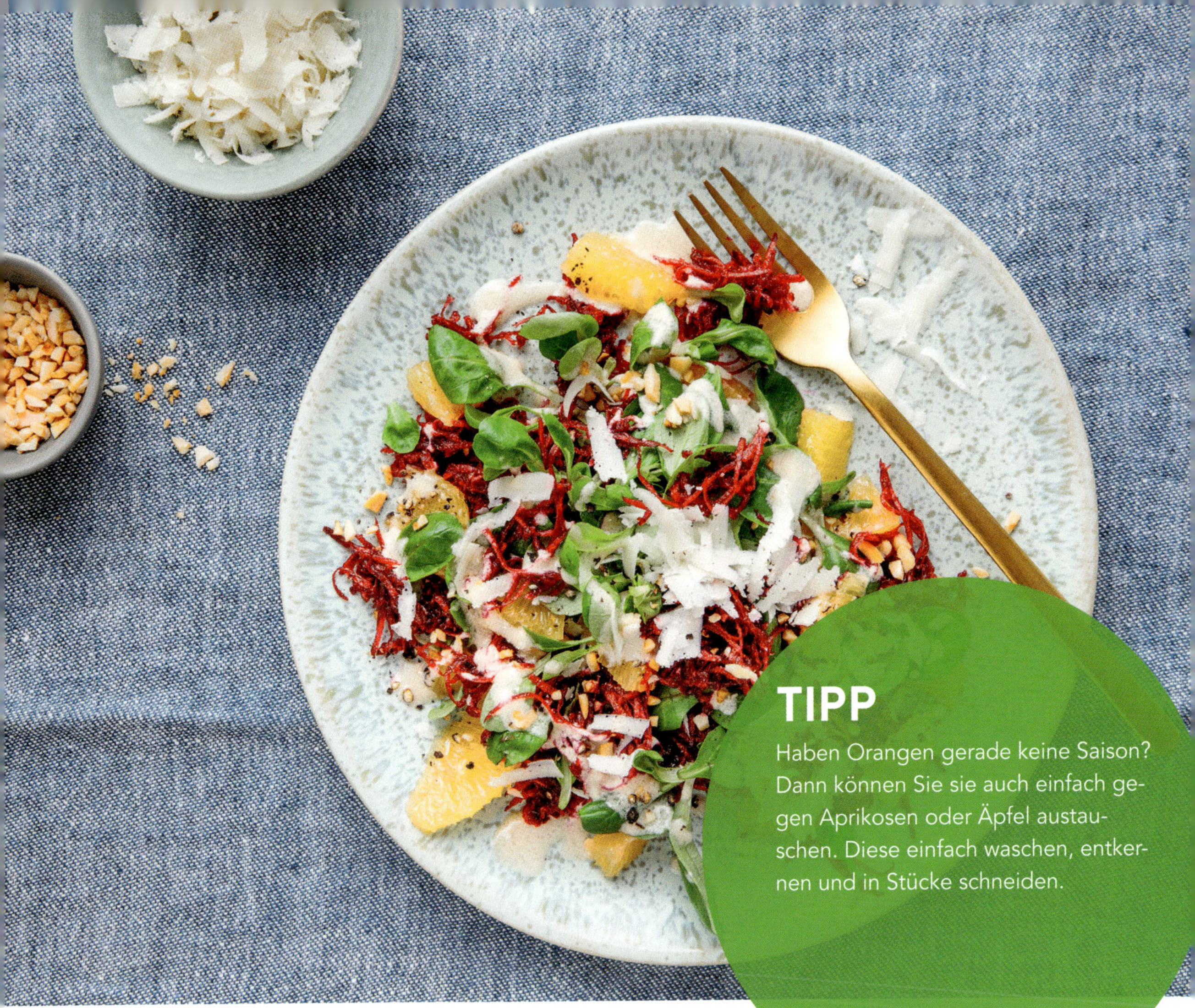

TIPP

Haben Orangen gerade keine Saison? Dann können Sie sie auch einfach gegen Aprikosen oder Äpfel austauschen. Diese einfach waschen, entkernen und in Stücke schneiden.

ABNEHMBOOSTER

Baby-Spinat statt Feldsalat verwenden.	Spinat enthält mehr Eiweiß – so sättigt der Salat noch besser.	+++
Apfelessig statt Aceto balsamico bianco verwenden.	Hemmt den Appetit – und den Süßhunger nach dem Essen.	++
Leinöl statt Walnussöl verwenden.	Erhöht den Anteil an Omega-3-Fettsäuren, die die Stoffwechselrate verbessern – und die Gefäße schützen.	+

HERBSTSALAT MIT PFIFFERLINGEN

Eichblattsalat liefert viel Wasser und kaum Kalorien – ein Magenfüller, der keine Beilage braucht. Die Pfifferlinge geben dem spätsommerlichen Genuss ein würziges Aroma – und Pfiff.

½ Kopf Eichblattsalat
200 g frische Pfifferlinge
2 Frühlingszwiebeln
100 g rote Weintrauben
100 g Schafskäse
20 g Walnüsse
1 EL kalt gepresstes Rapsöl
60 g magere Schinkenwürfel
2 EL Aceto balsamico
3 EL Walnussöl
1 TL Honig
Salz und Pfeffer nach Belieben

Für 2 Portionen
30 Min. Zubereitung
4 Min. Garzeit

Pro Portion
ca. 520 kcal
18 g EW
40 g F
15 g KH

1 Den Salat in reichlich Wasser gründlich waschen, in mundgerechte Stücke zerrupfen und trocken schleudern. Die zerrupften Blätter auf zwei Teller verteilen.

2 Die Pfifferlinge putzen. Die Frühlingszwiebeln waschen und in feine Ringe schneiden. Weintrauben ebenfalls waschen und halbieren.

3 Den Schafskäse in Würfel schneiden. Walnüsse fein hacken.

4 Das Rapsöl in einer Pfanne erhitzen, die Schinkenwürfel zugeben und ca. 1 Min. unter Rühren bei mittlerer Temperatur anbraten.

5 Anschließend die Pfifferlinge zugeben und 3 Min. unter ständigem Rühren anbraten, damit sie keine Flüssigkeit ziehen und knackig bleiben.

6 Aus dem Aceto balsamico, Walnussöl, Honig, Salz und Pfeffer ein Dressing rühren und über den Eichblattsalat träufeln.

7 Den Salat mit den noch warmen Pfifferlingen und den Schinkenwürfeln bestreuen und mit den Schafskäsewürfeln, Weintrauben, Walnüssen und Frühlingszwiebeln anrichten.

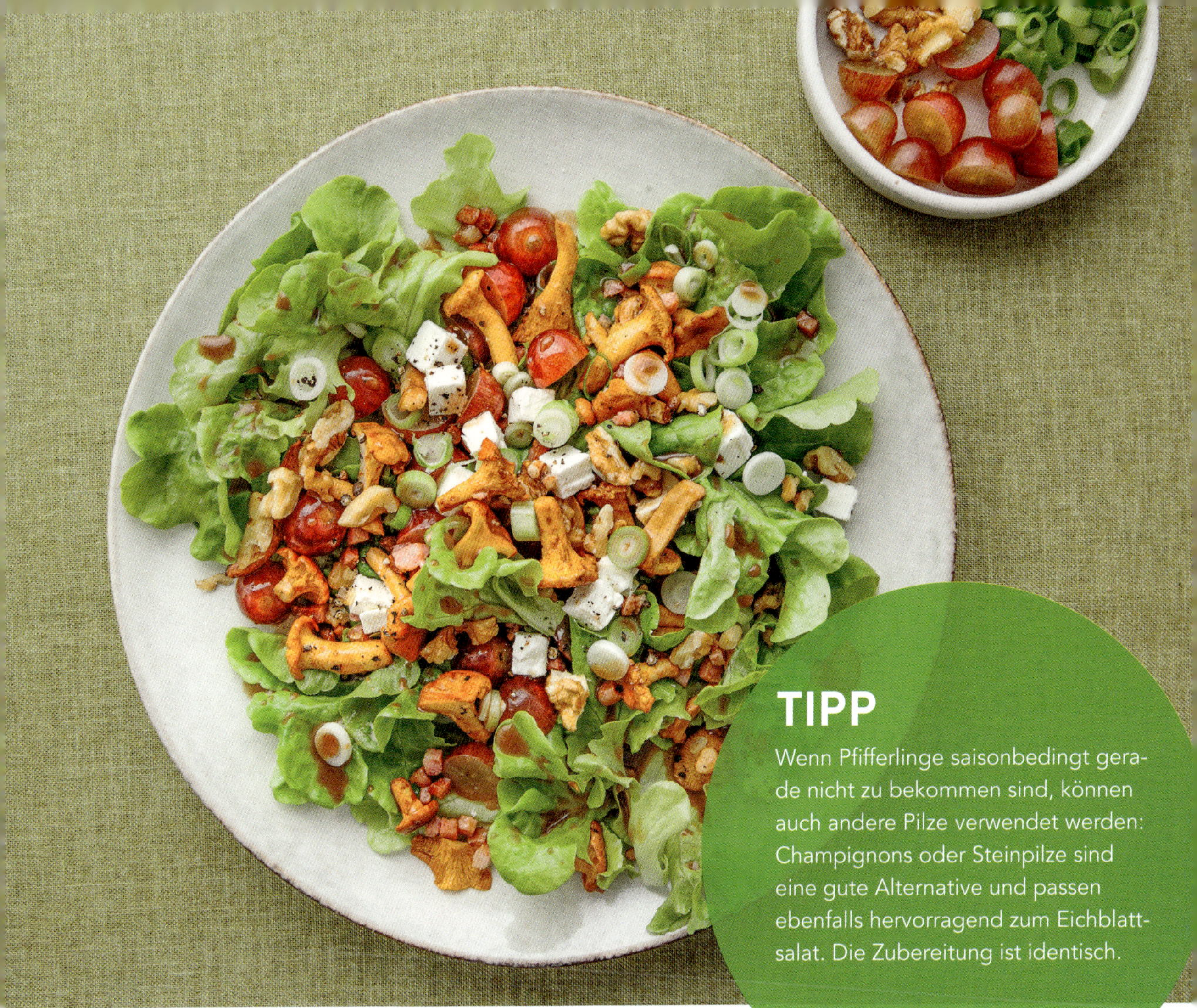

TIPP

Wenn Pfifferlinge saisonbedingt gerade nicht zu bekommen sind, können auch andere Pilze verwendet werden: Champignons oder Steinpilze sind eine gute Alternative und passen ebenfalls hervorragend zum Eichblattsalat. Die Zubereitung ist identisch.

ABNEHMBOOSTER

Den Schafskäse durch Hüttenkäse ersetzen.	Senkt den Fettanteil und spart damit Kalorien.	+++
Anstelle von Weintrauben zuckerärmeres Obst wählen, wie z.B. Äpfel.	Reduziert den Gehalt an leeren Kohlenhydraten, sodass der Blutzucker weniger rasant ansteigt.	++
Den Pilzanteil auf 250 g erhöhen und die Menge an Schinkenwürfeln halbieren.	Macht den Salat energieärmer und liefert zusätzliche sättigende Ballaststoffe.	+

RADICCHIO-ORANGEN-SALAT

Die Bitterstoffe im Radicchio mindern den Heißhunger auf Süßes und sind eine Wohltat für die Blutgefäße und die Verdauung. Radieschen, Tomate, Feigen und Orange machen diesen Gesundmacher komplett!

1 kleiner Radicchio
5 Radieschen
1 große Tomate
2 getrocknete Feigen
1 TL Zitronensaft
2 EL Sesamöl
1 TL Senf, mittelscharf
2 TL TK-Schnittlauchröllchen
Salz, Pfeffer
2 EL Sesam
1 Orange
50 g geriebener Parmesan
1 kleines Vollkornbaguette (Beilage)

Für 2 Personen
15 Min. Zubereitung

Pro Portion
ca. 542 kcal
19 g EW
26 g F
48 g KH

1 Radicchioblätter waschen und abtropfen lassen, den harten Strunk entfernen und die Blätter in feine Streifen schneiden. Radieschen in feine Scheiben schneiden. Tomate waschen und würfeln. Feigen in feine Stücke schneiden. Alles in eine große Salatschale geben.

2 Für das Dressing Zitronensaft, Sesamöl, Senf und Schnittlauch mit etwas Salz und Pfeffer in einer kleinen Schale gut verrühren. Bei Bedarf noch 1 EL Wasser unterrühren.

3 Sesam in einer Pfanne ohne Öl kurz anrösten.

4 Inzwischen Orange so schälen, dass dabei die weiße Haut entfernt wird. Orangenstücke filetieren.

5 Das Dressing unter den Salat heben. Salat auf zwei Teller verteilen, mit Orangenfilets anrichten, mit Sesam und Parmesan bestreut servieren.

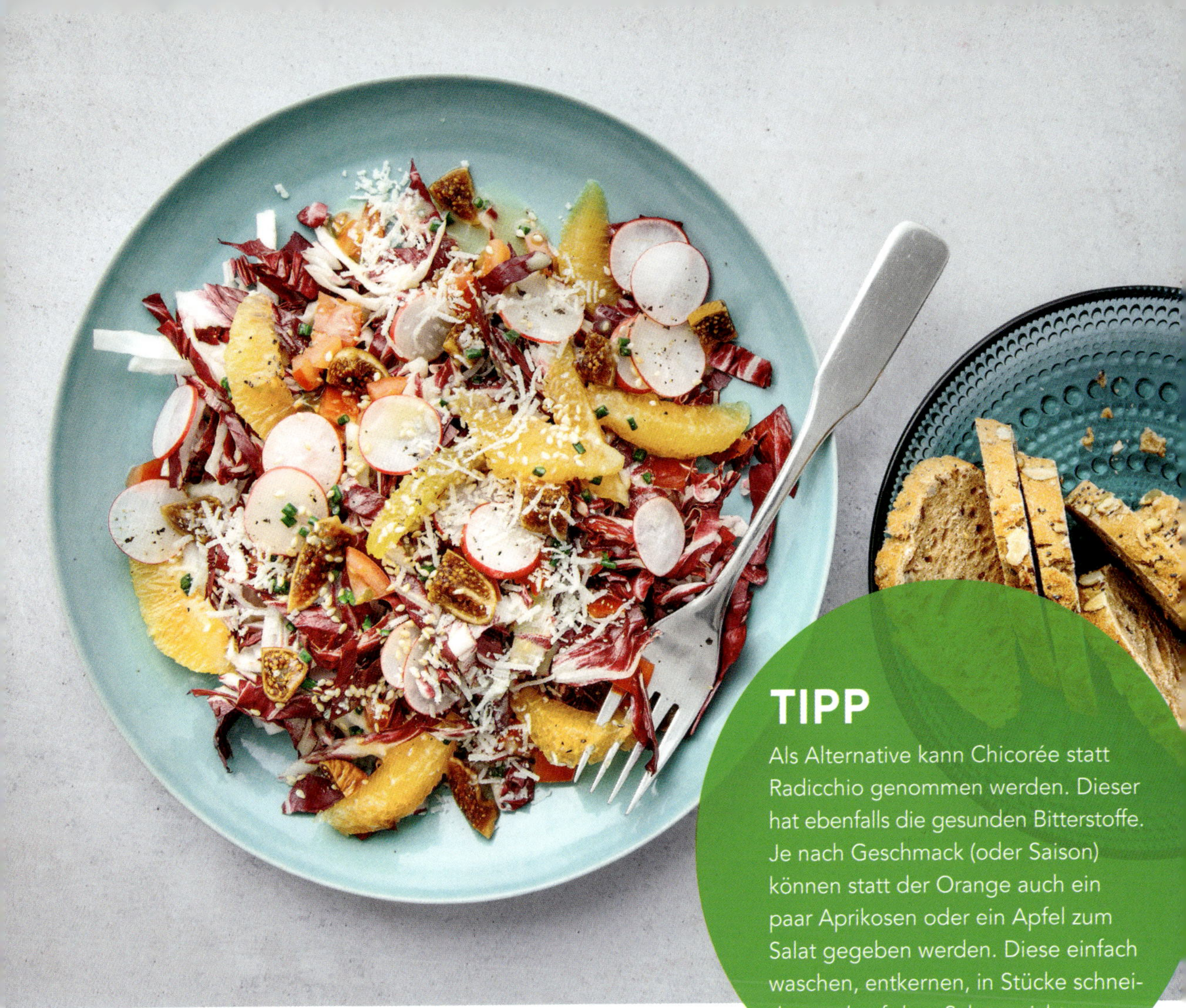

TIPP

Als Alternative kann Chicorée statt Radicchio genommen werden. Dieser hat ebenfalls die gesunden Bitterstoffe. Je nach Geschmack (oder Saison) können statt der Orange auch ein paar Aprikosen oder ein Apfel zum Salat gegeben werden. Diese einfach waschen, entkernen, in Stücke schneiden und auf dem Salat anrichten.

ABNEHMBOOSTER

Statt getrockneter Feigen einen halben Apfel verwenden.	Reduziert den Zuckergehalt deutlich – und damit auch die Kalorienmenge sowie die Blutzuckerwirkung.	+++
Die Senfmenge verdoppeln.	Erhöht die Fettverbrennung durch die zusätzlichen Senföle.	++
Statt Vollkornbaguette Eiweißbrot verwenden.	Spart Kohlenhydrate ein.	+

RUCOLA-QUINOA-SALAT MIT AVOCADO

Bei so vielen Nährstoffen in einer Mahlzeit hat der Süßhunger keine Chance: Rucola enthält Kalium, Calcium, Phosphor, Natrium, Eisen sowie Vitamin A und C. Mit den ungesättigten Fettsäuren in der Avocado zahlen Sie ebenfalls auf Ihr Abnehmkonto ein.

100 g Quinoa
200 ml Wasser
1 TL Gemüsebrühe
½ rote Zwiebel
1 rote Paprikaschote
6 Kirschtomaten
80 g Rucola
1 Avocado
1 Knoblauchzehe
3 EL Olivenöl
2 EL Aceto balsamico
1 TL Honig
Salz und Pfeffer nach Belieben
¼ TL Chilipulver
60 g Parmesan
2 EL Pinienkerne

Für 2 Personen
30 Min. Zubereitung
25 Min. Garzeit

Pro Portion
ca. 726 kcal
22 g EW
45 g F
48 g KH

1 Quinoa in ein Sieb geben und mit warmem Wasser gründlich waschen.

2 In einem Topf 200 ml Wasser, 1 TL Brühe und die Quinoa zum Kochen bringen. Mit geschlossenem Deckel bei mittlerer Temperatur ca. 15 Min. köcheln lassen, vom Herd nehmen und 5 weitere Min. quellen lassen.

3 In der Zwischenzeit die Zwiebel schälen und in feine Ringe schneiden. Paprika waschen und fein würfeln. Tomaten waschen und halbieren. Rucola waschen. Avocado halbieren, vom Kern trennen und das Fruchtfleisch mit einem Löffel lösen. Avocadohälften in dünne Scheiben schneiden.

4 Knoblauch schälen und hacken. In einer Schüssel das Gemüse mit der abgekühlten Quiona vermischen.

5 Für das Dressing Olivenöl, Essig, Honig, Salz, Pfeffer und Chilipulver verrühren.

6 Parmesan reiben. Pinienkerne in einer Pfanne ohne Öl ca. 5 Min. bei mittlerer Temperatur anrösten.

7 Die Quinoa-Gemüse-Mischung auf zwei Teller verteilen, das Dressing darüberträufeln. Den Salat mit Avocadostreifen, Parmesan und Pinienkernen garnieren.

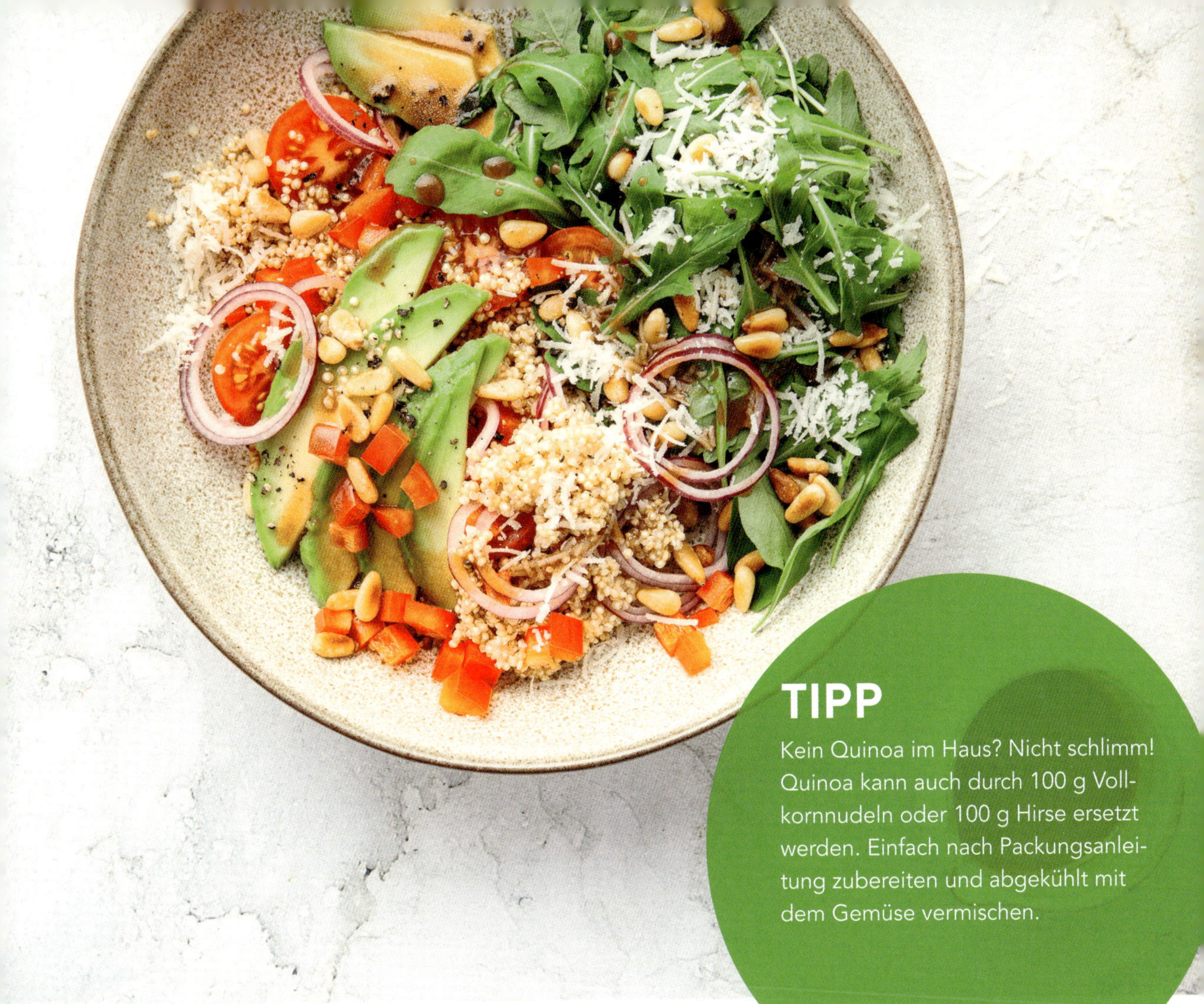

TIPP

Kein Quinoa im Haus? Nicht schlimm! Quinoa kann auch durch 100 g Vollkornnudeln oder 100 g Hirse ersetzt werden. Einfach nach Packungsanleitung zubereiten und abgekühlt mit dem Gemüse vermischen.

ABNEHMBOOSTER

Quinoamenge auf 50 g halbieren, Zahl der Tomaten auf zehn erhöhen.	Reduziert den Anteil an Kohlenhydraten und liefert mehr Lykopin – einen schlank machenden sekundären Pflanzenstoff.	+++
100 g gekochte Kichererbsen untermischen.	Sorgt für eine Extra-Portion Eiweiß und Ballaststoffe, was die Sättigungswirkung erhöht (ohne viele zusätzliche Kalorien).	++
Parmesanmenge auf 30 g reduzieren.	Spart Fett, reduziert den Energiegehalt.	+

GRÜNKOHLSUPPE

Grünkohl ist kalorienarm und besonders reich an Calcium, Eisen, Provitamin A und Antioxidantien. Die Proteine in Mais und Bohnen haben eine hohe biologische Wertigkeit. Der Mix aus Senf, Öl, Knoblauch und Zwiebel wirkt antiviral – für mehr Immunpower nicht nur im Winter!

300 g frischer Grünkohl
150 g Möhren
1 Zwiebel
1 Knoblauchzehe
3 EL kalt gepresstes Rapsöl
750 ml Gemüsebrühe
200 g Kidneybohnen (Konserve)
150 g Mais (Konserve)
2 Msp. Muskat
1 TL Paprikapulver, rosenscharf
1 EL Senf, mittelscharf
Salz, Pfeffer

Für 2 Personen
15 Min. Zubereitung
25 Min. Kochzeit

Pro Portion
ca. 431 kcal
18 g EW
19 g F
35 g KH

1 Grünkohl waschen, die Blätter von den dicken Blattrippen zupfen und in grobe Stücke schneiden. Möhren schälen und in feine Scheiben oder in kleine Würfel schneiden.

2 Zwiebel und Knoblauch schälen und fein würfeln. Öl in einen Topf geben, erhitzen, Zwiebel und Knoblauch darin kurz anbraten. Grünkohl hinzugeben und 2 bis 3 Min. anschwitzen lassen, bis er leicht zusammenfällt. Mit der Gemüsebrühe ablöschen. 15 Min. mit Deckel köcheln lassen, dabei zwischendurch umrühren.

3 Kidneybohnen in ein Sieb geben und abspülen.

4 Möhren, Kidneybohnen, Mais, Muskat, Paprikapulver und Senf zum Grünkohl geben und alles weitere 10 Min. köcheln lassen.

5 Suppe mit Salz und Pfeffer abschmecken und servieren.

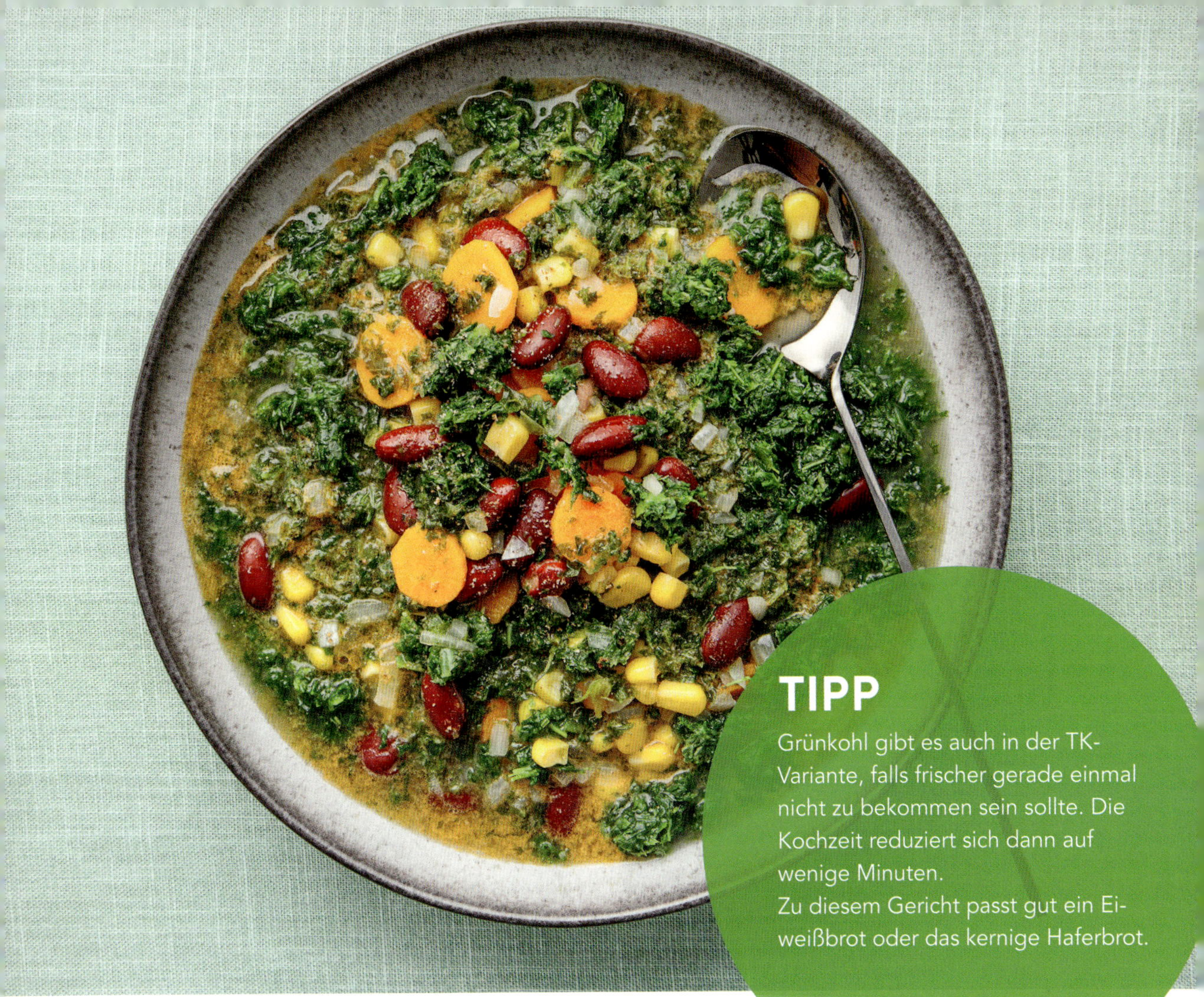

TIPP

Grünkohl gibt es auch in der TK-Variante, falls frischer gerade einmal nicht zu bekommen sein sollte. Die Kochzeit reduziert sich dann auf wenige Minuten.
Zu diesem Gericht passt gut ein Eiweißbrot oder das kernige Haferbrot.

ABNEHMBOOSTER

Grünkohlmenge um 100 g erhöhen.	Steigert den Ballaststoffanteil: Das verbessert die Sättigung und beugt Heißhungerattacken vor.	+++
Kartoffeln statt Mais verwenden (Kartoffeln schälen, in große Würfel schneiden und gleichzeitig mit dem Grünkohl in den Topf geben).	Macht das Gericht kalorienärmer.	++
Mehr rosenscharfes Paprikapulver verwenden.	Kurbelt die Fettverbrennung zusätzlich an.	+

ROTKOHL-FETA-SALAT

Rotkohl bringt extraviel sekundäre Pflanzenstoffe auf Ihren Teller, ist kalorienarm und dank seiner Ballaststoffe dennoch sättigend. Seine natürlichen Farbstoffe halten unsere Zellen jung und gesund. Feta und Walnüsse geben der Gesundspeise einen herzhaften Kick.

300 g Rotkohl
½ TL Salz
2 Möhren
1 Apfel
1 Zwiebel
2 Prisen Zucker
3 EL Apfelessig
2 EL Walnussöl
1 TL Zitronensaft
Pfeffer
120 g Feta
3 EL Walnüsse

Für 2 Personen
20 Min. Zubereitung

Pro Portion
ca. 558 kcal
16 g EW
39 g F
27 g KH

1 Rotkohlblätter waschen, den Strunk herausschneiden und die Blätter in feine Streifen schneiden. In eine Schüssel geben, mit dem Salz mischen und mit den Händen ca. 5 Min. kräftig durchkneten, bis sich Flüssigkeit bildet (am besten mit Handschuhen arbeiten). Den Rotkohl bei Zimmertemperatur bis zur weiteren Verarbeitung zur Seite stellen.

2 Möhren schälen und auf der Gemüsereibe raspeln. Apfel waschen, halbieren, entkernen und ebenfalls raspeln. Die Zwiebel schälen und fein würfeln.

3 Den Zucker zum Rotkohl geben und alles noch einmal kurz durchkneten. Zwiebelwürfel, Möhren- und Apfelraspel, Essig, Öl und Zitronensaft zum Rotkohl geben. Alles gut mischen und mit Pfeffer würzen. Anschließend mindestens eine Stunde ruhen lassen – gut durchgezogen schmeckt der Salat am besten.

4 Feta zerbröseln. Walnüsse grob hacken. Zum Servieren den Salat auf zwei Teller geben und mit dem Feta und den Walnüssen bestreuen.

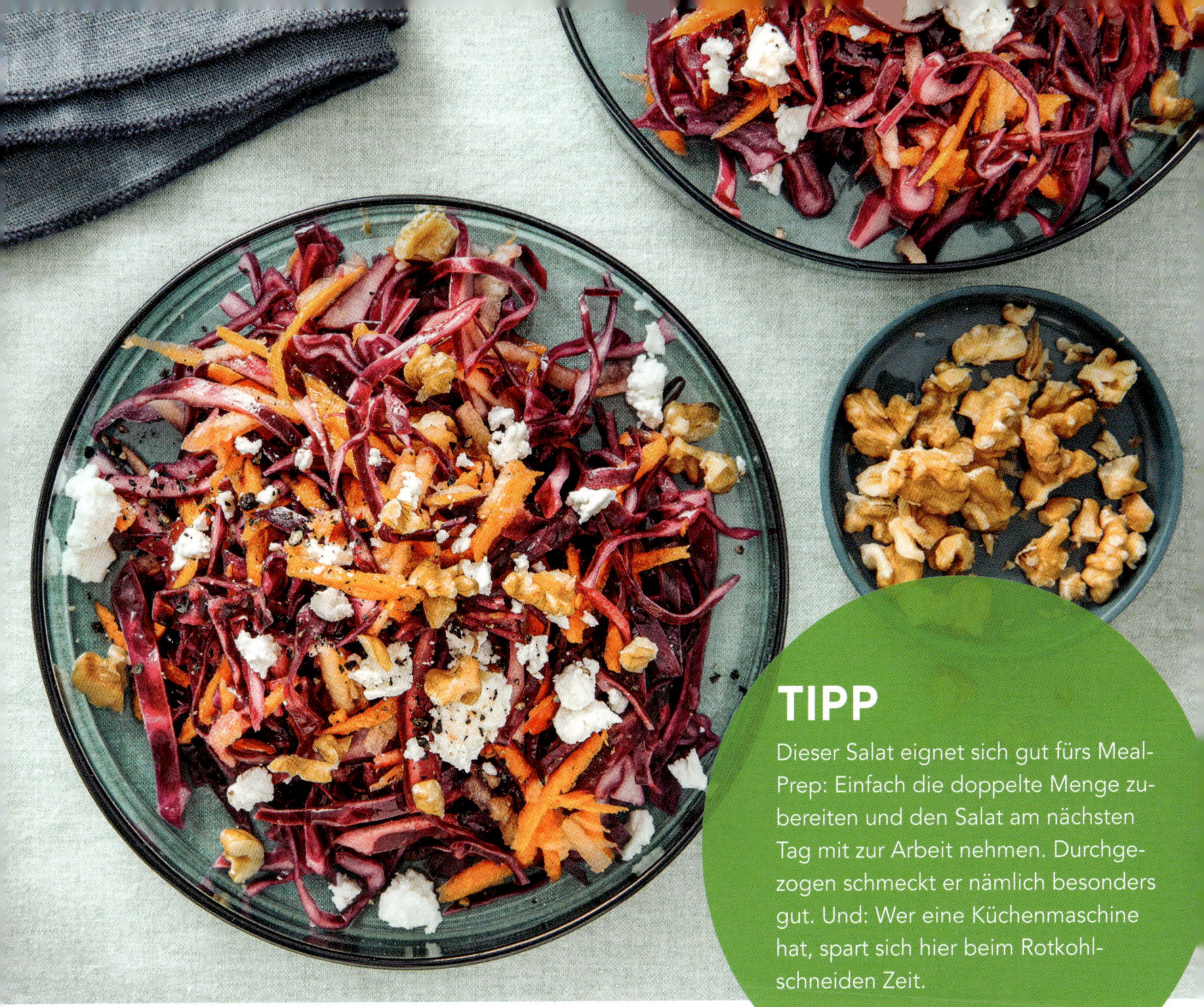

TIPP

Dieser Salat eignet sich gut fürs Meal-Prep: Einfach die doppelte Menge zubereiten und den Salat am nächsten Tag mit zur Arbeit nehmen. Durchgezogen schmeckt er nämlich besonders gut. Und: Wer eine Küchenmaschine hat, spart sich hier beim Rotkohlschneiden Zeit.

ABNEHMBOOSTER

Hüttenkäse statt Feta verwenden.	Hüttenkäse enthält deutlich weniger Kalorien als Feta.	+++
Rotkohlmenge um 100 g erhöhen.	Erhöht die Ballaststoffmenge und damit die Sättigung – beinahe ohne zusätzliche Kalorien.	++
Leinöl statt Walnussöl verwenden.	Walnussöl enthält zwar Omega-3, aber Leinöl enthält noch über fünfmal mehr davon, wodurch der Stoffwechsel stärker angeregt wird.	+

SESAM-HÄHNCHEN MIT PAK CHOI

Vorhang auf für den kleinen Bruder des Chinakohls: Pak Choi liefert Sulforaphan, einen sekundären Pflanzenstoff, der den Blutzucker stabil hält. Außerdem regt das kalorienarme Gemüse den Stoffwechsel an – und bremst im Zusammenspiel mit Hühnchen in diesem würzigen Wohlfühlgericht den Heißhunger für viele Stunden aus.

700 g Pak Choi
150 g Möhren
250 g Hähnchenbrustfilet
1 Zwiebel
1 Stück Ingwer (2 cm)
1 Knoblauchzehe
½ Chilischote
2 EL Sesam
1 EL Sesamöl
3 EL Sojasauce
1 EL Honig
1 EL Limettensaft
2 EL kalt gepresstes Rapsöl
Salz und Pfeffer

Für 2 Personen
30 Min. Zubereitung
20 Min. Garzeit

Pro Portion
ca. 488 kcal
38 g EW
25 g F
20 g KH

1 Pak Choi waschen, gut abtropfen lassen und die Blätter quer in fingerbreite Streifen schneiden.

2 Möhren schälen, halbieren und die Hälften in dünne Streifen schneiden. Das Hähnchenfilet waschen, trocken tupfen und in Würfel schneiden. Die Zwiebel schälen und in kleine Würfel schneiden. Ingwer und Knoblauch schälen und fein hacken. Chilischote entkernen und ebenfalls fein hacken.

3 Den Sesam in einer Pfanne ohne Fett anrösten, auf einen Teller geben und abkühlen lassen.

4 In dieser Pfanne Sesamöl erhitzen und die Zwiebelwürfel darin bei mittlerer Temperatur kurz anschwitzen. Knoblauch-, Ingwer- und Chiliwürfel zufügen, unter Rühren 2 Min. mitbraten. Das Hähnchenfleisch dazugeben und unter ständigem Rühren bei hoher Hitze ca. 4 Min. anbraten.

5 Nun Sojasauce, Honig und Limettensaft in die Pfanne geben. Alles gut mischen und bei mittlerer Temperatur ca. 5 Min. weiterbraten. Die Hälfte der Sesamkörner unter das Fleisch mischen.

6 Während das Fleisch gart, in der zweiten Pfanne 2 EL Rapsöl bei mittlerer Temperatur erhitzen. Die Möhrenstreifen ca. 5 Min. anbraten. Pak Choi hinzugeben und das Gemüse weitere 3 bis 5 Min. bissfest garen, dabei ab und zu wenden. Mit Salz, Pfeffer und dem restlichen Sesam würzen.

7 Hähnchen und Pak-Choi-Möhren-Gemüse auf zwei Tellern anrichten und heiß servieren.

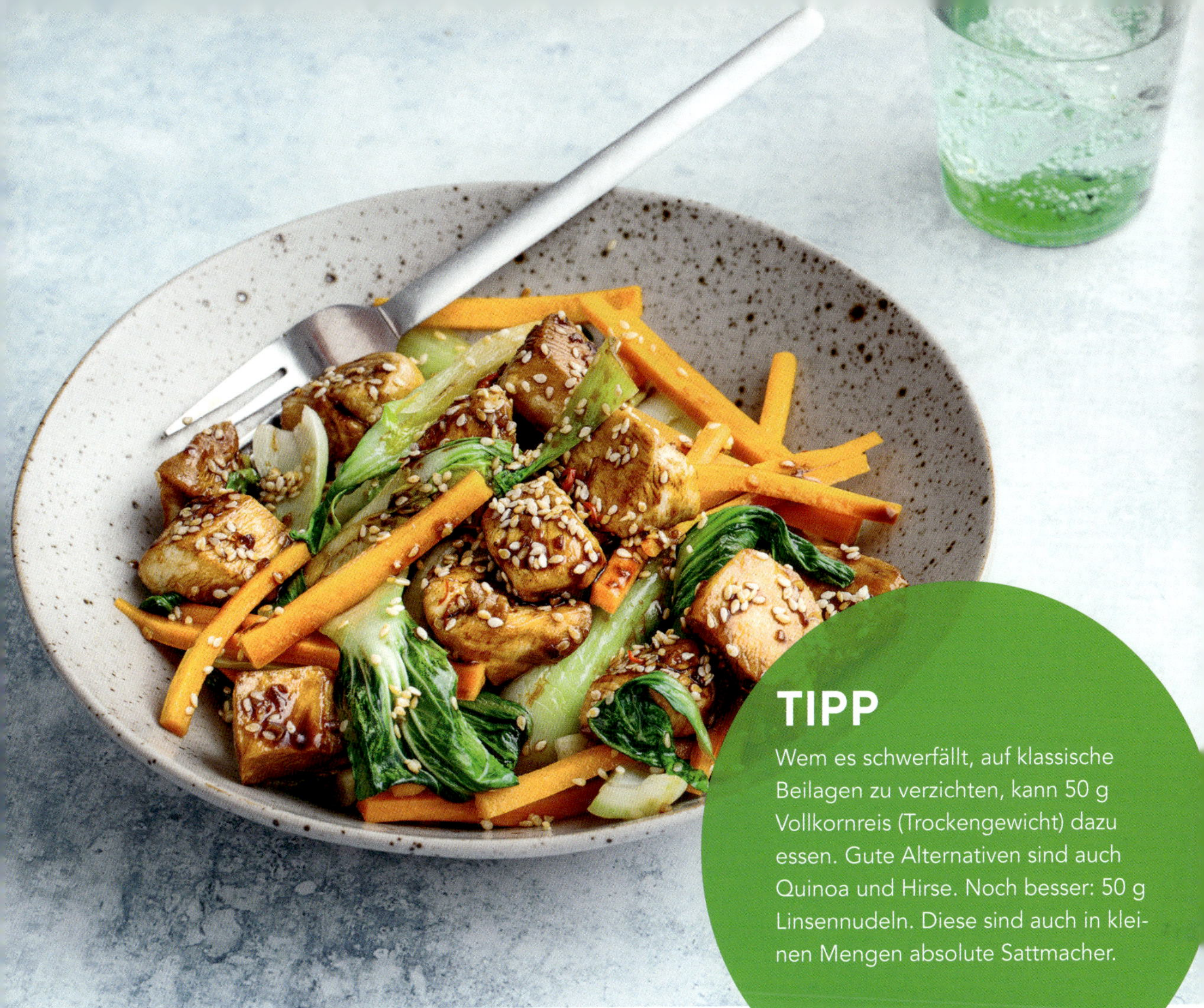

TIPP

Wem es schwerfällt, auf klassische Beilagen zu verzichten, kann 50 g Vollkornreis (Trockengewicht) dazu essen. Gute Alternativen sind auch Quinoa und Hirse. Noch besser: 50 g Linsennudeln. Diese sind auch in kleinen Mengen absolute Sattmacher.

ABNEHMBOOSTER

Die Menge an Pak Choi auf 900 g erhöhen.	Erhöht den Ballaststoffanteil und sorgt so für eine noch bessere Sättigung.	+++
Den Honig auf ½ EL reduzieren.	Reduziert die Zuckermenge, wodurch der Blutzucker weniger stark ansteigt und das Gericht kalorienärmer wird.	++
Eine ganze Chili nehmen.	Hemmt durch den scharfen Geschmack den Süßhunger.	+

SPITZKOHLCURRY MIT SESAM UND KORIANDER

Gemüse satt, würzig und gesund: Spitzkohl zählt zum ballaststoffreichsten Gemüse und macht lange satt – ein ganz natürlicher Abnehmhelfer, ohne Limit genießbar. Die Gewürze bringen die Abwehr in Schwung, vor allem im Winter!

½ Spitzkohl, ca. 400 g
3 Möhren
1 Stange Lauch
1 Zwiebel
1 Knoblauchzehe
1 Stück Ingwer (ca. 3 cm)
½ Chilischote
2 EL kalt gepresstes Rapsöl
2 EL Sesam
1 ½ EL Curry
¼ TL Kreuzkümmel
1 TL Gemüsebrühe
Salz
Pfeffer
400 ml Kokosmilch
240 g Kichererbsen (Glas oder Konserve)
1 Bund Koriander

Für 2 Personen
25 Min. Zubereitung
30 Min. Garzeit

Pro Portion
ca. 849 kcal
23 g EW
56 g F
49 g KH

1 Den Spitzkohl waschen, vierteln und den Strunk entfernen. Spitzkohlviertel in Streifen schneiden. Möhren schälen und in Scheiben schneiden. Lauch waschen und in Ringe schneiden. Zwiebel, Knoblauch und Ingwer schälen und fein hacken.

2 Chilischote waschen, halbieren und die Kerne und Trennwände entfernen, anschließend fein würfeln.

3 In einem großen Topf das Rapsöl erhitzen. Zwiebeln, Knoblauch, Ingwer und Chili bei mittlerer Temperatur ca. 3 Min. andünsten. Spitzkohl, Möhren, Lauch und Sesam zugeben und weitere 5 Min. dünsten. Das Gemüse mit Curry, Kreuzkümmel, Gemüsebrühe, Salz und Pfeffer abschmecken.

4 Alles mit Kokosmilch ablöschen und zugedeckt ca. 15 Min. bei mittlerer Temperatur garen lassen. Dann die Kichererbsen zugeben und weitere 5 Min. garen lassen.

5 Den Koriander mit einem Messer hacken und nach Belieben einige Blätter ganz lassen.

6 Das Curry auf zwei Teller verteilen und mit dem gehackten Koriander servieren.

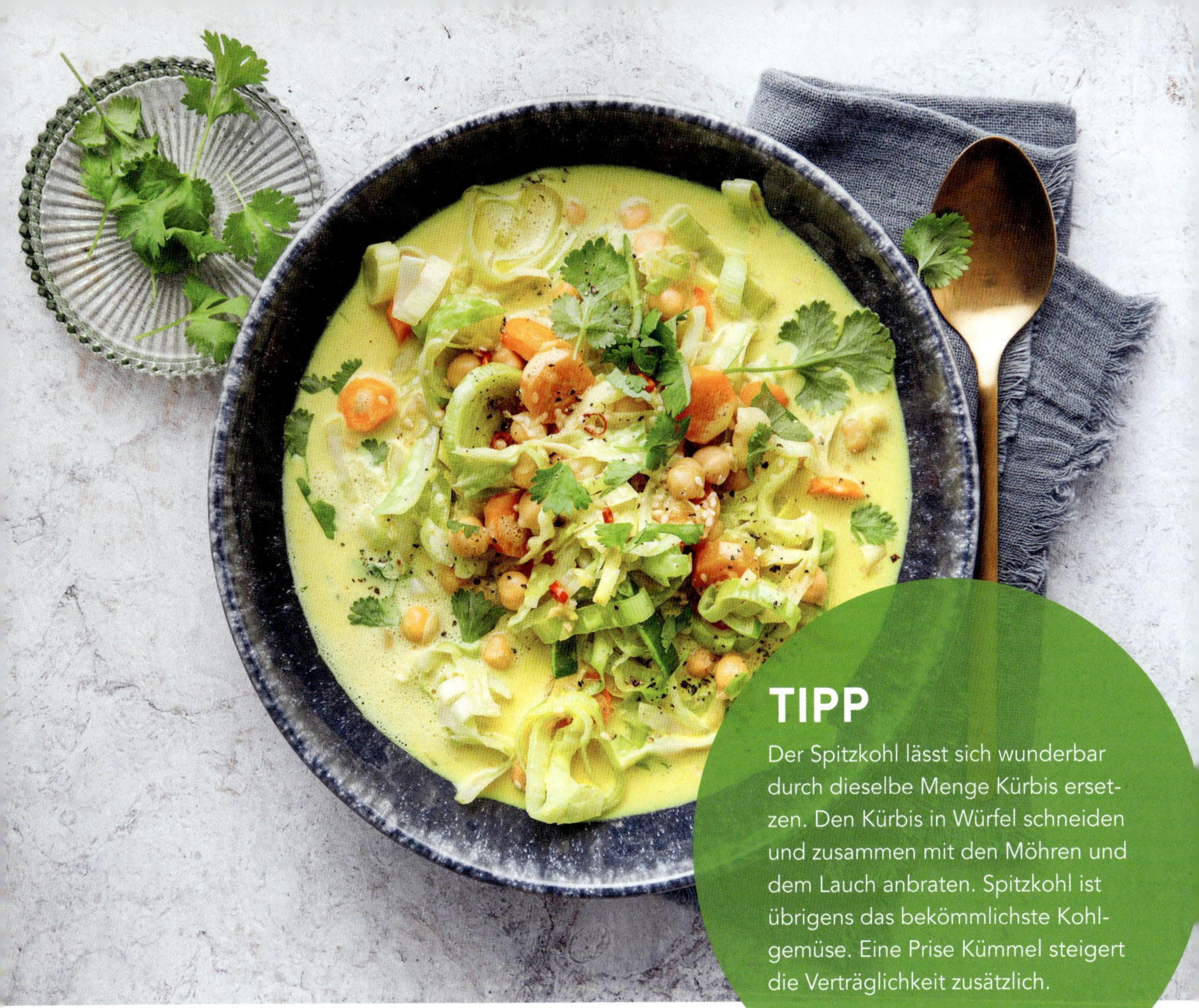

TIPP

Der Spitzkohl lässt sich wunderbar durch dieselbe Menge Kürbis ersetzen. Den Kürbis in Würfel schneiden und zusammen mit den Möhren und dem Lauch anbraten. Spitzkohl ist übrigens das bekömmlichste Kohlgemüse. Eine Prise Kümmel steigert die Verträglichkeit zusätzlich.

ABNEHMBOOSTER

Die Hälfte der Kokosmilch (200 ml) durch Gemüsebrühe ersetzen.	Macht das Gericht deutlich fett- und damit kalorienärmer.	+++
100 g in Würfel geschnittenen Tofu in das Curry einarbeiten.	Liefert eine Extra-Portion Protein bei nur wenigen zusätzlichen Kalorien – und erhöht so die Sättigung.	++
Die Menge an Spitzkohl auf 500 g erhöhen.	Liefert noch mehr Ballaststoffe und sorgt für eine noch längere Sättigung und weniger Heißhunger.	+

MÖHREN-SPAGHETTI MIT BOLOGNESE-SAUCE

Möhrenstreifen statt Weizennudeln? Perfekt für einen glutenfreien und kohlenhydratarmen Gesundbooster! Möhren sind gut bekömmlich, vor allem bei gereiztem Magen und Darm. Die ätherischen Öle aus Knoblauch und Zwiebel stärken die Immunabwehr. Mit den Kidneybohnen gehen genussvoll Vitamine, Mineralstoffe und Aminosäuren auf Ihr Gesundkonto.

1 Zwiebel
1 Knoblauchzehe
300 g Möhren
3 EL kalt gepresstes Rapsöl
200 g Rinder-Hackfleisch
400 ml Tomatensauce (Konserve oder Glas)
200 g Kidneybohnen (Konserve)
½ TL Kurkuma
1 TL getr. Thymian
1 TL getr. Majoran
½ TL Paprikapulver, rosenscharf
Salz, Pfeffer
Basilikumblätter

Für 2 Personen
10 Min. Zubereitung
15 Min. Kochzeit

Pro Portion
ca. 561 kcal
33 g EW
30 g F
30 g KH

1 Zwiebel und Knoblauch schälen und fein würfeln oder hacken. Möhren putzen und mit dem Sparschäler in Streifen hobeln.

2 2 EL Rapsöl in einer Pfanne erhitzen und Zwiebel, Knoblauch und Hackfleisch darin ca. 5 Min. anbraten, mit Salz und Pfeffer würzen. Mit der Tomatensauce ablöschen. Kidneybohnen in ein Sieb geben und abspülen. Bohnen mit Kurkuma, Thymian, Majoran und Paprikapulver zum Hackfleisch geben. Alles aufkochen und anschließend 10 Min. leicht köcheln lassen.

3 In der Zwischenzeit in einer zweiten Pfanne mit Deckel (alternativ in einem Topf) 1 EL Öl erhitzen. Die Möhren-Spaghetti darin kurz anbraten. Leicht salzen, Deckel aufsetzen und die Möhren auf mittlerer Stufe in 4 Min. al dente garen.

4 Möhren-Spaghetti auf zwei Teller geben und mit der Bolognese anrichten. Mit Basilikumblättern garnieren.

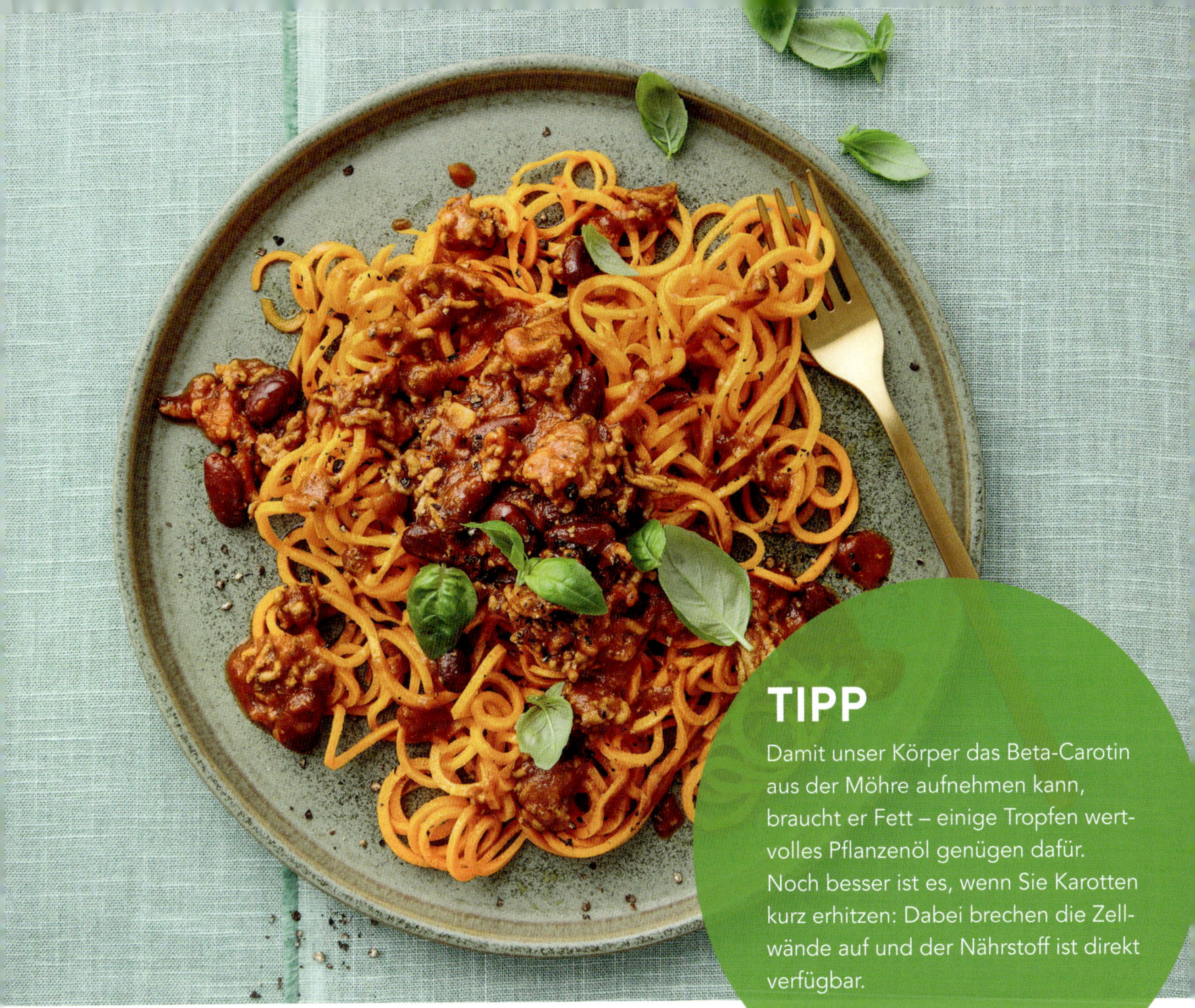

TIPP

Damit unser Körper das Beta-Carotin aus der Möhre aufnehmen kann, braucht er Fett – einige Tropfen wertvolles Pflanzenöl genügen dafür. Noch besser ist es, wenn Sie Karotten kurz erhitzen: Dabei brechen die Zellwände auf und der Nährstoff ist direkt verfügbar.

ABNEHMBOOSTER

Die Menge der Kidneybohnen verdoppeln und dafür das Hackfleisch halbieren oder komplett streichen.	Macht das Gericht vegan und spart jede Menge Kalorien. Weil sich zugleich der Ballaststoffanteil erhöht und der Eiweißanteil hoch bleibt, ist die gute Sättigung weiter garantiert.	+++
Statt einer Knoblauchzehe zwei verwenden.	Regt die Fettverbrennung an.	++
Zusätzlich einen halben TL Chiliflocken hinzugeben.	Kurbelt den Stoffwechsel an, durch die Schärfe werden mehr Kalorien verbrannt.	+

PASTINAKEN-SPINAT-AUFLAUF

Würzig und aromatisch: Die kalorienarmen Pastinaken helfen, den Wasserhaushalt zu regulieren. Spinat und Süßkartoffel liefern Ballaststoffe, Vitamine und Mineralstoffe, und wenn Kichererbsen ins Spiel kommen, sind extraviele pflanzliche Proteine garantiert.

250 g Pastinake
200 g TK-Blattspinat
100 g Süßkartoffel
1 Zwiebel
1 Knoblauchzehe
150 ml Gemüsebrühe
2 EL kalt gepresstes Rapsöl
⅓ TL Cayenne-Pfeffer
⅓ TL Muskat
Pfeffer
120 g Kichererbsen
180 g Mozzarella
4 EL Mandelblätter

Für 2 Personen
12 Min. Zubereitung
25 Min. Kochzeit

Pro Portion
ca. 677 kcal
30 g EW
41 g F
37 g KH

1 Backofen auf 180 °C Ober- und Unterhitze vorheizen. Pastinake schälen und in etwa daumendicke Stücke schneiden. Blattspinat waschen und in grobe Stücke schneiden. Süßkartoffel schälen und in Stücke schneiden. Zwiebel und Knoblauch schälen und fein hacken.

2 Für die Sauce Gemüsebrühe, Rapsöl, Cayenne-Pfeffer, Muskat, Pfeffer in einem Gefäß mit einem Schneebesen gut verrühren.

3 Erst Pastinaken und Süßkartoffeln in eine Auflaufform geben, dann Kichererbsen, Zwiebel, Knoblauch und Spinat. Mit der Sauce übergießen.

4 Mozzarella in feine Scheiben schneiden und das Gemüse damit bedecken. Mandelblätter darüberstreuen.

5 Im Backofen auf mittlerer Schiene 25 Min. backen.

6 Ein wenig abkühlen lassen, dann den Auflauf auf zwei Teller verteilen und servieren.

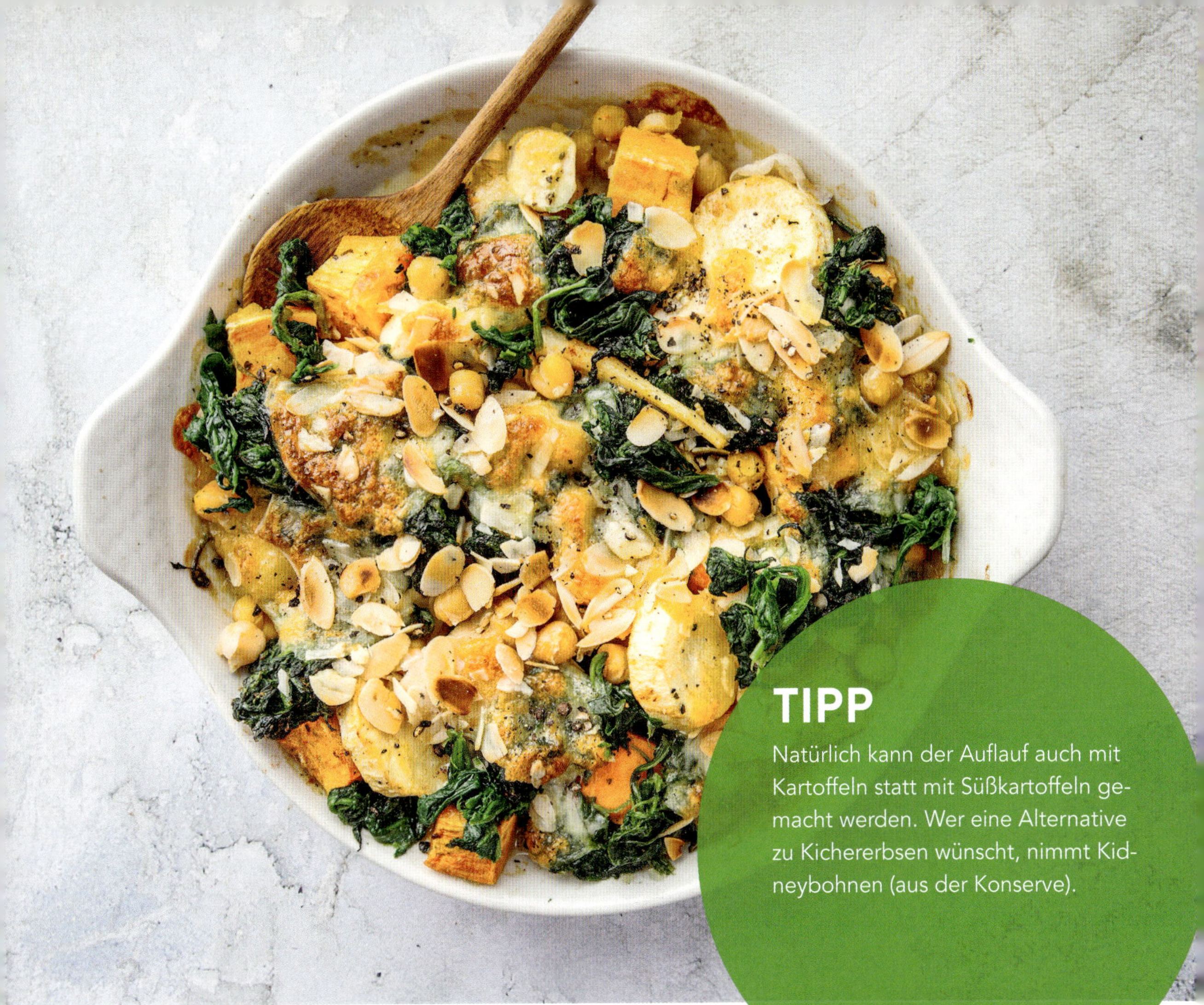

TIPP

Natürlich kann der Auflauf auch mit Kartoffeln statt mit Süßkartoffeln gemacht werden. Wer eine Alternative zu Kichererbsen wünscht, nimmt Kidneybohnen (aus der Konserve).

ABNEHMBOOSTER

Statt Süßkartoffel eine Möhre nehmen.	Spart Kohlenhydrate ein. Die Mahlzeit ist dank des Eiweißgehaltes trotzdem sättigend.	+++
½ TL Cayenne-Pfeffer verwenden.	Reguliert noch mehr den Blutzucker, regt den Stoffwechsel weiter an und hemmt den Heißhunger.	++
Statt 1 Knoblauchzehe 2 verwenden.	Regt den Stoffwechsel zusätzlich an.	+

SELLERIESCHNITZEL MIT KARTOFFEL-MÖHREN-STAMPF

Mit extravielen Ballaststoffen und wenig Kalorien ist Knollensellerie ein Supersattmacher und perfekter Abnehmhelfer – mit Kalium, vielen ätherischen Ölen und B-Vitamine inklusive. Die Carotinoide im Kartoffel-Möhren-Stampf machen das Gericht zur gesunden Gaumenfreude.

Für die Sellerieschnitzel:
½ Knollensellerie (ca. 500 g)
½ TL Salz
2 Eier
50 g kernige Haferflocken
30 g Sesam
Salz, Pfeffer
2 EL kalt gepresstes Rapsöl

Für den Kartoffel-Möhren-Stampf:
200 g Kartoffeln
400 g Möhren
1 säuerlicher Apfel, z. B. Elstar
1 EL Frischkäse (16 % Fett)
Salz, Pfeffer
Muskat nach Belieben

Für 2 Personen
35 Min. Zubereitung
37 Min. Garzeit

Pro Portion
ca. 582 kcal
18 g EW
25 g F
58 g KH

1 Für die Schnitzel den Sellerie schälen und in 4 Scheiben schneiden. In einem Topf 1,5 Liter Wasser aufkochen und salzen. Die Scheiben hineingeben und ca. 12 Min. garen. Danach sofort in kaltes Wasser legen.

2 In der Zwischenzeit Kartoffeln und Möhren schälen, beides in grobe Stücke schneiden. Dann den Apfel schälen, das Kerngehäuse entfernen, Fruchtfleisch in kleinere Würfel schneiden. Die Kartoffeln und Möhren in kochendem Salzwasser zugedeckt bei mittlerer Temperatur ca. 17 Min. garen. Am Ende der Garzeit die Apfelstückchen zugeben und nochmals 5 Min. garen.

3 Währenddessen die Selleriescheiben mit Küchenpapier trocken tupfen. Die Eier in einem tiefen Teller mit einer Gabel verquirlen. Haferflocken und Sesam auf einem flachen Teller vermischen. Die Selleriescheiben von beiden Seiten salzen und pfeffern, zuerst im Ei, dann in der Sesammischung wenden. Das Öl in einer beschichteten großen Pfanne bei mittlerer Temperatur heiß werden lassen. Die Selleriescheiben darin knusprig braten (jede Seite 4 Min.).

4 Die Kartoffel-Mischung abgießen, kurz ausdampfen lassen und mit einem Stampfer zerdrücken. Frischkäse unterrühren, mit Pfeffer, Salz und Muskatnuss abschmecken.

5 Die Schnitzel mit dem Stampf auf zwei Tellern anrichten.

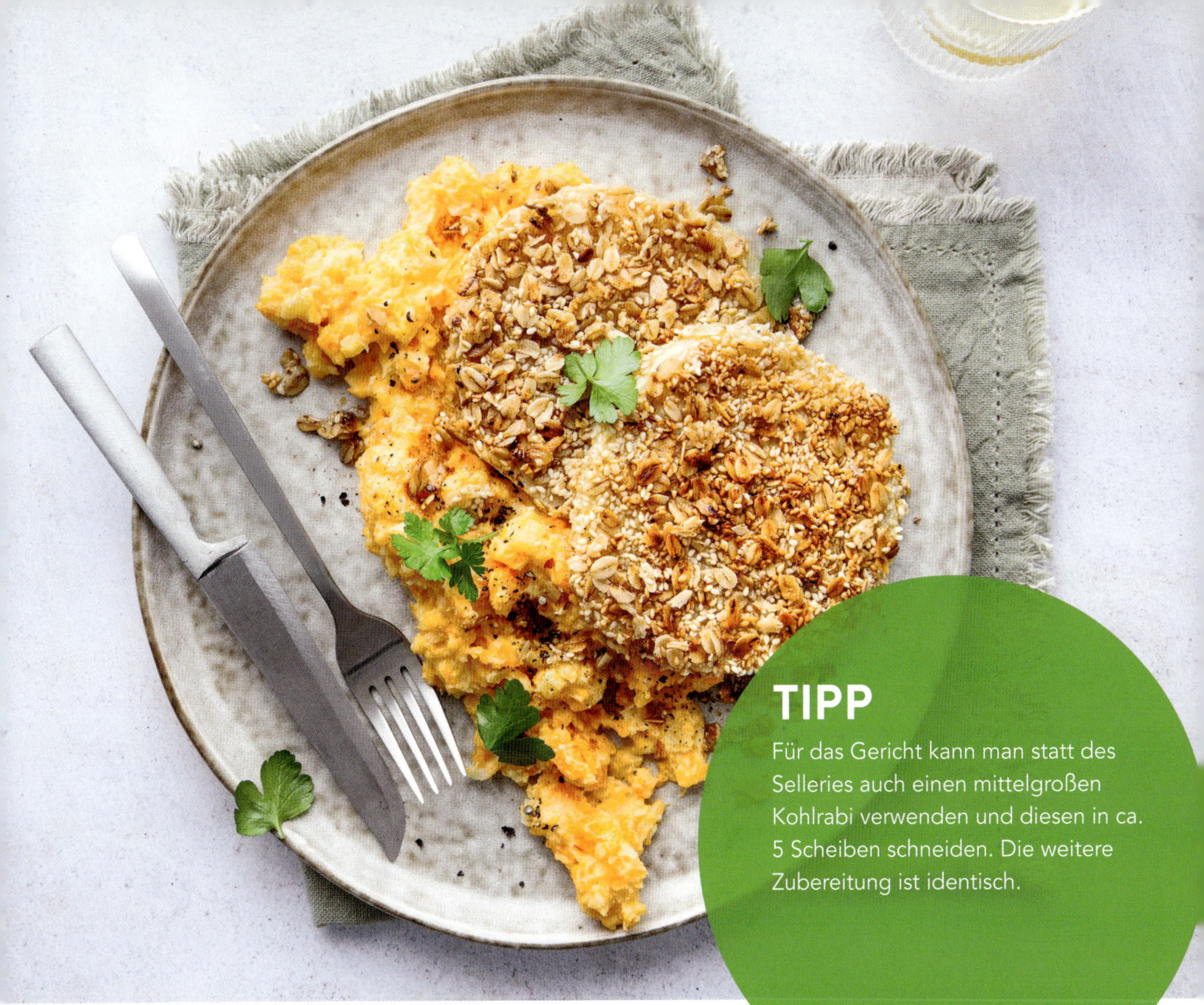

TIPP

Für das Gericht kann man statt des Selleries auch einen mittelgroßen Kohlrabi verwenden und diesen in ca. 5 Scheiben schneiden. Die weitere Zubereitung ist identisch.

ABNEHMBOOSTER

Den Frischkäse durch saure Sahne (10 % Fett) austauschen.	Spart Fett und damit Kalorien.	+++
Die Sesammenge auf 50 g erhöhen, die Haferflocken streichen.	Verringert den Kohlenhydratanteil und damit den Blutzuckeranstieg.	++
Den Apfel weglassen und stattdessen den Stampf mit klein geschnittenen Frühlingszwiebeln garnieren.	Reduziert die Zuckermenge und damit den Energiegehalt zusätzlich.	+

TOPINAMBUR-BRATLINGE

Ein Ballaststoffbooster, der nicht belastet: Topinambur enthält viel Kalium und Magnesium, aber keine Stärke – und ist daher viel kohlenhydrat- und kalorienärmer als die Kartoffel. Das Inulin in der Wurzel quillt im Magen auf, macht schnell satt – und stärkt die Darmflora.

200 g Topinambur
150 g Möhren
2 Frühlingszwiebeln
2 EL gehackte Petersilie
50 g Edamer am Stück
2 Eier
50 g Magerquark
50 g Haferflocken
70 g magere Rohschinkenwürfel
2 EL Sonnenblumenkerne
Salz, Pfeffer
gemahlene Muskatnuss
1 EL kalt gepresstes Rapsöl

Für 2 Personen
20 Min. Zubereitungszeit
12 Min. Garzeit

Pro Portion
ca. 514 kcal
32 g EW
24 g F
31 g KH

1 Topinambur und Möhren schälen, beides auf der Gemüsereibe fein raspeln. Frühlingszwiebeln waschen und in feine Ringe schneiden. Petersilie waschen und fein hacken. Käse fein reiben.

2 Eier, Quark, Haferflocken und Käse mit einem Schneebesen verquirlen und mit den Gemüseraspeln, der Petersilie, den Frühlingszwiebeln, Schinkenwürfeln und Sonnenblumenkernen vermischen.

3 Die Masse mit Salz, Pfeffer und Muskatnuss abschmecken. Dann mit feuchten Händen aus der Masse ca. 8 Bratlinge formen.

4 In einer Pfanne Rapsöl erhitzen und die Bratlinge von beiden Seiten bei mittlerer Temperatur je 6 Min. anbraten. Herausnehmen und sofort servieren.

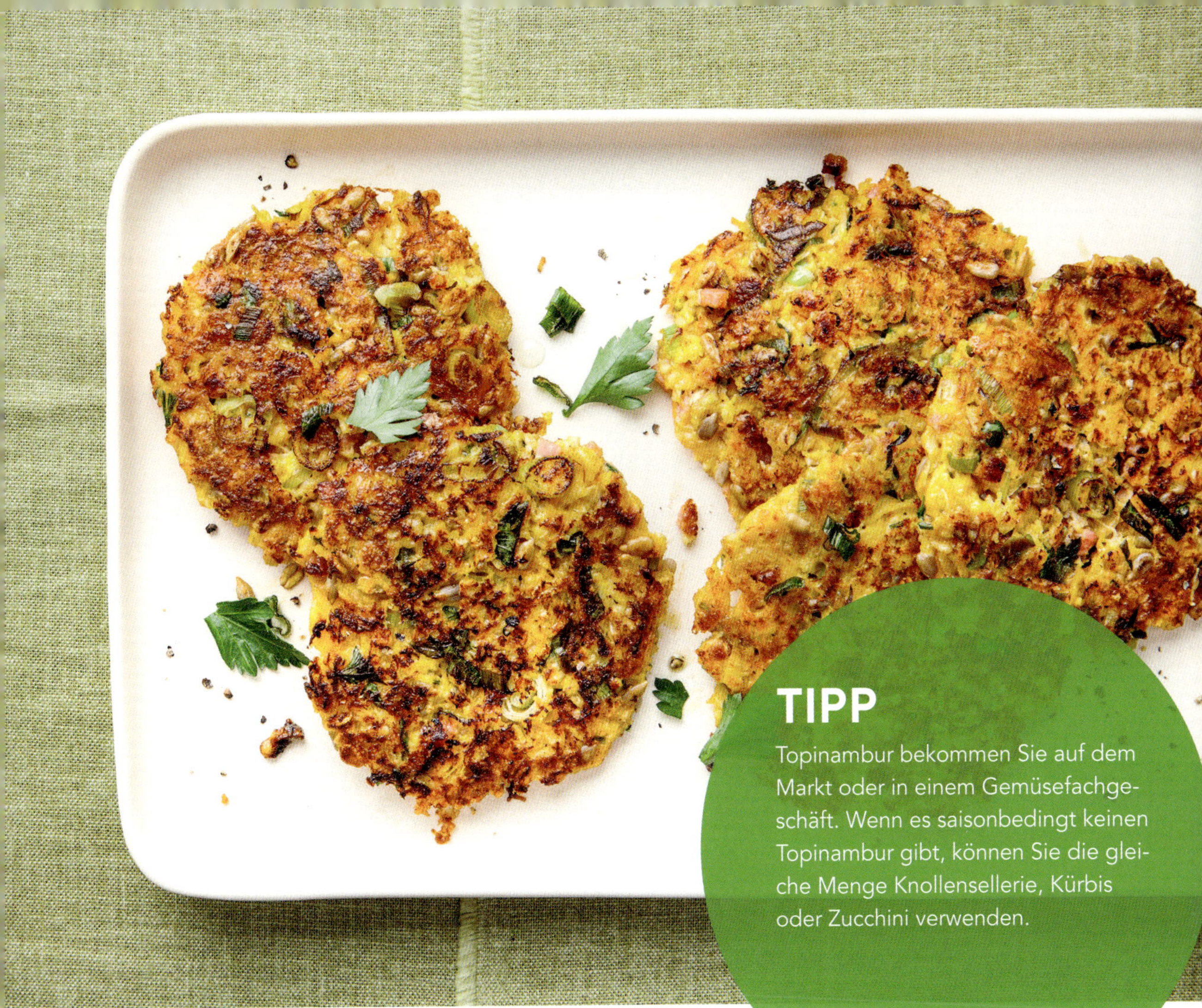

TIPP

Topinambur bekommen Sie auf dem Markt oder in einem Gemüsefachgeschäft. Wenn es saisonbedingt keinen Topinambur gibt, können Sie die gleiche Menge Knollensellerie, Kürbis oder Zucchini verwenden.

ABNEHMBOOSTER

Den Käse auf 30 g reduzieren.	Spart Fett und damit Kalorien.	+++
Eine halbe Chilischote in das Gericht einarbeiten.	Die Schärfe der Chilischote bremst den Süßhunger aus.	++
Die Menge an Gemüse erhöhen (auf 250 g Topinambur und 200 g Möhren).	Erhöht die Ballaststoffmenge sowie das Volumen und sorgt so für eine noch bessere Sättigung.	+

BUNTE PIZZA MIT HÄHNCHENSTREIFEN

Pizza geht auch gesund! Wer auf Dinkel-Vollkornmehl statt Weißmehl setzt, profitiert von den vielen wertvollen Nährstoffen darin und bleibt länger satt. Mit weiteren leckeren Gesundzutaten aller Couleur bleibt kein Wunsch offen – nie mehr TK-Pizza!

20 g Frischhefe (½ Würfel)
130 g Dinkel-Vollkornmehl
50 g Dinkelmehl Type 630
1 EL Olivenöl
⅓ TL Salz
1 Schalotte
1 Knoblauchzehe
150 g stückige Tomaten
1 TL getr. Oregano
1 TL getr. Thymian
Salz, Pfeffer
½ Paprika (bevorzugt rote)
60 g Champignons
60 g Zucchini
60 g Mais
100 g Hähnchenbrustfilet
1 EL Rapsöl
80 g geriebener Käse

Für 2 Personen
15 Min. Zubereitung
28 Min. Kochzeit
45 Min. Gehzeit

Pro Portion
ca. 678 kcal
37 g EW
25 g F
67 g KH

1 Frische Hefe in einer Schüssel in 70 ml lauwarmem Wasser auflösen. Dinkel-Vollkornmehl, Dinkelmehl, Olivenöl und Salz hinzugeben und mit einem Handrührgerät zu einem Teig kneten. Abgedeckt an einem warmen Ort ca. 45 Min. gehen lassen.

2 Inzwischen Schalotte und Knoblauch schälen, fein hacken und in eine Schüssel geben. Stückige Tomaten, Oregano, Thymian, Salz und Pfeffer hinzugeben und alles gut vermengen.

3 Paprika waschen, entkernen und in Würfel schneiden. Champignons putzen und in Scheiben schneiden. Zucchini waschen, längs halbieren und die Hälften in dünne Scheiben schneiden. Mais abtropfen lassen.

4 Hähnchenbrustfilet in Streifen schneiden. Rapsöl in einer Pfanne erhitzen und die Streifen darin unter Wenden 2 bis 3 Min. anbraten, dabei leicht salzen. Aus der Pfanne nehmen.

5 Pizzateig auf die Hälfte eines Blechs ausrollen oder mit den Fingern gleichmäßig verteilen und festdrücken (ggf. Hände oder Nudelholz dafür bemehlen). Tomatensauce auf dem Teig verteilen. Mit Paprika, Champignons, Zucchini, Mais und den Hähnchenbruststreifen belegen. Mit geriebenem Käse bestreuen.

6 Im vorgeheizten Backofen ca. 25 Min. bei 180 °C Ober- und Unterhitze backen.

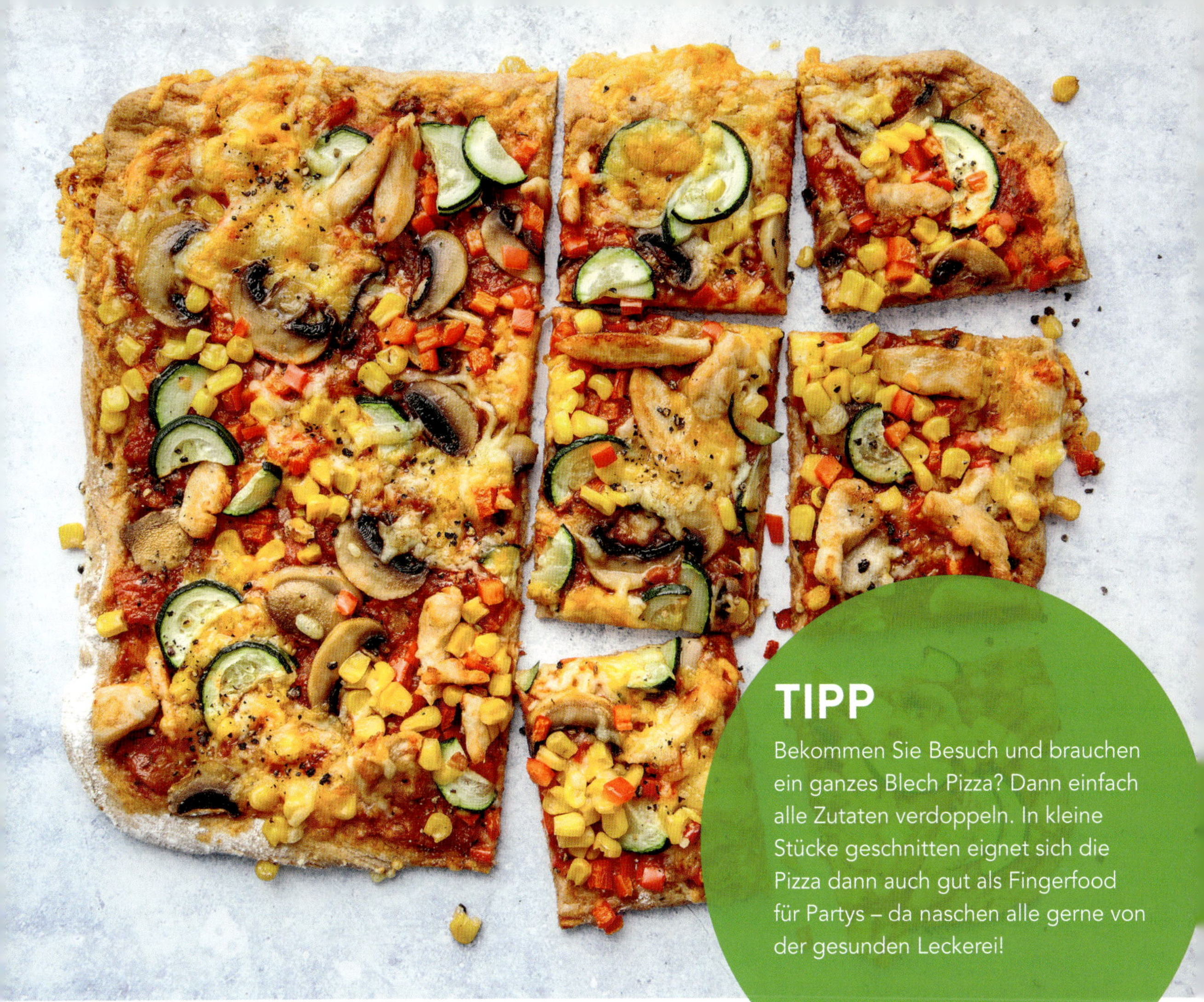

TIPP

Bekommen Sie Besuch und brauchen ein ganzes Blech Pizza? Dann einfach alle Zutaten verdoppeln. In kleine Stücke geschnitten eignet sich die Pizza dann auch gut als Fingerfood für Partys – da naschen alle gerne von der gesunden Leckerei!

ABNEHMBOOSTER

Für den Teig Vollkornmehl durch Mandelmehl ersetzen. Wasser auf 50 ml reduzieren.	Erhöht den Eiweißanteil deutlich, reduziert die Kohlenhydrate und macht dadurch länger satt.	+++
Statt Mais Artischocken (aus dem Glas) auf die Pizza legen.	Reduziert die Kalorien und Kohlenhydrate. Die enthaltenen Bitterstoffe fördern die Fettverbrennung.	++
½ Avocado zerdrücken und zur Tomatensauce geben.	Erhöht den Anteil gesunder Fette im Essen, die für eine längere Sättigung sorgen.	+

AUBERGINE MIT CASHEW-HIRSE UND MINZE

Leichte Sommerküche auch für Abnehmwillige: Auberginen enthalten entzündungshemmende Flavonoide, wegen ihres geringen Kaloriengehalts sind sie reine Schlankmacher. Der Paprika-Hirse-Mix macht satt – und verwöhnt mit seinem nussigen Aroma.

2 Auberginen à 300 g
2 Knoblauchzehen
3 EL Olivenöl
½ TL Chilipulver
1 rote Paprika
80 g Hirse
1 TL Gemüsebrühe
3 Frühlingszwiebeln
4 Stängel Minze
½ Bund Petersilie
50 g Cashewkerne
1 EL Tomatenmark
250 g Joghurt (3,5 % Fett)
1 TL Honig
Salz und Pfeffer

Für 2 Personen
20 Min. Zubereitung
35 Min. Garzeit

Pro Portion
ca. 625 kcal
19 g EW
33 g F
54 g KH

1 Ofen auf 200 °C Ober- und Unterhitze vorheizen. Auberginen waschen und längs halbieren. Die Schnittflächen kreuzweise einschneiden. Knoblauch schälen, fein hacken und mit 2 EL Olivenöl, 1 EL Wasser, Salz und 1 Msp. Chilipulver verrühren.

2 Auberginenhälften mit der Schnittfläche nach oben auf ein mit Backpapier ausgelegtes Backblech legen, mit der Chili-Mischung bestreichen. Auf mittlerer Schiene ca. 15 Min. garen. Wenden und weitere 10 Min. garen lassen.

3 Paprika waschen, halbieren, entkernen und in kleine Würfel schneiden. Hirse im Sieb unter fließendem Wasser gut abbrausen.

4 In einem Topf 160 ml Wasser kurz aufkochen lassen. Hirse, Gemüsebrühe und Paprikawürfel zugeben und bei mittlerer Temperatur ca. 5 Min. zugedeckt köcheln lassen. Von der Herdplatte nehmen, mit geschlossenem Deckel nochmals 10 Min. quellen lassen.

5 Frühlingszwiebeln waschen und in feine Ringe schneiden. Von der Minze und Petersilie die Blätter abzupfen, waschen und grob hacken. Cashewkerne ebenfalls hacken.

6 Tomatenmark, 1 EL Olivenöl, Salz und ¼ TL Chilipulver zu einer Sauce verrühren.

7 Paprika-Hirse-Mix mit den Kräutern, Kernen, Frühlingszwiebeln und der Sauce vermengen, bei mittlerer Temperatur unter Rühren 4 Min. erhitzen. Joghurt salzen, pfeffern, mit Honig abschmecken.

8 Aubergine und Hirse auf zwei Tellern mit Joghurt servieren.

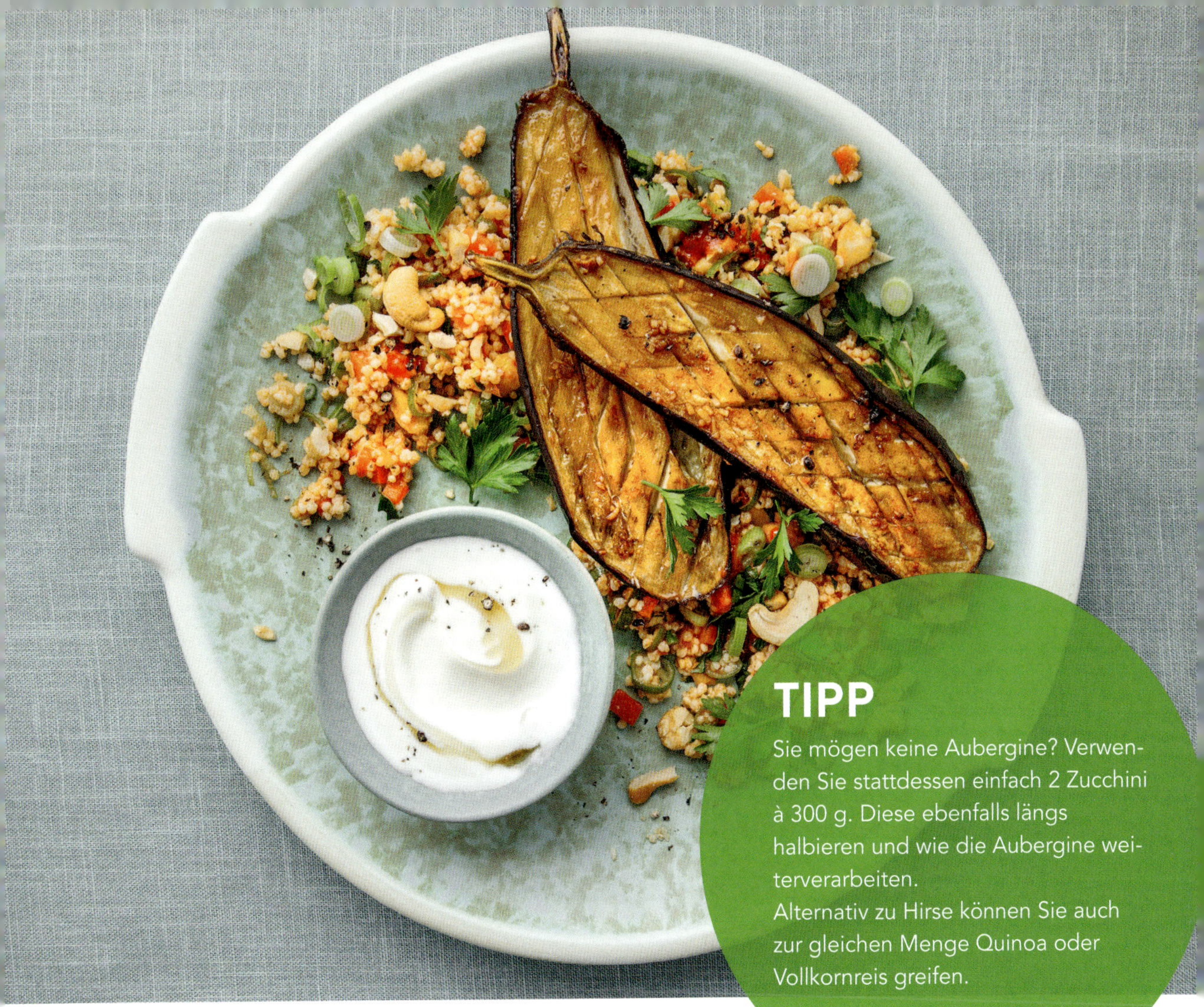

TIPP

Sie mögen keine Aubergine? Verwenden Sie stattdessen einfach 2 Zucchini à 300 g. Diese ebenfalls längs halbieren und wie die Aubergine weiterverarbeiten.
Alternativ zu Hirse können Sie auch zur gleichen Menge Quinoa oder Vollkornreis greifen.

ABNEHMBOOSTER

Hirse durch Blumenkohlraspeln ersetzen. Dazu Blumenkohl waschen, mit einer Reibe oder Küchenmaschine fein raspeln. Dann den Blumenkohl mit den Paprikawürfeln, Frühlingszwiebeln, Kräutern und Kernen 5 Min. in 1 EL Olivenöl und 1 EL Tomatenmark anbraten.	Verringert die Kohlenhydratmenge und erhöht den Ballaststoffanteil. Dies steigert die Sättigung – und auch die Gesundwirkung.	+++
Joghurt durch Quark (20 % Fett) austauschen.	Sorgt für ein Extra an sättigenden Proteinen.	++
Joghurt mit 1,5 % Fett verwenden.	Macht das Gericht kalorienärmer.	+

KÜRBIS-KARTOFFEL-SUPPE

Eine kokoscremige Suppe mit Stoffwechselturbo! Die Ballaststoffe im Kürbis sättigen und fördern die Verdauung und das Pro-Vitamin A in ihm wirkt antioxidativ – wie auch der Ingwer und die Kurkuma. Die ätherischen Öle aus Zwiebeln und Knoblauch machen das Gericht schließlich zum ultimativen Anti-Erkältungs-Booster.

300 g Kürbis (Hokkaido)
100 g Möhren
200 g Kartoffeln
1 Stück Ingwer (ca. 2 cm)
1 Zwiebel
1 Knoblauchzehe
2 EL kalt gepresstes Rapsöl
300 ml Gemüsebrühe
1 EL Sonnenblumenkerne
2 EL Kürbiskerne
200 ml Kokosmilch
2 TL Kurkuma
¼ TL Cayenne-Pfeffer
Salz und Pfeffer

Für 2 Personen
10 Min. Zubereitung
15 Min. Kochzeit

Pro Portion
ca. 548 kcal
16 g EW
22 g F
63 g KH

1 Kürbis waschen, halbieren, entkernen und in grobe Stücke schneiden. Möhren schälen und ebenfalls grob zerteilen. Kartoffeln schälen und in grobe Stücke schneiden.

2 Den Ingwer schälen und in Scheiben schneiden. Zwiebel und Knoblauch schälen und grob hacken.

3 In einem Topf das Rapsöl erhitzen und die Zwiebeln darin kurz anbraten, dann Kartoffeln, Karotten, Kürbis, Ingwer und Knoblauch dazugeben, kurz mit anschwitzen.

4 Die Gemüsebrühe angießen und auf mittlerer Hitze mit Deckel ca. 15 Min. garen.

5 In der Zwischenzeit Sonnenblumenkerne und Kürbiskerne in einer Pfanne ohne Öl leicht anrösten.

6 Kokosmilch, Kurkuma und Cayenne-Pfeffer zur Suppe geben und mit einem Stabmixer pürieren. Mit Pfeffer und Salz abschmecken.

7 Suppe auf zwei Teller verteilen. Mit den gerösteten Sonnenblumen- und Kürbiskernen bestreut servieren.

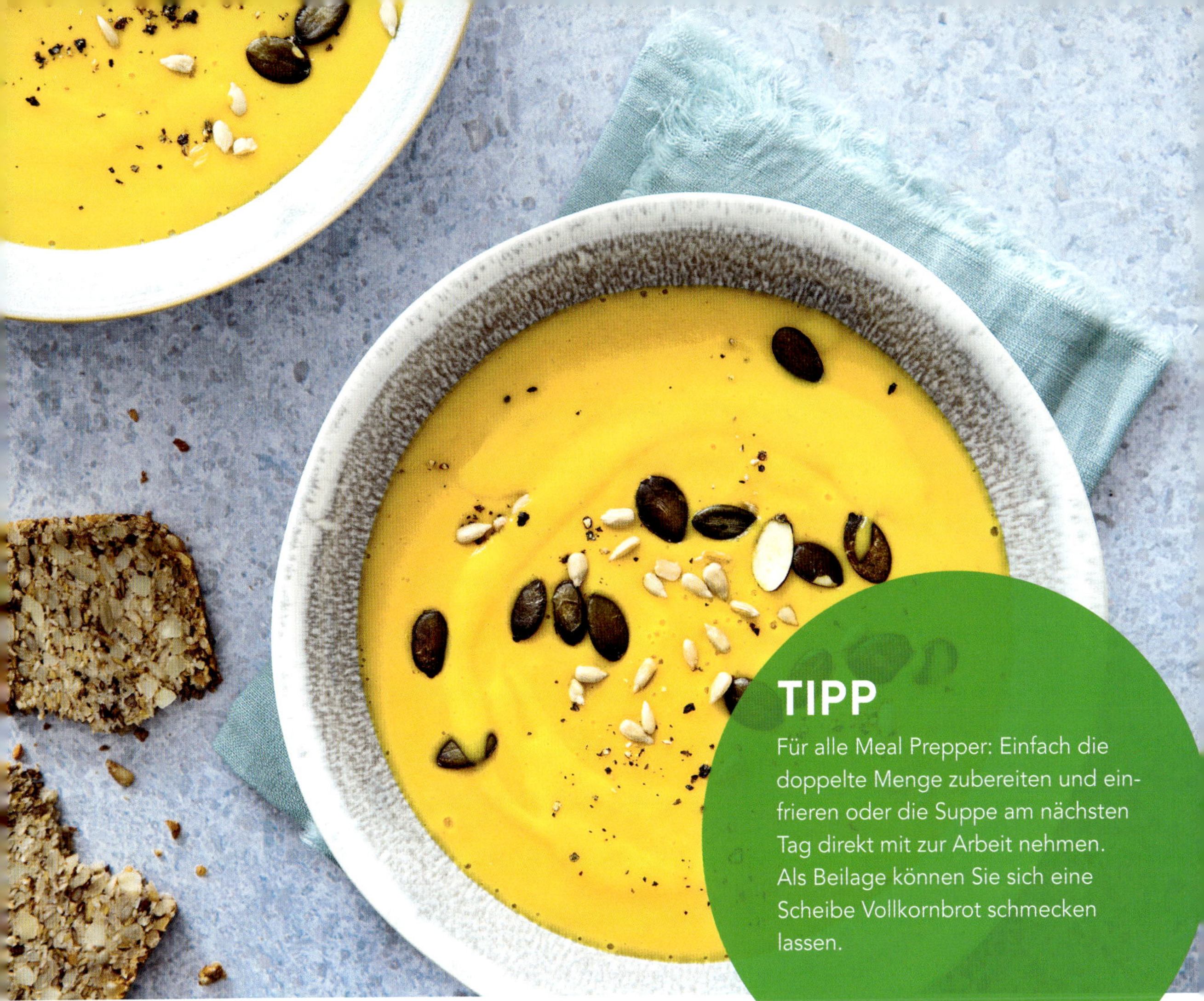

TIPP

Für alle Meal Prepper: Einfach die doppelte Menge zubereiten und einfrieren oder die Suppe am nächsten Tag direkt mit zur Arbeit nehmen. Als Beilage können Sie sich eine Scheibe Vollkornbrot schmecken lassen.

ABNEHMBOOSTER

Kartoffeln durch Linsen ersetzen (25 g rote Linsen mit zum Gemüse geben und die Gemüsebrühe auf 400 ml erhöhen).	Spart Kohlenhydrate und erhöht den Eiweiß- sowie Ballaststoffanteil. Das verbessert die Sättigung zusätzlich.	+++
Ingwer-Menge erhöhen (statt 2 dann 3 cm).	Regt den Stoffwechsel zusätzlich an.	++
Das Vollkornbrot durch Eiweißbrot ersetzen.	Reduziert den Anteil an Kohlenhydraten.	+

PAPRIKA-PUTEN-CURRY

Antientzündlich, durchblutungsfördernd, verdauungsfördernd, reich an Antioxidantien – und unglaublich würzig dank Kokosmilch, Curry und Koriander! Die Ballaststoffe im Paprika machen satt, die sekundären Pflanzenstoffe tragen zu einem niedrigen Blutzucker nach dem Essen bei.

90 g Vollkornreis
250 g Putenbrustfilet
1 Zwiebel
1 Knoblauchzehe
1 rote Paprika
1 gelbe Paprika
1 kleine Zucchini
frischer Ingwer (1 cm)
2 EL kalt gepresstes Rapsöl
Salz
300 ml Kokosmilch
2 TL Currypulver
¼ TL Cayenne-Pfeffer
2 EL gehackte Mandeln
3 Stängel frischer Koriander

Für 2 Personen
10 Min. Zubereitung
20 Min. Kochzeit

Pro Portion
ca. 815 kcal
43 g EW
46 g F
48 g KH

1 Vollkornreis nach Packungsanweisung zubereiten.

2 Putenbrust in Streifen schneiden. Zwiebel schälen und fein würfeln, Knoblauch schälen und hacken. Paprika waschen, entkernen und in Würfel schneiden. Zucchini waschen und in Würfel schneiden. Ingwer schälen und sehr fein würfeln.

3 Rapsöl in einer Pfanne erhitzen und das Fleisch darin ca. 3 Min. braten, leicht salzen. Aus der Pfanne nehmen. In dem heißen Bratensatz Zwiebel und Knoblauch kurz anbraten. Anschließend Paprika, Zucchini und Ingwer hinzugeben, 5 Min. auf mittlerer Stufe braten. Mit Kokosmilch ablöschen, Currypulver und Cayenne-Pfeffer unterrühren. Putenbruststreifen hinzugeben und alles einmal aufkochen lassen. Mit Salz abschmecken.

4 Gehackte Mandeln in einer Pfanne ohne Öl kurz anrösten.

5 Koriander waschen, trocken schütteln und grob hacken.

6 Vollkornreis und Curry auf zwei Teller geben, mit frischem Koriander und gerösteten Mandeln anrichten.

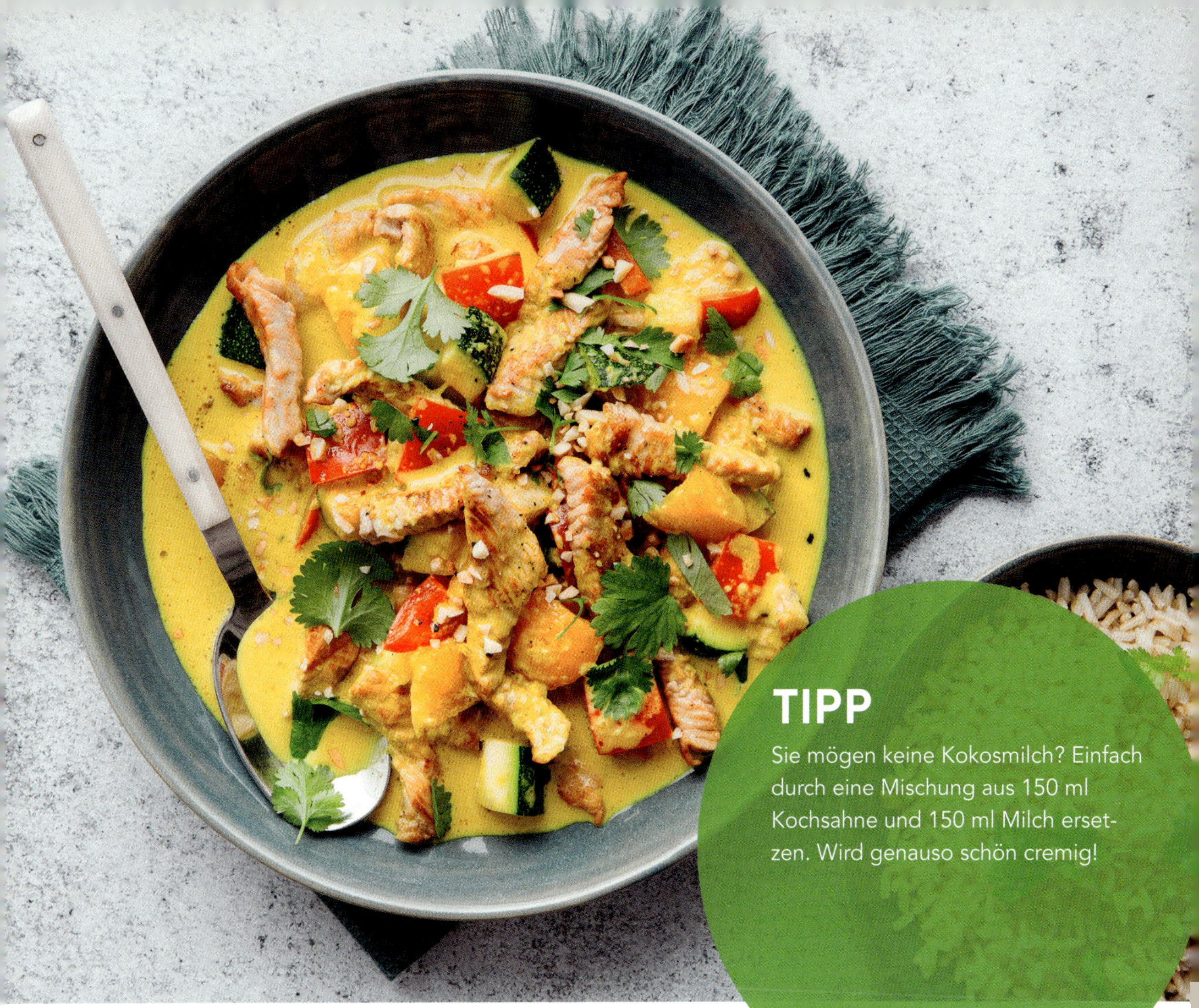

TIPP

Sie mögen keine Kokosmilch? Einfach durch eine Mischung aus 150 ml Kochsahne und 150 ml Milch ersetzen. Wird genauso schön cremig!

ABNEHMBOOSTER

Vollkornreis durch Quinoa ersetzen.	Liefert mehr Protein bei weniger Kohlenhydraten – das erhöht die Sättigung und verringert den Blutzuckeranstieg.	+++
Putenbrust-Menge halbieren und 125 g Kichererbsen beifügen.	Hält den Proteinverlust im Rahmen, liefert kaum zusätzliche Kalorien, dafür aber mehr Ballaststoffe, was die Sättigung fördert.	++
Zusätzlich 1 TL Kurkuma und 1 TL Chili dazugeben.	Sorgt dank der Bitterstoffe in der Kurkuma für ein effektives Sättigungsgefühl. Die Chili-Schärfe wirkt gegen Süßhunger.	+

ZUCCHINI-CARPACCIO MIT GRÜNEM SPARGEL

Zucchini ist ein musterhaftes Low-Carb-Gemüse – für Abnehmwillige also der perfekte Helfer, der ohne Limit genossen werden kann, vor allem wenn er wie hier auf grünen Spargel und Tomate trifft, die den Magen und Darm genussvoll schonen.

3 kleine Zucchini à 250 g
1 EL Zitronensaft
2 EL Olivenöl
Salz, Pfeffer
80 g Parmesan am Stück
25 g Pinienkerne
1 EL kalt gepresstes Rapsöl
500 g grüner Spargel
2 Knoblauchzehen
1 rote Zwiebel
8 Kirschtomaten
1 TL Honig
2 EL Aceto balsamico

Für 2 Personen
Zubereitung 25 Min.
Ruhezeit 2 Std.

Pro Portion
ca. 520 kcal
26 g EW
34 g F
20 g KH

1 Die Zucchini waschen und mit dem Sparschäler längs in dünne Scheiben hobeln. Zucchinischeiben in einer Schüssel mit Zitronensaft, Olivenöl, Salz und Pfeffer marinieren und 2 Stunden im Kühlschrank ziehen lassen.

2 Parmesan reiben. Pinienkerne in einer Pfanne ohne Öl leicht anrösten und beiseitestellen.

3 Grünen Spargel waschen, die holzigen Enden abschneiden und die Spargelstangen mit schrägen Schnitten dritteln.

4 Rapsöl in einer Pfanne erhitzen, Spargelstücke bei mittlerer Temperatur ca. 7 Min. anbraten.

5 Knoblauch und Zwiebel schälen. Knoblauch fein hacken, die Zwiebel in feine Ringe schneiden. Zusammen mit den Tomaten zu dem Spargel geben und alles zusammen weitere 5 Min. anbraten. Leicht salzen und Honig unterrühren.

6 Eingelegte Zucchinischeiben auf zwei Tellern anrichten, das Spargelgemüse darüber verteilen. Mit Parmesan und Pinienkernen garnieren und zum Schluss Balsamico darüberträufeln.

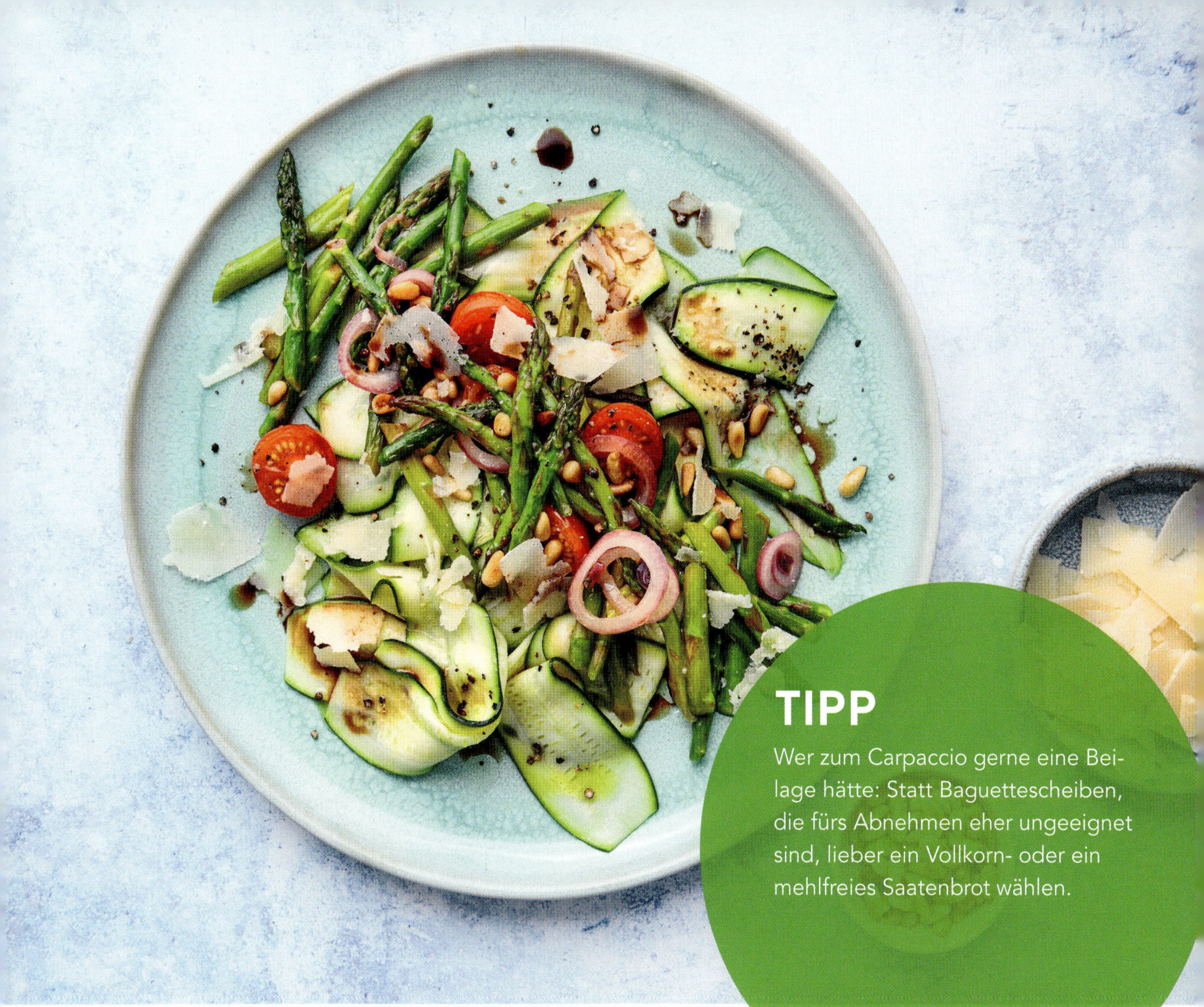

TIPP

Wer zum Carpaccio gerne eine Beilage hätte: Statt Baguettescheiben, die fürs Abnehmen eher ungeeignet sind, lieber ein Vollkorn- oder ein mehlfreies Saatenbrot wählen.

ABNEHMBOOSTER

Den Parmesan durch 125 g Stremellachs ersetzen.	Erhöht den Anteil an gut sättigenden Proteinen sowie reichlich Omega-3-Fettsäuren, die den Stoffwechsel ankurbeln.	+++
Die Spargelmenge auf 700 g erhöhen.	Liefert eine Extra-Portion Ballaststoffe, was die Sättigung ebenfalls verbessert.	++
Den Zitronensaft auf 2 EL erhöhen.	Der saure Geschmack senkt den Süßhunger nach der Mahlzeit.	+

BUDDHA-BOWL

Buddha, so die Erzählung, lief einst durch die Straßen und ließ sich seine Schüssel mit vegetarischen Lebensmitteln füllen. Hier wird die Legende lecker-leichte Wirklichkeit: In der Bowl drängt sich alles zusammen, was satt und schlank macht. Im Zentrum: die japanische Sojabohne Edamame – eine Proteinbombe, die zudem cholesterinsenkende Phytoöstrogene liefert.

80 g Couscous
100 g Tofu
4 EL Sojasauce
1 TL Currypulver
1 TL + 2 EL Zitronensaft
Pfeffer
½ rote Paprika
3 mittelgroße Tomaten
2 Frühlingszwiebeln
½ Salatgurke
1 Avocado
150 g Edamame
50 g Mais
1 EL Tomatenmark
Salz
4 EL Hummus
2 EL Erdnüsse
2 EL Sesamöl

Für 2 Portionen
30 Min. Zubereitung
10 Min. Garzeit

Pro Portion
ca. 816 kcal
32 g EW
46 g F
54 g KH

1 Couscous in eine Schale geben, mit 160 ml kochendem Wasser überbrühen und 10 Min. quellen lassen.

2 Tofu würfeln und in eine große Schüssel geben. Mit 1 EL Sojasauce, Currypulver, 1 TL Zitronensaft und Pfeffer mischen und abschmecken.

3 Paprika waschen und fein würfeln. Tomaten waschen und in dünne Scheiben schneiden. Frühlingszwiebeln waschen und in feine Ringe schneiden. Salatgurke waschen und würfeln.

4 Avocado halbieren, vorsichtig von der Schale befreien, in Streifen schneiden und mit 1 EL Zitronensaft beträufeln.

5 Edamame und Mais in einem Sieb unter fließendem Wasser abspülen.

6 Tomatenmark unter den Couscous mischen. Mit Salz und Pfeffer abschmecken.

7 Nun die Buddha-Bowl in zwei Schalen anrichten: zuerst den Couscous, dann das geschnittene Gemüse und zuletzt die Edamame und den Mais. Die Bowl mit Hummus und Erdnüssen garnieren.

8 Aus Sesamöl, 3 EL Sojasauce, 1 EL Zitronensaft, Salz und Pfeffer ein Dressing mixen und die Bowl damit beträufeln.

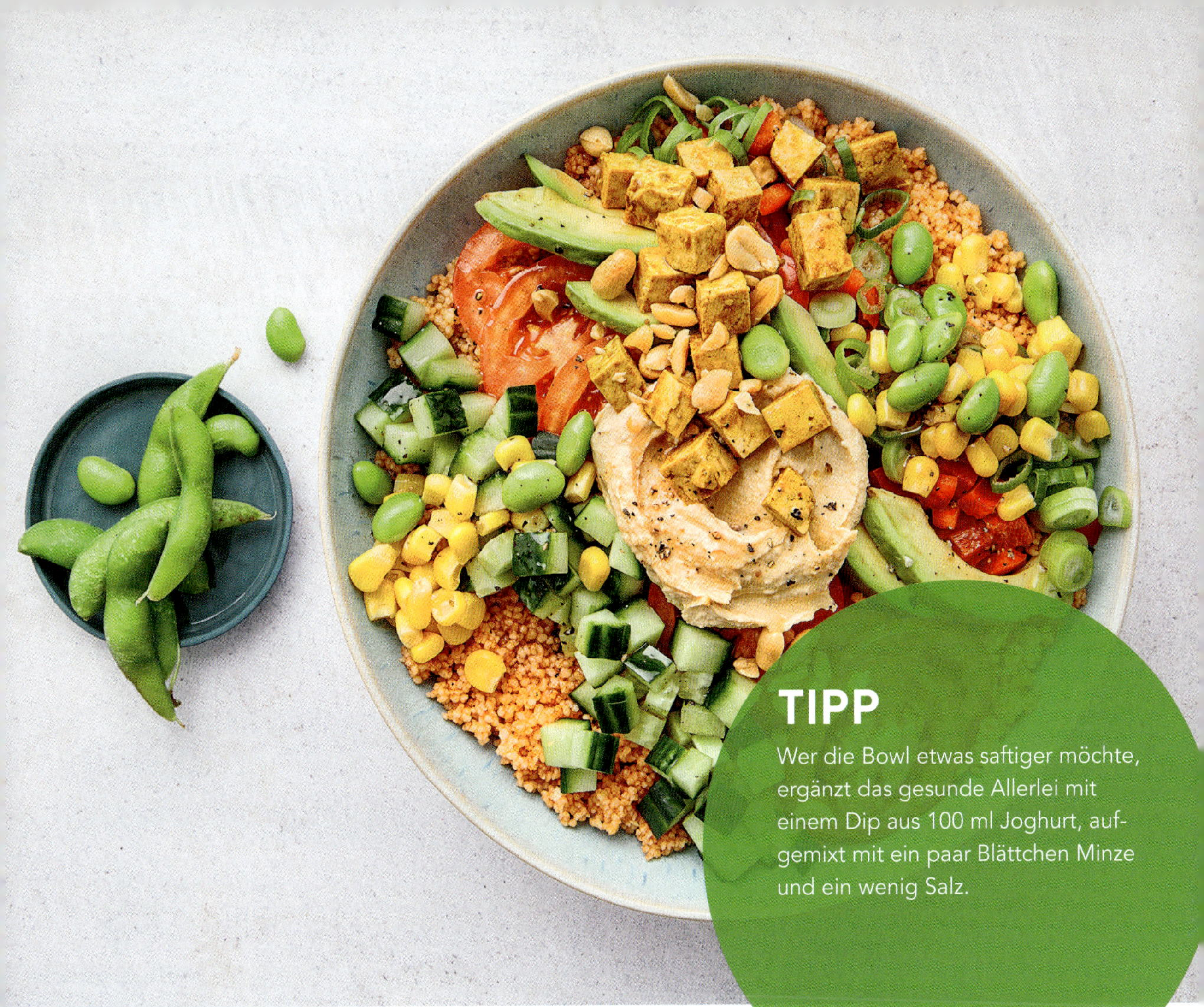

TIPP

Wer die Bowl etwas saftiger möchte, ergänzt das gesunde Allerlei mit einem Dip aus 100 ml Joghurt, aufgemixt mit ein paar Blättchen Minze und ein wenig Salz.

ABNEHMBOOSTER

Den Hummus von 4 EL auf 2 EL reduzieren.	Hilft, Kalorien einzusparen und die Bowl schlanker zu gestalten.	+++
Den Couscous durch Quinoa ersetzen.	Quinoa enthält mehr Eiweiß und Ballaststoffe – beides erhöht die Sättigungswirkung.	++
Baue eine halbe gehackte Chilischote in das Dressing ein.	Der scharfe Geschmack hemmt den Süßhunger.	+

KOHLRABI-KICHERERBSEN-SALAT

Kichererbsen schieben mit ihren vielen Ballaststoffen und pflanzlichen Proteinen dem Heißhunger einen Riegel vor. Sie lassen den Blutzucker weniger hoch ansteigen, und wenn sie auf Kohlrabi treffen, punktet der Gaumenschmaus mit einer Menge an Vitaminen und Mineralstoffen.

1 mittelgroßer Kohlrabi
1 Rote Bete (gegart, vakuumiert)
1 Handvoll Rucola
140 g Kichererbsen
3 EL Joghurt (Natur, 1,5 % Fett)
1 EL Leinöl
1 EL Olivenöl
1 TL Zitronensaft
1 Knoblauchzehe
3 Stängel glatte Petersilie
Salz, Pfeffer
3 EL Mandeln
½ TL flüssiger Honig

Für 2 Personen
10 Min. Zubereitung

Pro Portion
ca. 413 kcal
15 g EW
24 g F
27 g KH

1 Kohlrabi schälen und in Würfel schneiden. Rote-Bete-Kugel in Würfel schneiden. Rucola waschen und in grobe Stücke zupfen. Alles in eine große Schüssel geben.

2 Kichererbsen in einem Sieb abwaschen, gut abtropfen lassen und zum Gemüse in die Schüssel geben. Alles vermengen.

3 Für das Dressing in einer kleinen Schale Joghurt, Öle und Zitronensaft vermischen. Knoblauchzehe auspressen und unterheben. Petersilie waschen, leicht trocken schütteln, die Blätter abzupfen und fein hacken. Zu dem Dressing geben und mit Salz und Pfeffer abschmecken.

4 Mandeln grob hacken, in einer Pfanne ohne Öl kurz rösten, dann den Honig darübergeben. Unter ständigem Rühren die Mandeln leicht karamellisieren lassen. Mandeln auf einen Teller mit Küchenpapier geben und abkühlen lassen.

5 Salat auf zwei Teller verteilen. Das Dressing darübergeben und mit den karamellisierten Mandeln bestreut servieren.

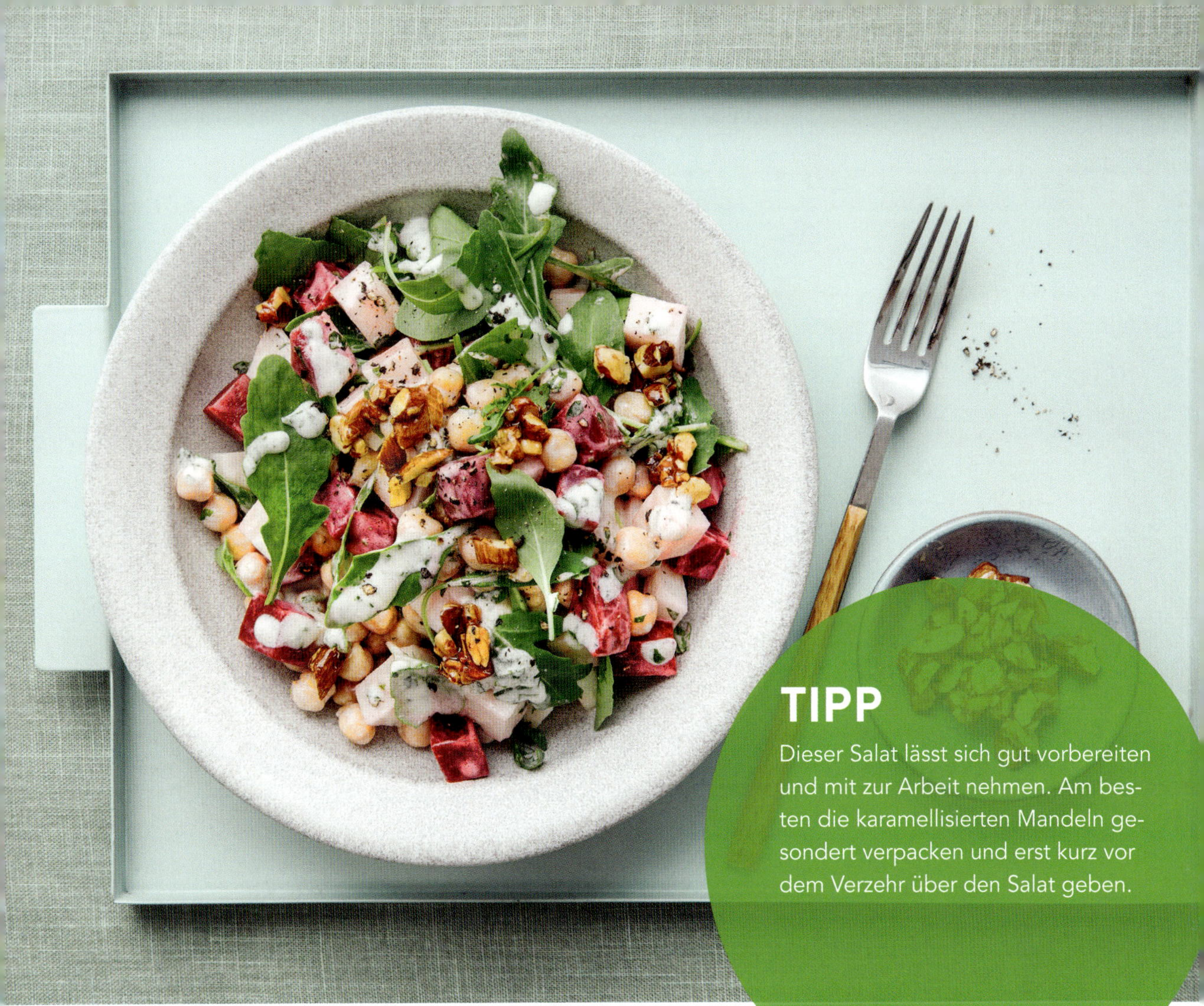

TIPP

Dieser Salat lässt sich gut vorbereiten und mit zur Arbeit nehmen. Am besten die karamellisierten Mandeln gesondert verpacken und erst kurz vor dem Verzehr über den Salat geben.

ABNEHMBOOSTER

100 g Hüttenkäse statt Joghurt.	Erhöht den Eiweißanteil und damit die Sättigung – bei wenig zusätzlichen Kalorien.	+++
Kichererbsen auf 100 g reduzieren, stattdessen insgesamt 2 Kugeln Rote Bete verwenden.	Reduziert Kalorien (doch durch die Ballaststoffe in der Roten Bete bleibt die Sättigungswirkung gleich).	++
Honigmenge halbieren bzw. ganz einsparen (oder statt Honig Xylit oder Erythrit verwenden).	Spart Kalorien. Mandeln einfach ohne Honig und ohne Fett in der Pfanne rösten. Xylit ist kalorienärmer und damit gesünder als Zucker. Erythrit ist nahezu kalorienfrei.	+

ROTE-BETE-LINSEN-SALAT

Hier haben Sie die Abnehmgarantie schwarz auf bunt: Belugalinsen sättigen mit extravielen Ballaststoffen sowie pflanzlichen Proteinen und halten den Blutzucker stabil. So bleibt die übliche Heißhungerattacke nach der Mahlzeit aus – und damit auch der Griff in die Snackschublade …

3 Rote Beten à 150 g
3 EL Olivenöl
¼ TL Kreuzkümmel
80 g Belugalinsen
2 Frühlingszwiebeln
125 g Feldsalat
100 g Feta
½ Avocado
1 EL Zitronensaft
2 EL Aceto balsamico
1 TL Honig
1 TL Senf
Salz, Pfeffer

Für 2 Personen
20 Min. Zubereitung
ca. 55 Min. Garzeit

Pro Portion
ca. 579 kcal
21 g EW
33 g F
39 g KH

1 Ofen auf 200°C Ober- und Unterhitze vorheizen.

2 Rote Bete waschen. Bei Bedarf Einmalhandschuhe anziehen, Rote Bete schälen und in kleine Würfel schneiden. Die Würfel in eine Schüssel geben, mit 1 EL Olivenöl, Salz, Pfeffer und Kreuzkümmel mischen und auf ein mit Backpapier ausgelegtes Backblech geben. Im Ofen ca. 35 Min. backen.

3 Linsen in einem Sieb unter fließendem Wasser abspülen. In einen Topf mit 200 ml Wasser geben und bei mittlerer Temperatur ca. 20 Min. bissfest garen.

4 Frühlingszwiebeln waschen und in feine Ringe schneiden. Feldsalat waschen und trocken schleudern. Feta mit den Händen fein zerkrümeln. Avocado mit einem Löffel aus der Schale lösen, in Streifen schneiden und mit Zitronensaft beträufeln.

5 Ein Dressing aus Balsamico, 2 EL Öl, Honig, Senf, Pfeffer und Salz zubereiten.

6 Den Feldsalat auf zwei Tellern anrichten, darauf die Linsen, die Frühlingszwiebeln und den Feta verteilen. Den Salat mit den lauwarmen Rote-Bete-Würfeln sowie den Avocadostreifen garnieren. Zum Schluss das Dressing über den Salat träufeln.

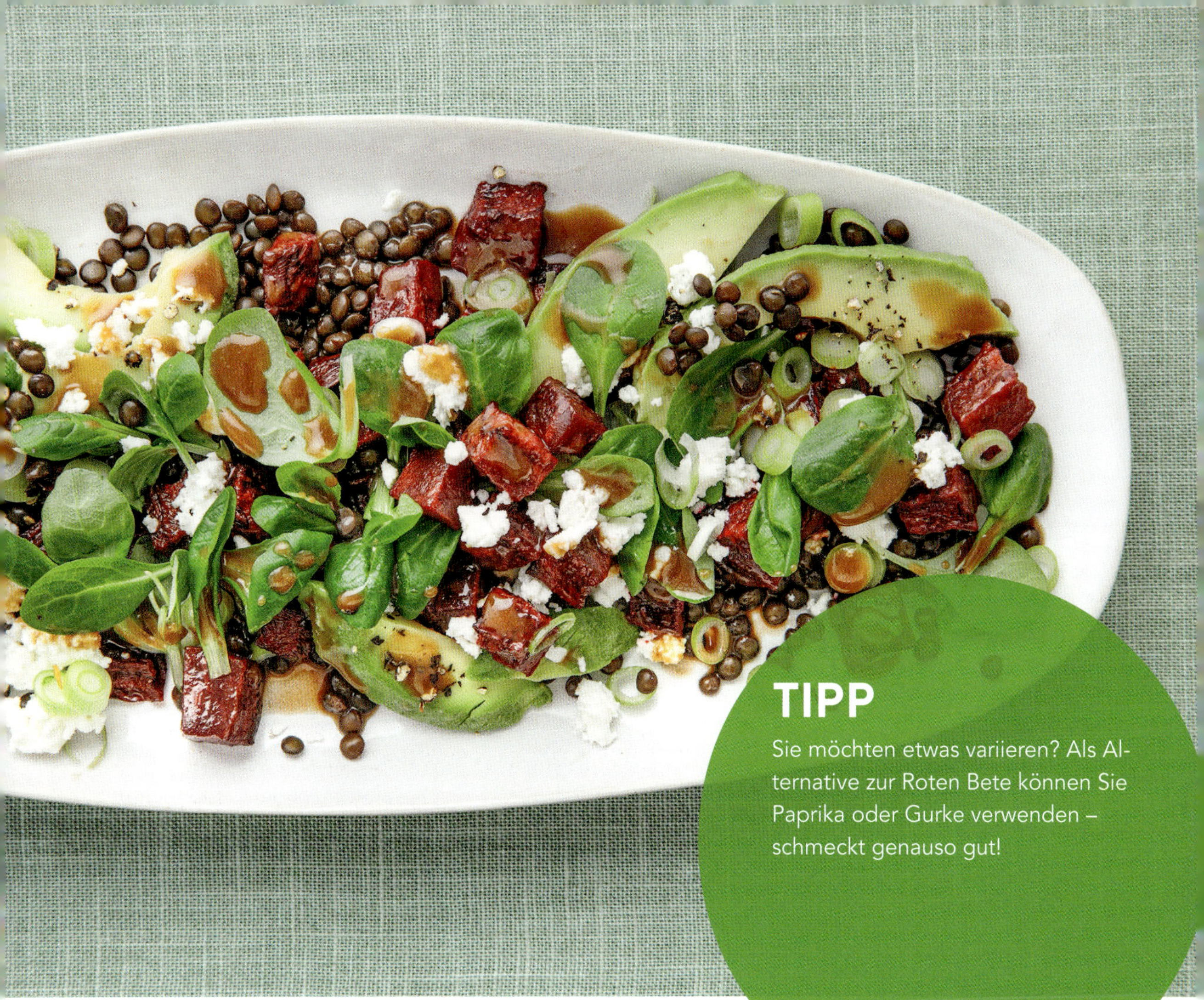

TIPP

Sie möchten etwas variieren? Als Alternative zur Roten Bete können Sie Paprika oder Gurke verwenden – schmeckt genauso gut!

ABNEHMBOOSTER

Feta durch einen Harzer Käse ersetzen.	Liefert weniger Fett bei mehr Proteinen. Das verringert die Energiezufuhr und erhöht zugleich die Sättigung.	+++
Ein gekochtes Ei in den Salat mischen.	Sorgt für eine Extra-Portion Protein bei wenig zusätzlichen Kalorien – und verstärkt damit die Sättigung ebenfalls.	++
Rote Bete auf 4 Stück erhöhen.	Liefert mehr sättigende Ballaststoffe, diese verhindern Süßhungerattacken.	+

OFENKÜRBIS MIT FETA UND ROTEN LINSEN

Mit gutem Gewissen rot sehen: Wie alle Hülsenfrüchte sorgen rote Linsen für eine schlanke Linie – und dank ihrer kurzen Kochzeit eignen sie sich prima für die Alltagsküche. Kommen sie dann noch im Quartett mit Gemüse, Käse und Chili daher, ist kaum ein Abnehmgericht wirkungsvoller …

450 g Hokkaidokürbis
1 Zwiebel
2 Knoblauchzehen
4 EL kalt gepresstes Rapsöl
1 Msp. Chiliflocken
½ TL Kurkuma
Salz, Pfeffer
45 g rote Linsen
180 g Feta

Für 2 Personen
10 Min. Zubereitung
20 Min. Kochzeit

Pro Portion
ca. 668 kcal
23 g EW
42 g F
42 g KH

1 Backofen auf 180 °C Ober- und Unterhitze vorheizen.

2 Kürbis waschen, halbieren und mit einem Löffel entkernen. Anschließend in große Würfel schneiden. Zwiebel schälen und fein würfeln. Knoblauch schälen und fein hacken.

3 Kürbis-, Knoblauch- und Zwiebelwürfel in eine Schüssel geben und mit Rapsöl, Chiliflocken, Kurkuma und etwas Salz und Pfeffer gut vermengen.

4 Linsen in einer Auflaufform verteilen (beim Garen des Gerichts im Backofen entsteht Kochwasser, dadurch werden die Linsen gar). Kürbis, Zwiebel und Knoblauch darübergeben. Den Feta in Würfel schneiden und über dem Gemüse verteilen. Im Backofen 20 Min. auf mittlerer Schiene backen.

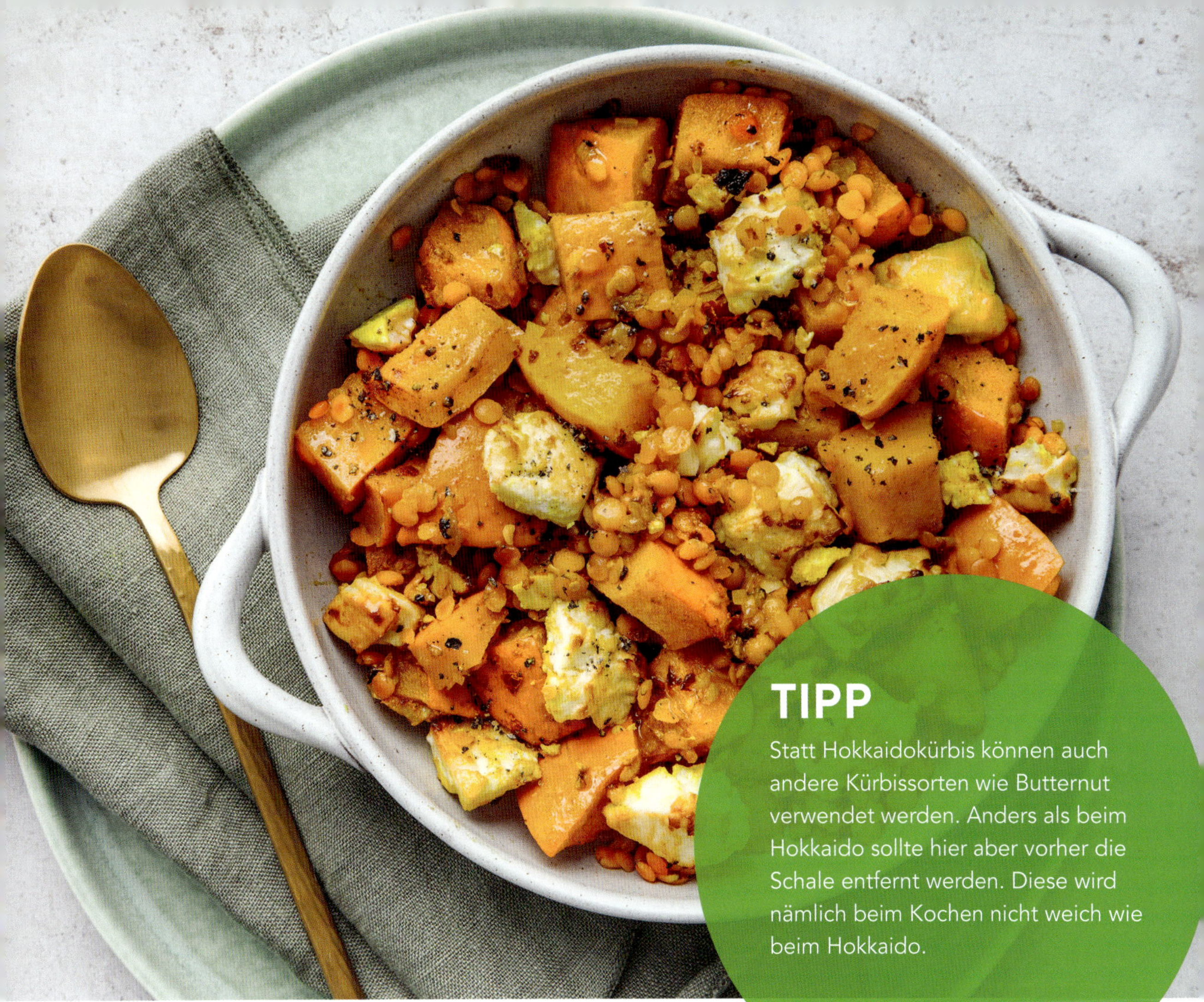

TIPP

Statt Hokkaidokürbis können auch andere Kürbissorten wie Butternut verwendet werden. Anders als beim Hokkaido sollte hier aber vorher die Schale entfernt werden. Diese wird nämlich beim Kochen nicht weich wie beim Hokkaido.

ABNEHMBOOSTER

Statt 180 g Feta 100 g Lachsfilet verwenden.	Enthält weniger Kalorien als Feta bei ähnlicher Proteinmenge und somit gleicher Sättigung. Einfach zwei Lachsfilets auf das Gemüse legen.	+++
Die Rapsöl-Menge halbieren.	Macht das Gericht fett- und damit kalorienärmer.	++
Chiliflocken auf ½ bis 1 TL erhöhen.	Fördert die Durchblutung und hemmt zudem den Appetit auf Süßes.	+

BROMBEER-QUARKSPEISE

Alles auf lila: Wer regelmäßig (Brom-)Beeren isst, hat Studien zufolge einen geringeren BMI als der Durchschnitt. Tun sich die gesunden Einzelgänger mit Quark, Haferflocken und Nüssen zusammen, verwandeln sie sich in eine sättigende Mahlzeit.

200 g Magerquark
150 ml Sojadrink, ungesüßt
1 EL Walnussöl
5 EL Haferflocken
½ TL gemahlene Vanille
1 TL flüssiger Honig
200 g Brombeeren
2 EL Pistazienkerne, ungesalzen

Für 2 Personen
5 Min. Zubereitung
30 Min. Quellzeit

Pro Portion
ca. 380 kcal
23 g EW
17 g F
27 g KH

1 Magerquark mit Sojadrink, Walnussöl, Haferflocken, Vanille und Honig in einer Schüssel gut verrühren. Ca. 30 Min. quellen lassen oder über Nacht im Kühlschrank (Overnight Oats).

2 Inzwischen Brombeeren waschen und Pistazien grob hacken.

3 100 g Brombeeren unter die Sojaquark-Mischung rühren und auf zwei Schälchen verteilen. Restliche Brombeeren darübergeben und mit den Pistazienkernen bestreuen.

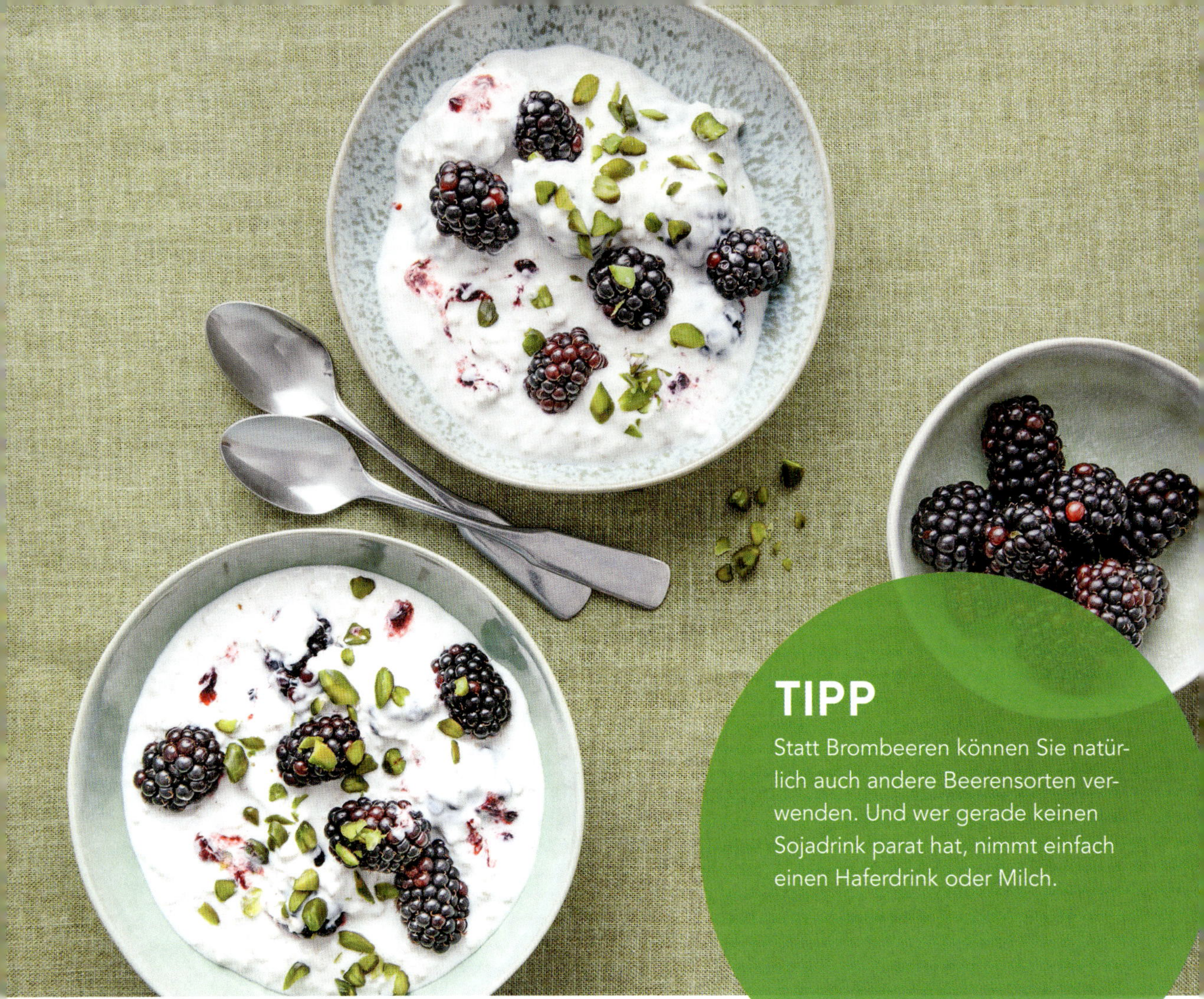

TIPP

Statt Brombeeren können Sie natürlich auch andere Beerensorten verwenden. Und wer gerade keinen Sojadrink parat hat, nimmt einfach einen Haferdrink oder Milch.

ABNEHMBOOSTER

Statt Magerquark Sojaquark oder -joghurt verwenden.	Regt den Stoffwechsel an und liefert pflanzliche Proteine (vegane Variante).	+++
Statt Haferflocken Sojaflocken nehmen.	Erhöht die Proteinmenge.	++
Honigmenge halbieren oder auch weglassen.	Spart Kohlenhydrate und Kalorien ein.	+

BUCHWEIZEN-PORRIDGE MIT JOHANNISBEEREN

Die knackigen Mini-Früchte verdienen Besseres, als mit einem Pfund Zucker zu Gelee verkocht zu werden! Denn pur liefern sie jede Menge Vitamin C und sekundäre Pflanzenstoffe – und verleihen dem cremigen Brei aus sättigendem Buchweizen einen fruchtig-frischen Aromakick.

100 g Buchweizenflocken
350 ml Mandeldrink
1 eher süßlicher Apfel
2 EL Mandelmus
½ TL Zimt
125 g Johannisbeeren
3 EL Pekannusskerne
2 EL Kokosflocken

Für 2 Personen
10 Min. Zubereitung
10 Min. Quellzeit

Pro Portion
ca. 627 kcal
12 g EW
33 g F
61 g KH

1 Buchweizenflocken mit Mandeldrink in einem Topf kurz aufkochen lassen, vom Herd nehmen und 10 Min. quellen lassen. Inzwischen den Apfel waschen, entkernen und in kleine Stücke schneiden. Apfelstücke, Mandelmus und Zimt unter den Buchweizen-Porridge heben.

2 Johannisbeeren waschen und trocken tupfen. Pekannusskerne grob hacken.

3 Buchweizen-Porridge in Schalen füllen. Abwechselnd Johannisbeeren, Pekannusskerne und Kokosflocken nebeneinander auf den Porridge streuen und direkt servieren.

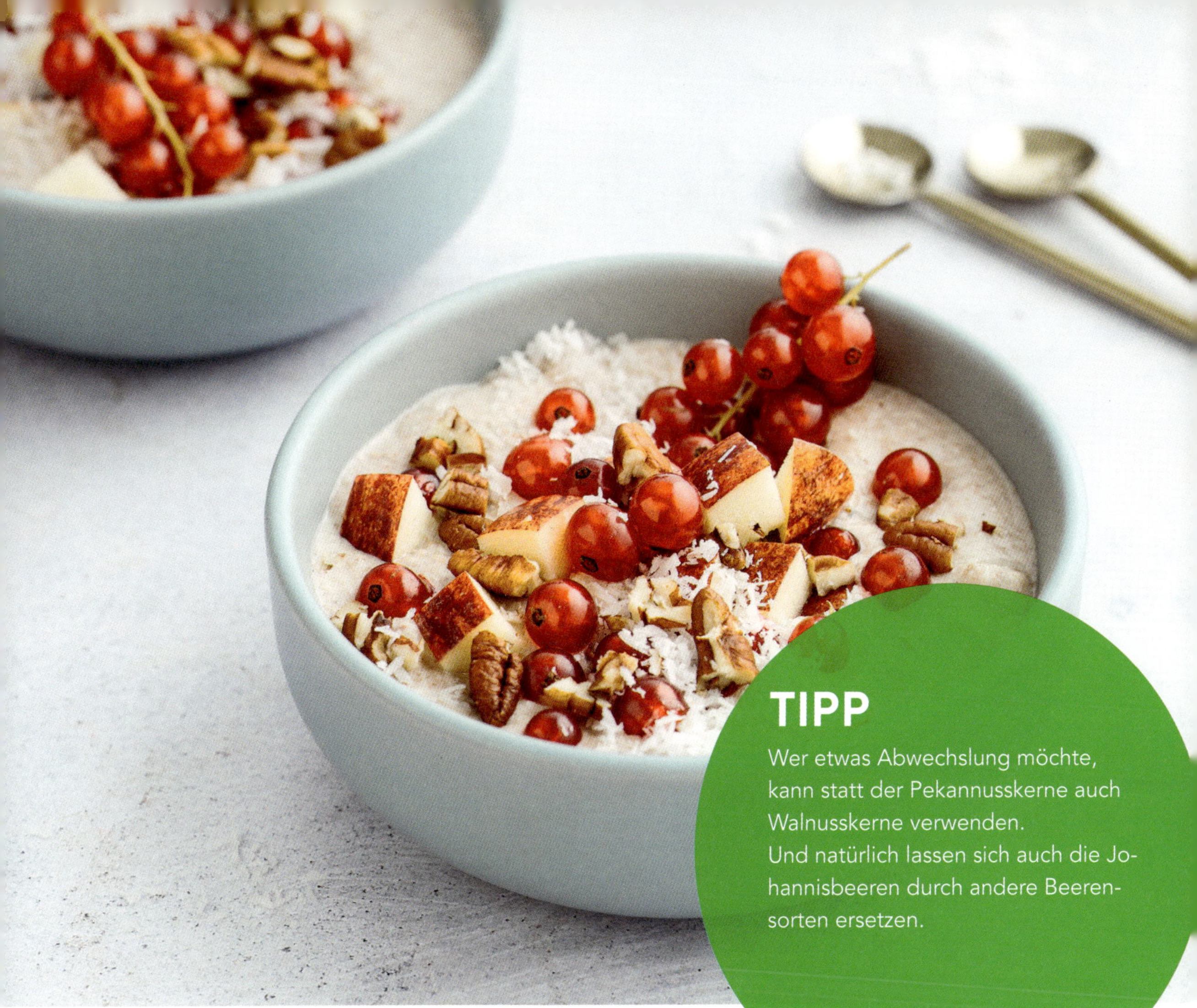

TIPP

Wer etwas Abwechslung möchte, kann statt der Pekannusskerne auch Walnusskerne verwenden.
Und natürlich lassen sich auch die Johannisbeeren durch andere Beerensorten ersetzen.

ABNEHMBOOSTER

150 g Magerquark unterheben.	Erhöht den Eiweißanteil und damit die Sättigungswirkung. Einfach nach dem Quellen unterheben.	+++
50 Haferkleie hinzugeben.	Haferkleie liefert viele Ballaststoffe. Diese sorgen für eine längere Sättigung bei wenig zusätzlichen Kalorien und für eine gute Verdauung. Ggf. mehr Mandeldrink hineingeben, um das Quellen der Haferkleie auszugleichen.	++
Zimt-Menge erhöhen, auf 1-1 ½ TL.	Nach einer Mahlzeit mit Zimt steigt der Blutzucker nachweislich weniger stark an.	+

OVERNIGHT OATS MIT HEIDELBEEREN UND KAKAO

Süße Schlankmacher: Heidelbeeren schmecken nach Nascherei, enthalten aber kaum Zucker – dafür viele sättigende Ballaststoffe und entzündungshemmende Flavonoide. Wer sie abends mit weiteren Abnehmhelfern mixt und in den Kühlschrank stellt, kann guten Gewissens ins Bett gehen – denn der leckere Start in den nächsten figurfreundlichen Tag ist damit garantiert.

200 g Heidelbeeren
100 g Apfel
30 g Walnüsse
70 g zarte Haferflocken
250 ml Haferdrink
2 TL Chiasamen
1 TL stark entöltes Kakaopulver

Für 2 Personen
5 Min. Zubereitung
12 Std. Garzeit

Pro Portion
ca. 387 kcal
9 g EW
16 g F
43 g KH

1 Heidelbeeren und Apfel waschen. Apfel in kleine Stücke schneiden. Walnüsse mit einem Messer hacken. Alle Zutaten in einem verschließbaren Glas vermischen.

2 Das Glas verschlossen über Nacht in den Kühlschrank stellen.

3 Am nächsten Morgen auf zwei Tellern oder Schälchen verteilen.

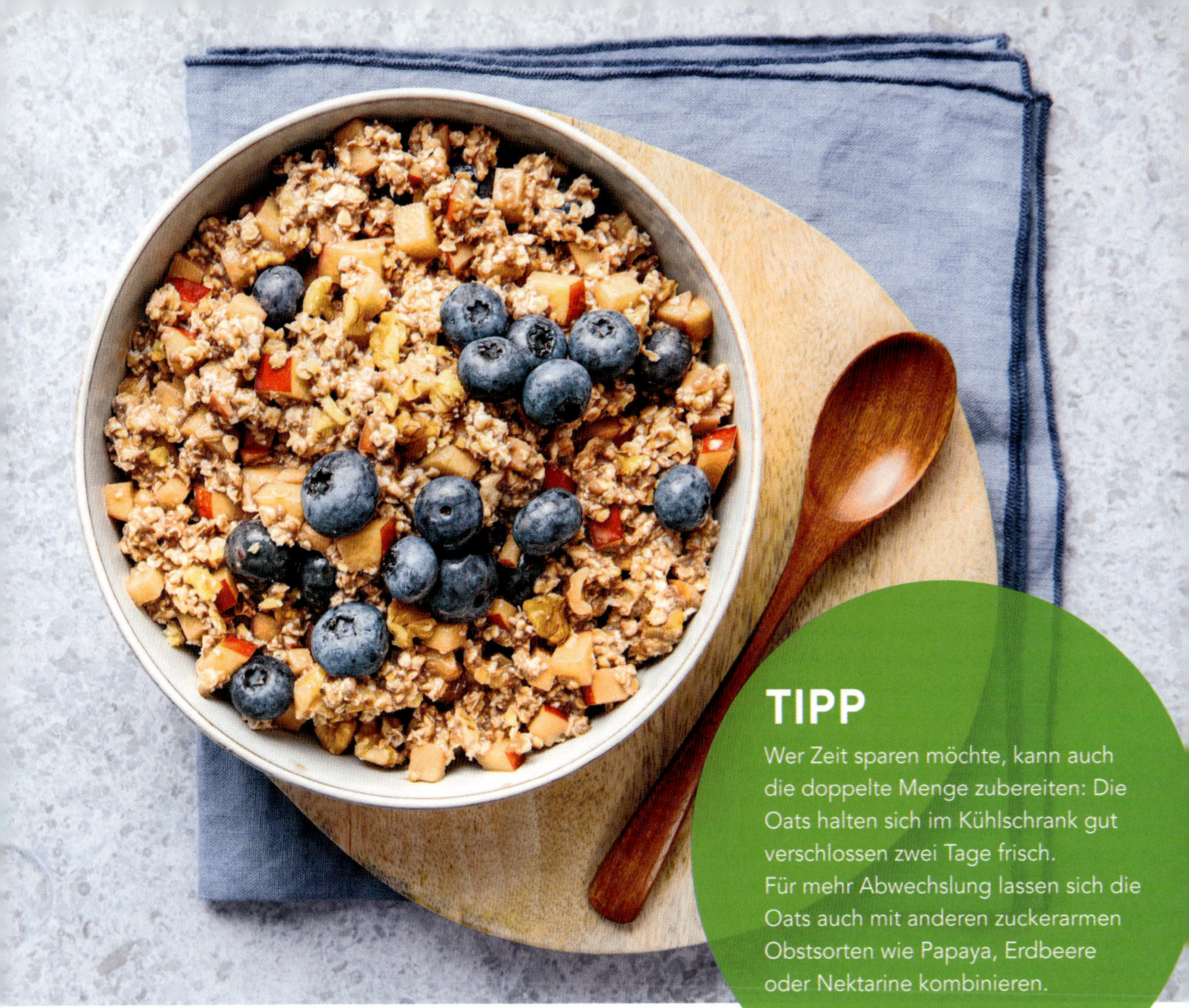

TIPP

Wer Zeit sparen möchte, kann auch die doppelte Menge zubereiten: Die Oats halten sich im Kühlschrank gut verschlossen zwei Tage frisch.
Für mehr Abwechslung lassen sich die Oats auch mit anderen zuckerarmen Obstsorten wie Papaya, Erdbeere oder Nektarine kombinieren.

ABNEHMBOOSTER

Die Menge an Haferflocken auf 50 g reduzieren und 20 g grobschrotete Leinsamen hinzugeben.	Reduziert die Kohlenhydratmenge und damit die Kalorienzahl. Die Leinsamen sorgen für mehr Proteine und eine längere Sättigung.	+++
Anstelle von 250 ml Haferdrink einen Mix aus 150 g Quark (20 % Fett) und 100 ml Haferdrink verwenden.	Erhöht den Proteinanteil und damit die Sättigung.	++
Den Apfel durch Papaya austauschen.	Verringert die Zuckermenge und mindert damit den Blutzuckeranstieg.	+

SMOOTHIE-BOWL

Diät-Shake de luxe! Für diese cremige Bowl kommen jede Menge Himbeeren in den Mixer: Die roten Powerfrüchtchen liefern sättigende Ballaststoffe und viel Vitamin C – bei nur 33 Kalorien pro 100 g. Weitere Abnehmhelfer wie Haferflocken und Joghurt springen mit in den Mixer und garantieren so einen idealen Nährstoffmix.

30 g Mandeln
½ Mango
125 g Himbeeren
400 g Joghurt, ungesüßt
100 ml fettarme Milch
60 g zarte Haferflocken
½ TL Zimt
1 Stängel Minze
2 TL Leinsamen
20 g Kokosraspel

Für 2 Personen
10 Min. Zubereitung

Pro Portion
ca. 528 kcal
20 g EW
27 g F
43 g KH

1 Mandeln klein hacken. Mango schälen und in kleine Würfel schneiden. Einen kleinen Teil Mango zur Seite legen. Restliche Würfel mit Himbeeren, Joghurt, Milch, Haferflocken und Zimt in den Mixer geben und alles gut pürieren.

2 Die Minze mit einem Messer hacken.

3 Den Smoothie auf zwei Schüsseln verteilen und mit Mandeln, Leinsamen, Kokosraspeln, Mango und Minze garnieren.

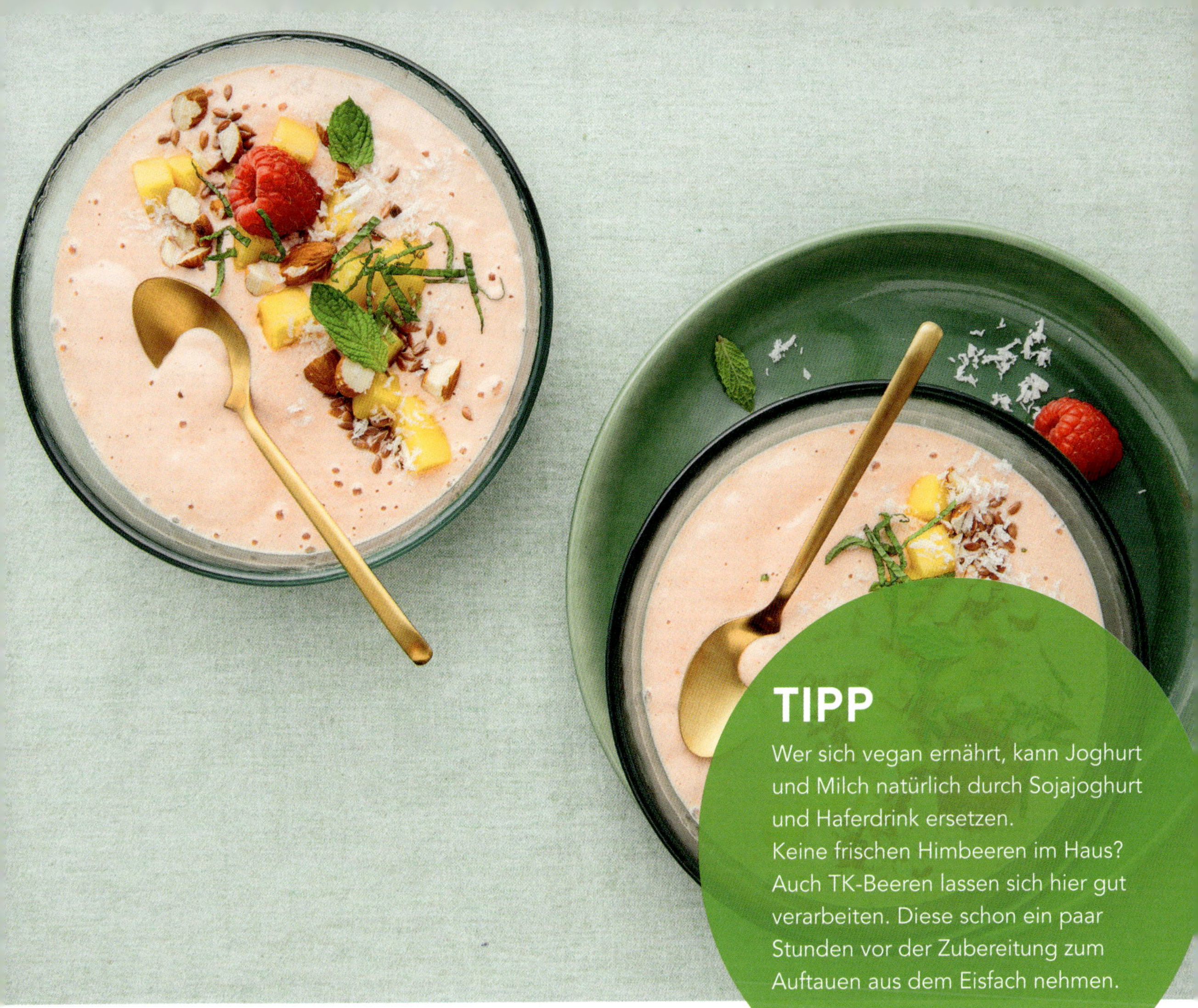

TIPP

Wer sich vegan ernährt, kann Joghurt und Milch natürlich durch Sojajoghurt und Haferdrink ersetzen.
Keine frischen Himbeeren im Haus? Auch TK-Beeren lassen sich hier gut verarbeiten. Diese schon ein paar Stunden vor der Zubereitung zum Auftauen aus dem Eisfach nehmen.

ABNEHMBOOSTER

Den Joghurt mit Quark (20 % Fett) austauschen.	Sorgt für eine Extra-Portion Proteine und erhöht damit die Sättigung.	+++
Die Mango durch Beerenobst ersetzen.	Reduziert die Zuckermenge und spart so Kalorien.	++
Die Menge an Haferflocken auf 40 g reduzieren, die der Kokosraspeln auf 30 g erhöhen.	Verringert den Kohlenhydratanteil zusätzlich und damit auch den Blutzuckeranstieg.	+

KERNIGE PROTEIN-BRÖTCHEN

Das schlechte Gewissen beim Blick in den Brotkorb ist mit diesen Semmeln Vergangenheit! Denn dank Nüssen, Samen und Magerquark enthalten sie kaum blutzuckersteigernde Kohlenhydrate, dafür umso mehr Ballaststoffe, die mit ihrer Quellwirkung eine lange Sättigung garantieren – und zudem die Verdauung anregen.

25 g Kürbiskerne
25 g Sonnenblumenkerne
3 Eier
250 g Magerquark
1 EL Zitronensaft
½ Päckchen Backpulver
100 g Haferkleie
70 g geschrotete Leinsamen
1 TL Salz

Für 12 Brötchen
15 Min. Zubereitung
25 Min. Garzeit

Pro Brötchen
ca. 117 kcal
8 g EW
5 g F
8 g KH

1 Den Backofen auf 190 °C Umluft vorheizen.

2 2 EL Kürbis- und Sonnenblumenkerne beiseitestellen. Alle Zutaten in eine Schüssel geben und mit einem Löffel gut vermischen. Anschließend mit dem Löffel zwölf gleich große Portionen abnehmen – und auf ein mit Backpapier belegtes Backblech geben. Die einzelnen Häufchen etwas platt streichen. Mit den Kernen bestreuen.

3 Auf mittlerer Schiene im Backofen ca. 25 Min. backen. Brötchen vor dem Verzehr abkühlen lassen.

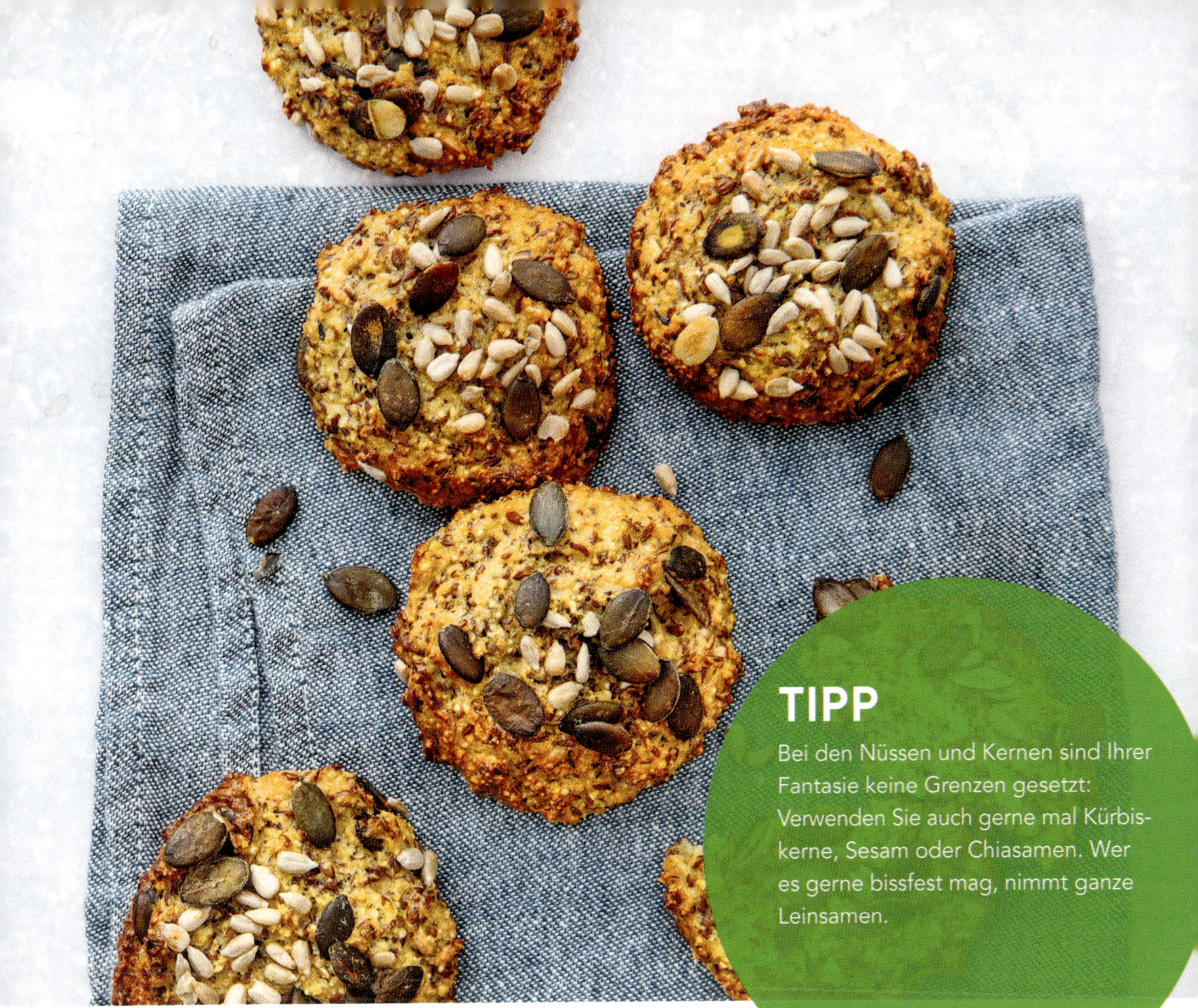

TIPP

Bei den Nüssen und Kernen sind Ihrer Fantasie keine Grenzen gesetzt: Verwenden Sie auch gerne mal Kürbiskerne, Sesam oder Chiasamen. Wer es gerne bissfest mag, nimmt ganze Leinsamen.

ABNEHMBOOSTER

Die Menge der Haferkleie auf 70 g reduzieren, die des Leinsamens auf 100 g erhöhen.	Spart weitere Kohlenhydrate und reduziert den Blutzuckeranstieg damit zusätzlich.	+++
2 statt 3 Eier nehmen, die Magerquarkmenge auf 300 g erhöhen.	Senkt den Fettanteil und liefert so weniger Energie.	++
Die Menge an Kürbiskernen auf 35 g erhöhen.	Sorgt für eine Extra-Portion satt machender Ballaststoffe.	+

SCHOKO-AVOCADO-AUFSTRICH

Eine gute Alternative zur Nougatcreme: Die ungesättigten Fettsäuren in der Avocado machen diesen zuckerarmen Schokoladenaufstrich zu einem sättigenden Hochgenuss. Die sekundären Pflanzenstoffe im Kakaopulver wirken entzündungshemmend und antibakteriell.

1 gut ausgereifte Avocado
1 EL entöltes Kakaopulver (Backkakao)
1 ½ TL Agavendicksaft
2 EL gemahlene Haselnüsse
2 EL Sahne
1 Msp. gemahlene Vanille

Für 10 Portionen
4 Min. Zubereitung

Pro Portion
ca. 50 kcal
1 g EW
4 g F
1 g KH

1 Avocado halbieren, Stein entfernen und Fruchtfleisch in einen Mixer geben (alternativ auf einem Teller mit einer Gabel zerdrücken).

2 Kakaopulver, Agavendicksaft, gemahlene Haselnüsse, Kochsahne und Vanille hinzugeben und alles fein pürieren oder zerdrücken.

3 Gut verschlossen hält sich der Aufstrich im Kühlschrank etwa vier Tage.

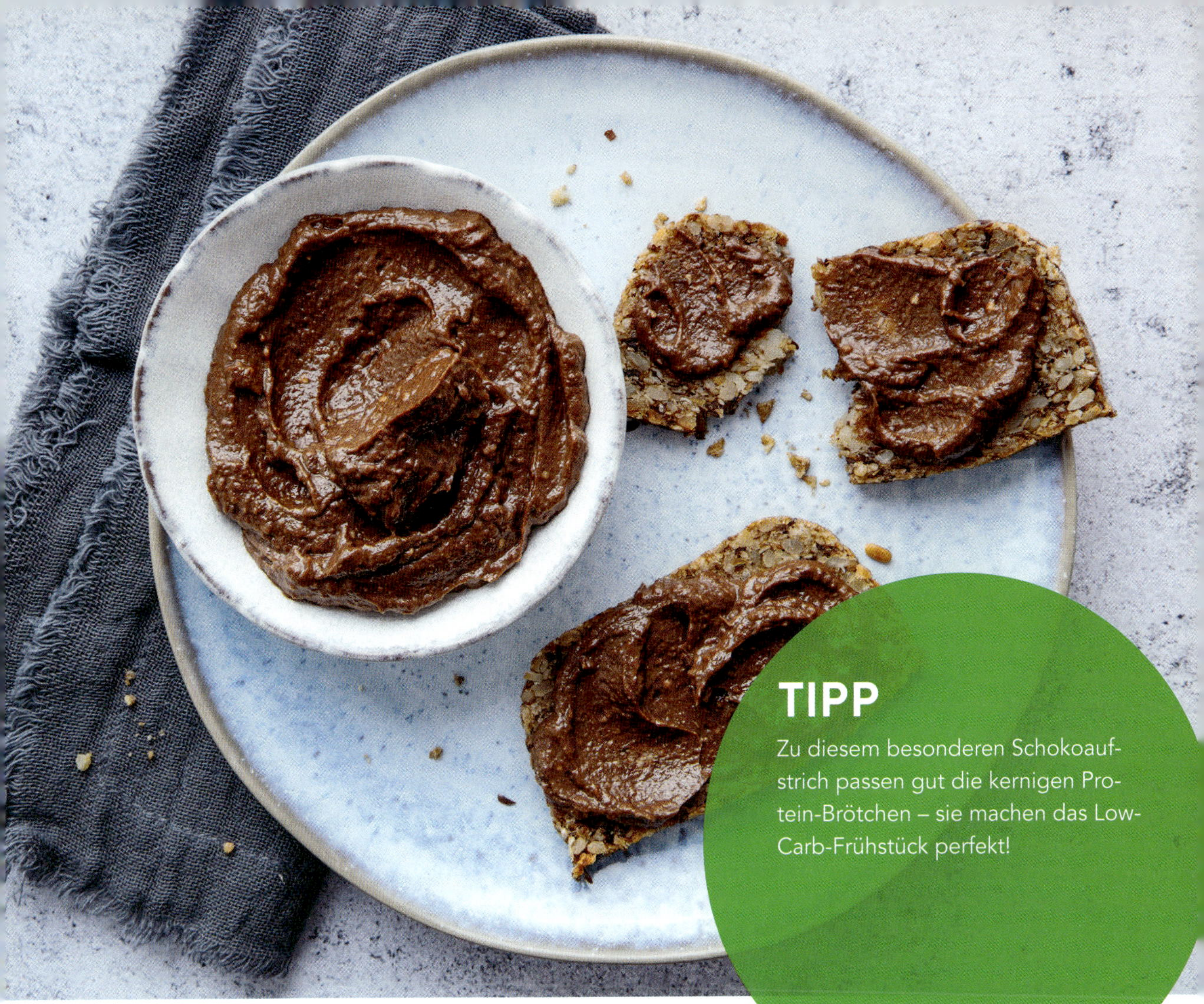

TIPP

Zu diesem besonderen Schokoaufstrich passen gut die kernigen Protein-Brötchen – sie machen das Low-Carb-Frühstück perfekt!

ABNEHMBOOSTER

Kochsahne (15 % Fett) statt normale Sahne verwenden.	Spart Fett und damit Kalorien.	+++
Statt der Vanille ½ TL Zimt verwenden.	Zimt hält den Blutzuckeranstieg nach der Mahlzeit in Grenzen.	++
Agavendicksaft reduzieren bzw. ganz weglassen (oder aber durch Erythrit ersetzen).	Macht den Aufstrich noch kohlenhydratärmer – und reduziert damit die Kalorienmenge. Erythrit ist nahezu kalorienfrei.	+

NUSSIGES HAFERBROT

Samen, Kerne, Flocken: Hier versammeln sich viele kleine Kraftpakete zu einem leckeren Ganzen! Das glutenfreie Low-Carb-Brot punktet mit Eiweißen und Ballaststoffen, sodass schon eine Scheibe gut sättigt. Und die vielen Omega-3-Fettsäuren? Zünden den Stoffwechselturbo!

200 g zarte Haferflocken
150 g Sonnenblumenkerne
150 g gehackte Mandeln
150 g heller Sesam
100 g Leinsamen
3 EL Flohsamenschalen
1 TL gemahlener Koriander
1 ½ TL Salz

Für 1 Laib Brot (25 Scheiben)
10 Min. Zubereitung
45 Min. Backzeit

Pro Brotscheibe
ca. 152 kcal
6 g EW
9 g F
8 g KH

1 Backofen auf 180 °C Umluft vorheizen.

2 Alle Zutaten in eine Rührschüssel geben, 400 ml lauwarmes Wasser angießen. Alles mit den Knethaken des Handrührgeräts gründlich zu einem Teig verarbeiten.

3 Eine Kastenform (ca. 30 cm lang) mit Backpapier auslegen. Den Teig hineingeben, gleichmäßig verteilen, gut andrücken und mit 1 EL Wasser glatt streichen.

4 Das Brot im Ofen auf der mittleren Schiene ca. 45 Min. backen.

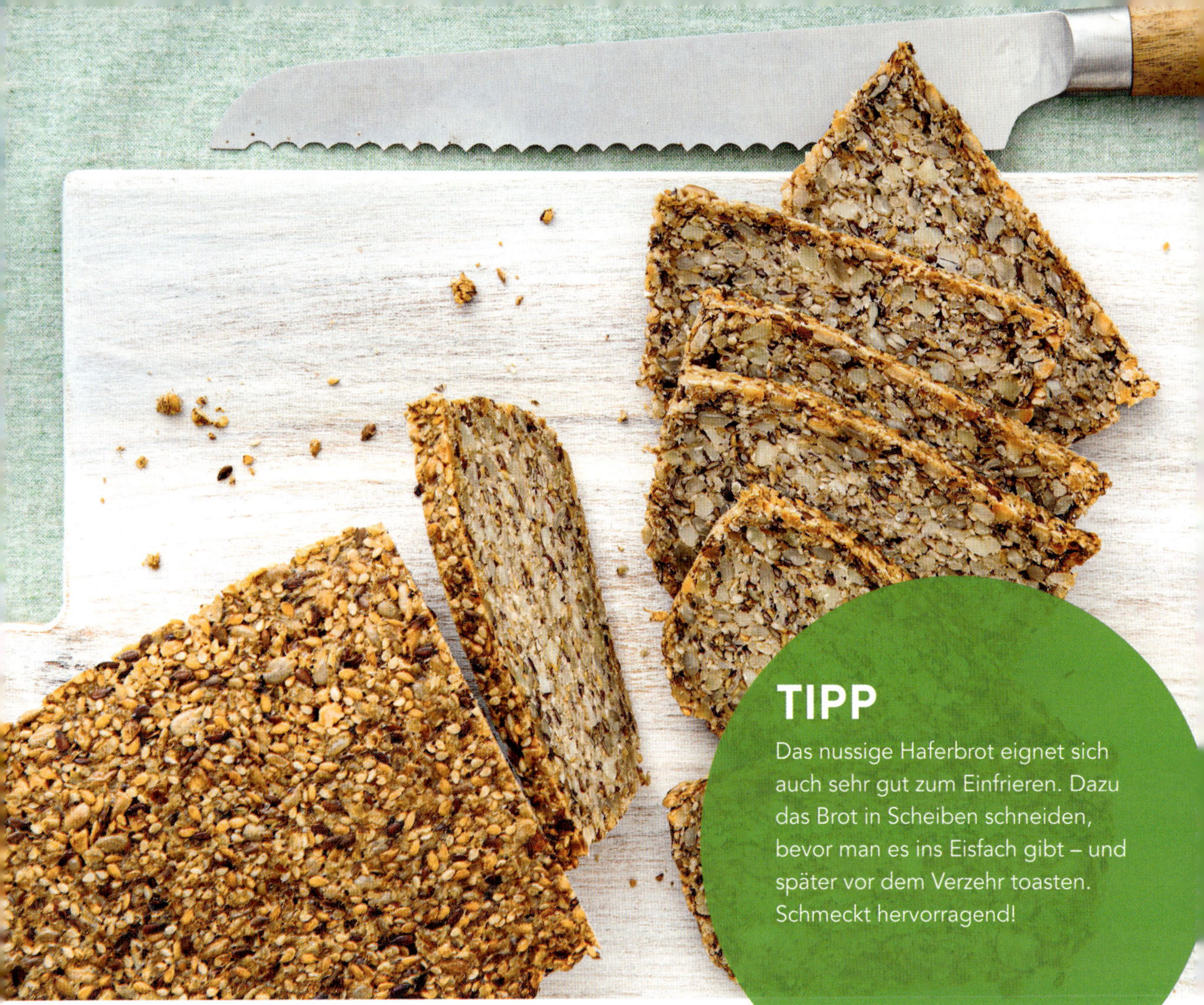

TIPP

Das nussige Haferbrot eignet sich auch sehr gut zum Einfrieren. Dazu das Brot in Scheiben schneiden, bevor man es ins Eisfach gibt – und später vor dem Verzehr toasten. Schmeckt hervorragend!

ABNEHMBOOSTER

4 statt 3 EL Flohsamenschalen verwenden.	Steigert den Ballaststoffanteil und erhöht so die sowieso schon gute Sättigung zusätzlich.	+++
2 EL Mandelmus hinzugeben.	Macht das Brot dank wertvoller Fette und Proteine ebenfalls noch sättigender.	++
Statt Sesam gemahlene Mandeln verwenden.	Steigert die Sättigungswirkung durch mehr Eiweiß bei ähnlicher Kalorienanzahl.	+

SELLERIESALAT MIT WALNÜSSEN UND APFEL

Dieser Salat ist viel mehr als eine Beilage, also ran an den kalorienarmen und vitaminreichen Staudensellerie! Walnüsse sind wahre Heißhungervernichter – sie sättigen, sind reich an Omega-3-Fettsäuren und halten den Blutzucker stabil. Die Äpfel geben eine frische Süße.

400 g Staudensellerie
2 Frühlingszwiebeln
1 großer säuerlicher Apfel (z. B. Elstar)
50 g Parmesan am Stück
2 EL Apfelessig
3 EL Walnussöl
40 g Walnusskerne
Salz und Pfeffer

Für 2 Personen
15 Min. Zubereitung
5 Min. Ruhezeit

Pro Portion
ca. 489 kcal
13 g EW
36 g F
22 g KH

1 Den Staudensellerie waschen und den unteren Teil abschneiden. Dann den Staudensellerie mit einem spitzen Messer entfädeln (um die fadenartige Haut abzuziehen, muss man diese an einem Ende vorsichtig einschneiden und ganz langsam mit Daumen und Messer abziehen – das ist besser, als mit einem Sparschäler zu viel abzuschneiden). Staudensellerie in etwa 1 bis 2 mm dünne Scheiben schneiden.

2 Die Frühlingszwiebeln waschen und in dünne Ringe schneiden. Den Apfel waschen, entkernen und in kleine Würfel schneiden.

3 Alles in eine Salatschüssel geben. Den Parmesan darüberhobeln, alles leicht salzen, Essig und Öl hinzugeben. Den Salat 5 Min. ruhen lassen.

4 Walnüsse hacken. Den Salat noch mal mit etwas Salz und Pfeffer abschmecken, auf zwei Teller verteilen und mit den gehackten Walnüssen bestreut servieren.

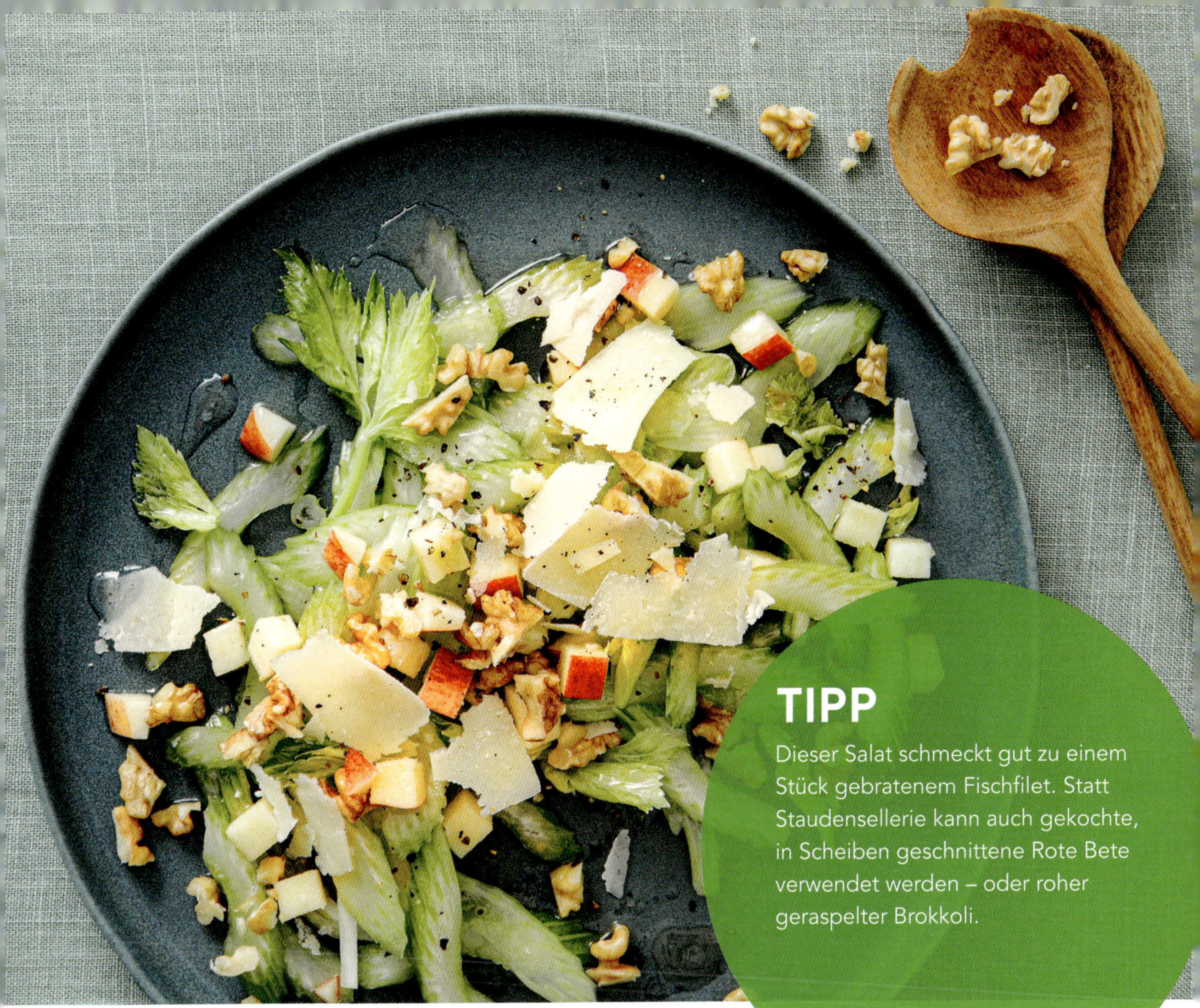

TIPP

Dieser Salat schmeckt gut zu einem Stück gebratenem Fischfilet. Statt Staudensellerie kann auch gekochte, in Scheiben geschnittene Rote Bete verwendet werden – oder roher geraspelter Brokkoli.

ABNEHMBOOSTER

Das Dressing mit 50 g Speisequark (20 % Fett) anreichern.	Der Extra-Kick Proteine sorgt für zusätzliche Sättigung und reduziert Süßhunger nach der Mahlzeit.	+++
Die Menge an Staudensellerie auf 600 g erhöhen.	Erhöht den Ballaststoffanteil und damit ebenso das Sättigungsgefühl.	++
Die Menge an Parmesan auf 30 g reduzieren.	Spart Fett und damit Kalorien.	+

FRUCHTBUTTERMILCH MIT LEINÖL

Die Milch macht's – in diesem Fall gesund und figurfreundlich: Buttermilch ist nicht nur äußerst kalorienarm, sondern unterstützt mit günstigen Bakterien die Verdauungsorgane bei der Arbeit. Ein Schuss wertvolles Öl garantiert vollmundigen Geschmack und eine gute Sättigung.

1 Orange
250 ml reine Buttermilch
150 ml Karottensaft
1 EL Leinöl
frischer Ingwer (2 cm)

2 Personen
5 Min. Zubereitung

Pro Portion
ca. 147 kcal
5 g EW
6 g F
15 g KH

1 Orange filetieren. Filets in Stücke schneiden.

2 Orangenstücke, Buttermilch, Karottensaft und Leinöl in einen Mixer geben.

3 Den Ingwer schälen, zwei dünne Scheiben abschneiden und zum Garnieren beiseitelegen. Den Rest klein hacken und ebenfalls in den Mixer geben.

4 Alles schaumig pürieren. Zum Servieren die Fruchtbuttermilch in zwei Gläser füllen und mit je einer Ingwerscheibe garnieren.

5 Die fruchtige Buttermilch als Ergänzung zur Mahlzeit reichen.

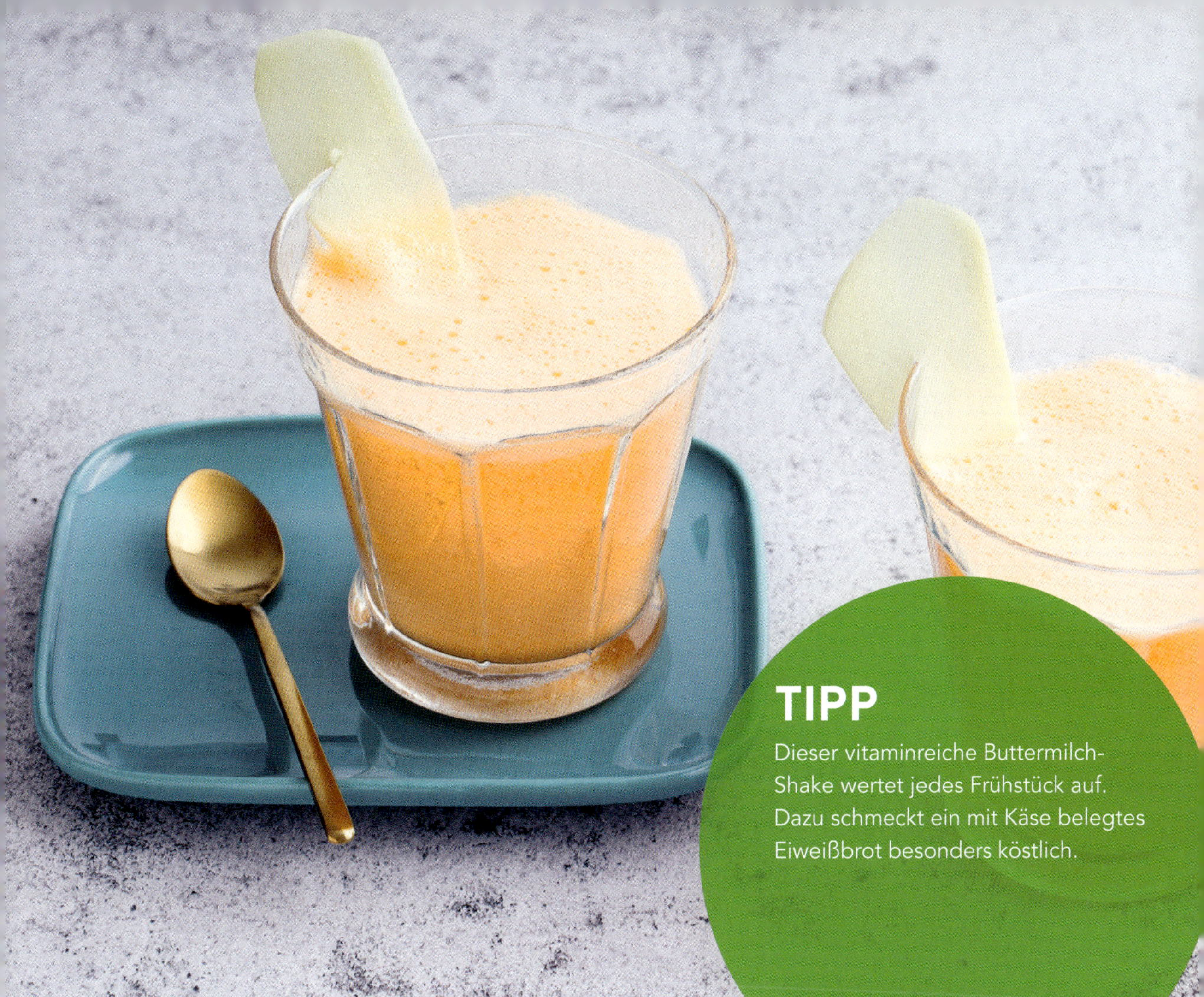

TIPP

Dieser vitaminreiche Buttermilch-Shake wertet jedes Frühstück auf. Dazu schmeckt ein mit Käse belegtes Eiweißbrot besonders köstlich.

ABNEHMBOOSTER

3 EL Haferkleie hinzugeben.	Erhöht den Ballaststoffanteil des Shakes, was die Sättigung verbessert, ebenso wie die Verdauung.	+++
Ingwer-Anteil nach Belieben erhöhen.	Ingwer kurbelt den Stoffwechsel an, die Schärfe reduziert die Lust auf Süßes.	++
Statt Orange Himbeeren oder Papaya verwenden.	Himbeeren und Papaya enthalten weniger Zucker als Orangen.	+

GURKEN-KEFIR-SUPPE MIT WALNÜSSEN

»Das Getränk der Hundertjährigen« wird Kefir auch genannt. Kein Wunder, liefert er doch neben Vitaminen und Proteinen jede Menge Milchsäurebakterien: Diese helfen, die bei Adipositas-Patienten oft gestörte Darmflora wieder in eine gesunde Balance zu bringen. Mit Gurke und Walnüssen kombiniert wird aus Kefir eine sättigende Mahlzeit, die Snacking vorbeugt.

1 Salatgurke
1 TL Kräutersalz
500 ml Kefir
100 g Frischkäse (16% Fett)
2 EL Dill
1 EL Petersilie
1 EL Olivenöl
1 TL Zitronensaft
Pfeffer nach Bedarf
6 Walnusshälften

Für 2 Personen
20 Min. Zubereitung
15 Min. Ruhezeit

Pro Portion
ca. 495 kcal
19 g EW
26 g F
37 g KH

1 Gurke waschen und mit einem Sparschäler schälen. Längs halbieren und die Kerne mit einem Teelöffel auskratzen. Das Fruchtfleisch in kleine Würfel schneiden und in eine Schüssel geben. Die Gurkenwürfel mit Kräutersalz überstreuen und im Kühlschrank 15 Min. ziehen lassen.

2 In der Zwischenzeit Kefir und Frischkäse gründlich verrühren. Mit 1 ½ EL Dill, Petersilie, Olivenöl, Zitronensaft und etwas Pfeffer abschmecken.

3 Die Walnüsse hacken. Die Schüssel mit den Gurkenwürfeln aus dem Kühlschrank nehmen, überschüssige Flüssigkeit abgießen und die Gurkenwürfel unter den Kefir-Frischkäse-Mix rühren.

4 Suppe auf zwei tiefe Teller verteilen und mit dem restlichen Dill und den gehackten Walnusskernen garnieren.

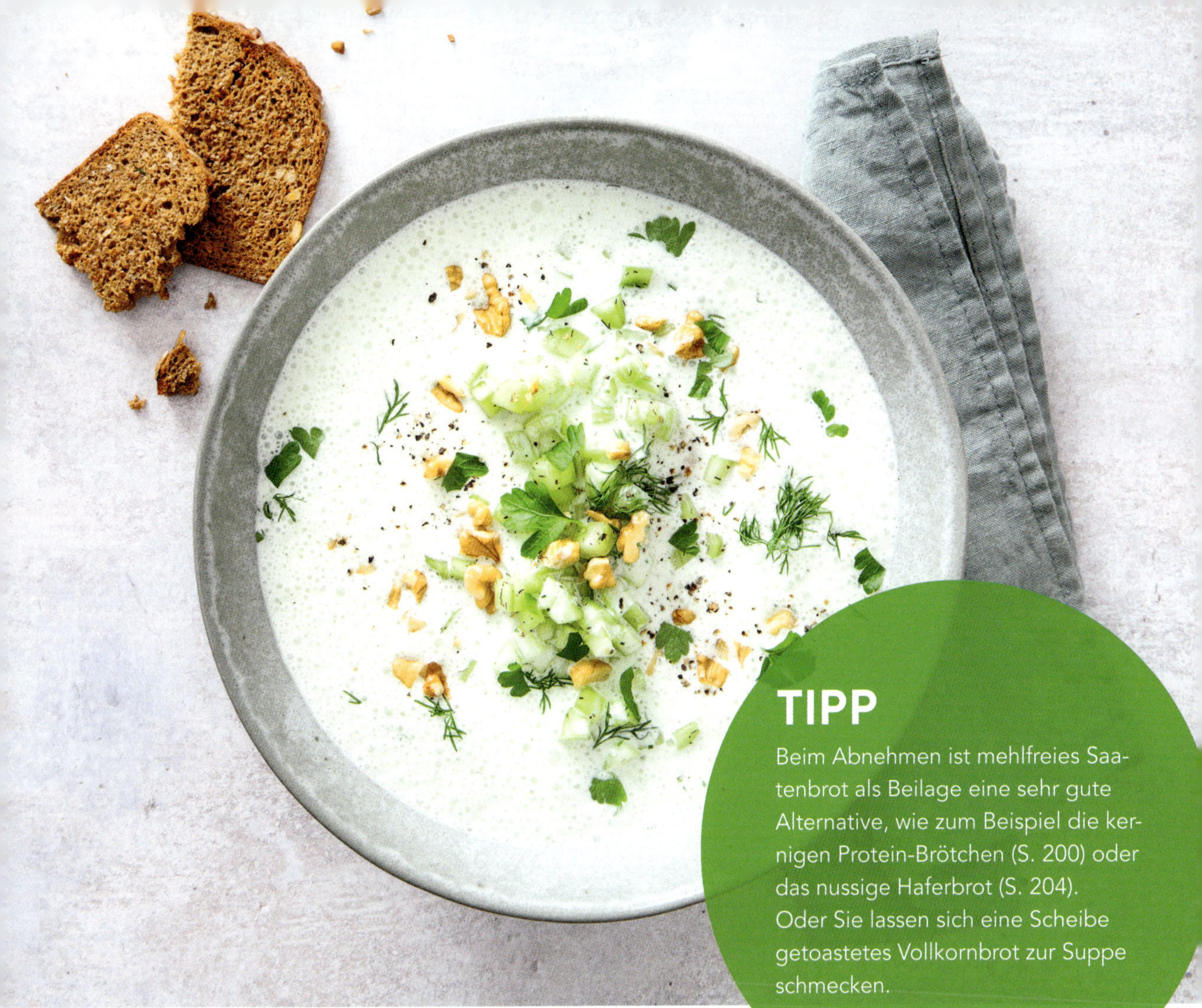

TIPP

Beim Abnehmen ist mehlfreies Saatenbrot als Beilage eine sehr gute Alternative, wie zum Beispiel die kernigen Protein-Brötchen (S. 200) oder das nussige Haferbrot (S. 204). Oder Sie lassen sich eine Scheibe getoastetes Vollkornbrot zur Suppe schmecken.

ABNEHMBOOSTER

Den Frischkäse durch saure Sahne austauschen.	Spart Fett und damit Kalorien.	+++
Eine Paprika in die Suppe geben (eine grüne oder gelbe Schote in kleine Würfel schneiden).	Erhöht den Ballaststoffanteil bei wenig zusätzlichen Kalorien und verbessert so die Sättigung.	++
Je Person nur eine halbe Scheibe Vollkornbrot nehmen.	Für weniger Kohlenhydrate.	+

JOGHURT-HIRSE-CREME MIT GRANATAPFEL

Das perfekte, wärmende Frühstück: Joghurt gehört mit 3,5 g Proteinen pro 100 g zu den proteinreichen Lebensmitteln. Mit gerade mal 50 kcal ist er ein richtiger Schlankmacher. Aufgrund seiner optimalen Zusammensetzung ist er sogar als Snack mit ein paar Nüssen geeignet.

80 g Hirse
½ Vanilleschote
300 ml Haferdrink
1 TL Zimt
1/2 Mango
40 g Granatapfel
2 getrocknete Soft-Datteln
30 g Mandeln
250 g Joghurt 3,5 % Fett

Für 2 Personen
20 Min. Zubereitung
15 Min. Garzeit

Nährwert pro Portion
ca. 476 kcal
13 g EW
17 g F
61 g KH

1 Hirse in einem Sieb unter fließendem Wasser abspülen und abtropfen lassen.

2 Vanilleschote längs aufschneiden und das Mark mit einem Messer herauskratzen.

3 Hirse, Haferdrink, Vanillemark und Zimt in einem Topf unter Rühren zum Kochen bringen. 10 Min. bei schwacher Hitze und gekipptem Deckel köcheln lassen, dabei gelegentlich umrühren. Hirse vom Herd nehmen und mit geschlossenem Deckel ca. 5 Min. quellen lassen.

4 Mango waschen, schälen und in Streifen schneiden. Granatapfel halbieren und Kerne herauslösen. Datteln und Mandeln fein hacken.

5 Hirse abgießen und mit dem Joghurt vermischen. Hirsecreme auf zwei Teller verteilen und mit Mangostreifen, Granatapfelkernen, Mandeln und Datteln anrichten.

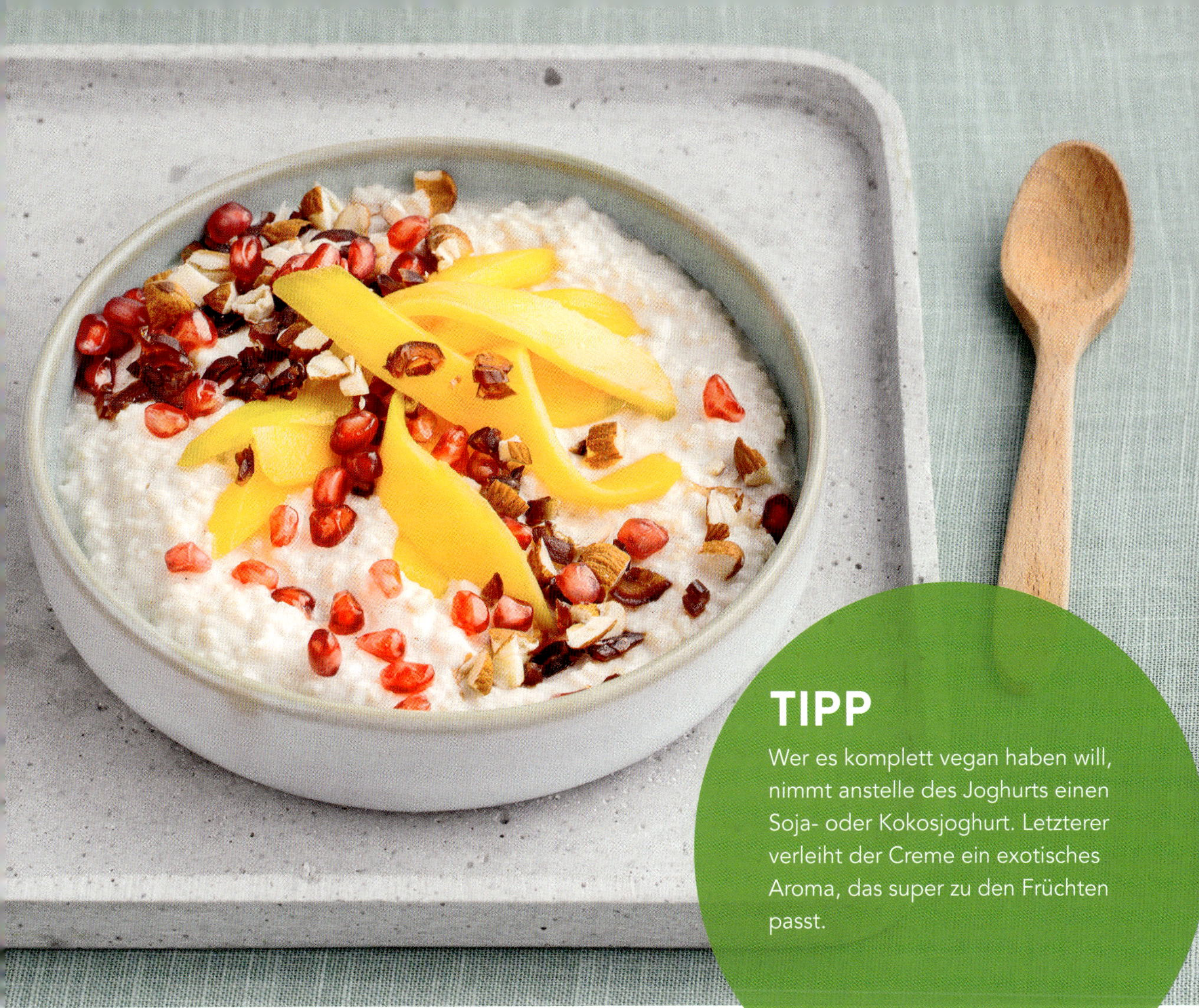

TIPP

Wer es komplett vegan haben will, nimmt anstelle des Joghurts einen Soja- oder Kokosjoghurt. Letzterer verleiht der Creme ein exotisches Aroma, das super zu den Früchten passt.

ABNEHMBOOSTER

Die getrockneten Datteln weglassen, dafür das Mark einer ganzen Vanilleschote verwenden.	Reduziert den Zucker- und Kaloriengehalt und damit auch den Blutzuckeranstieg.	+++
Joghurt mit 1,5 % Fett verwenden.	Verringert den Fettanteil und spart damit Kalorien.	++
Die Mango durch Beeren, Äpfel oder Papaya austauschen.	Spart Fruchtzucker, was ebenfalls das Kalorienkonto und den Blutzucker schont.	+

GEMÜSE-LACHS-SALAT

Fix vorbereitet – und damit ideal zum Mitnehmen, etwa ins Büro: Dieser Schlemmersalat liefert dank der Fisch-Hüttenkäse-Kombi jede Menge Anti-Heißhunger-Eiweiße. Und füllt den Bauch mit wasserreichen Gemüsesorten auf lecker-leichte Weise zusätzlich.

1 Paprika (besonders hübsch wirkt eine gelbe)
2 Tomaten
½ Gurke
1 Frühlingszwiebel
150 g Räucherlachs
100 g Hüttenkäse
2 EL Olivenöl
1 EL Apfelessig
⅓ TL Chiliflocken
2 TL TK-Kräutermischung
Salz, Pfeffer
1 EL Sonnenblumenkerne
1 EL Kürbiskerne

Für 2 Personen
12 Min. Zubereitung

Pro Portion
ca. 533 kcal
33 g EW
26 g F
34 g KH

1 Paprika waschen, halbieren, entkernen, in feine Streifen und dann in Würfel schneiden.

2 Tomaten waschen und würfeln. Gurke waschen und würfeln. Frühlingszwiebel waschen und in feine Röllchen schneiden.

3 Räucherlachs in feine Streifen schneiden.

4 Das Gemüse und den Hüttenkäse in eine große Schüssel geben und vermischen. Die Lachsstreifen vorsichtig unterheben.

5 Für das Dressing Olivenöl, Apfelessig, Chili, Kräuter, Salz und Pfeffer in eine kleine Schale geben und verrühren.

6 Sonnenblumenkerne und Kürbiskerne in einer Pfanne ohne Öl kurz anrösten, anschließend abkühlen lassen.

7 Zum Servieren das Dressing unter den Salat heben, alles auf zwei Teller verteilen. Mit der Kern-Mischung bestreut servieren.

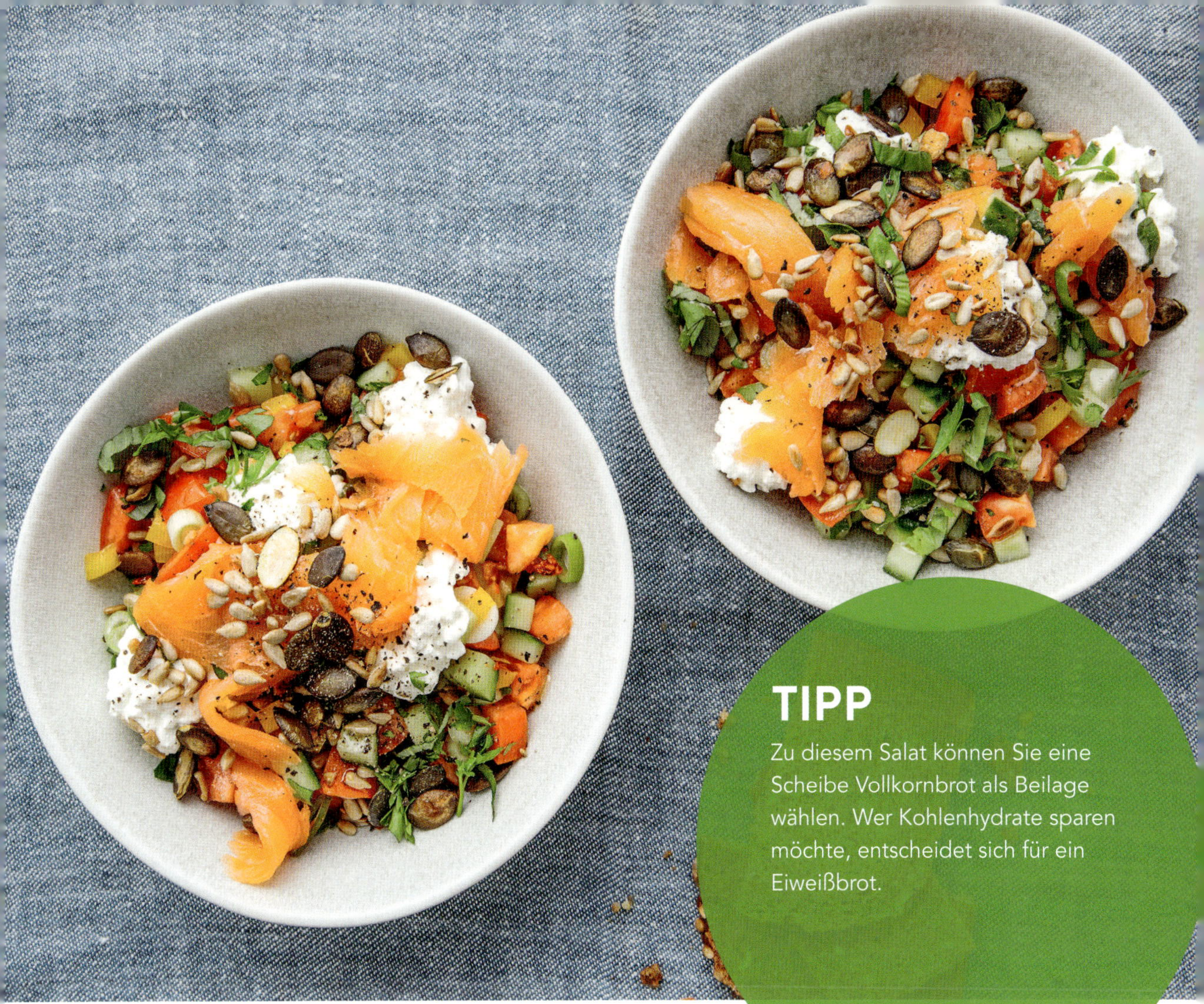

TIPP

Zu diesem Salat können Sie eine Scheibe Vollkornbrot als Beilage wählen. Wer Kohlenhydrate sparen möchte, entscheidet sich für ein Eiweißbrot.

ABNEHMBOOSTER

Räucherlachs-Anteil auf 200 g erhöhen, zugleich den Hüttenkäse auf 50 g reduzieren.	Liefert eine Extra-Portion schlank machende Omega-3-Fettsäuren.	+++
Statt 1 Paprika 2 Paprika verwenden.	Erhöht den Ballaststoffanteil und damit auch die Sättigung.	++
2 TL mittelscharfen Senf in das Dressing geben.	Kurbelt die Fettverbrennung an dank der enthaltenen Senföle.	+

GEMÜSEPÄCKCHEN MIT SCHOLLE

Mein lieber Scholli: Der kalorienarme Plattfisch bekommt hier mit buntem Gemüse gesunde Gesellschaft – für ein schlank machendes Low-Carb-Gericht, das lange sättigt.

1 Fenchelknolle (ca. 350 g)
200 g Champignons
1 rote Paprika
1 Zwiebel
1 Knoblauchzehe
1 TL Zitronensaft
3 EL Sesamöl
3 EL Sonnenblumenkerne
1 TL getr. Thymian
Salz, Pfeffer
2 Schollenfilets (à ca. 50 g)

Für 2 Personen
15 Min. Zubereitung
20 Min. Backzeit

Pro Portion
ca. 376 kcal
21 g EW
21 g F
18 g KH

1 Fenchel waschen, halbieren und in Streifen scheiden. Champignons putzen und vierteln. Paprika waschen, entkernen und in feine Streifen schneiden. Zwiebel schälen und in feine Ringe schneiden. Knoblauch schälen und fein hacken.

2 Knoblauch, Zwiebel, Paprika, Fenchel und Champignons in eine Schale geben und mit Zitronensaft, Sesamöl, Sonnenblumenkernen, Thymian, Salz und Pfeffer vermengen.

3 Den Backofen auf 180 °C Umluft vorheizen.

4 Die Schollenfilets auf je ein Backpapier legen, leicht salzen und pfeffern. Das marinierte Gemüse auf die Filets legen. Mit dem Backpapier einschlagen und an den Enden mit einem Küchengarn zusammenbinden, sodass eine Art Bonbon entsteht.

5 Im Backofen ca. 20 Min. garen.

6 Die »Bonbons« ein wenig abkühlen lassen und vorsichtig das Papier oben aufschneiden, damit der Inhalt gut zu sehen ist. Zum Servieren die aufgeschnittenen Päckchen auf den Teller legen.

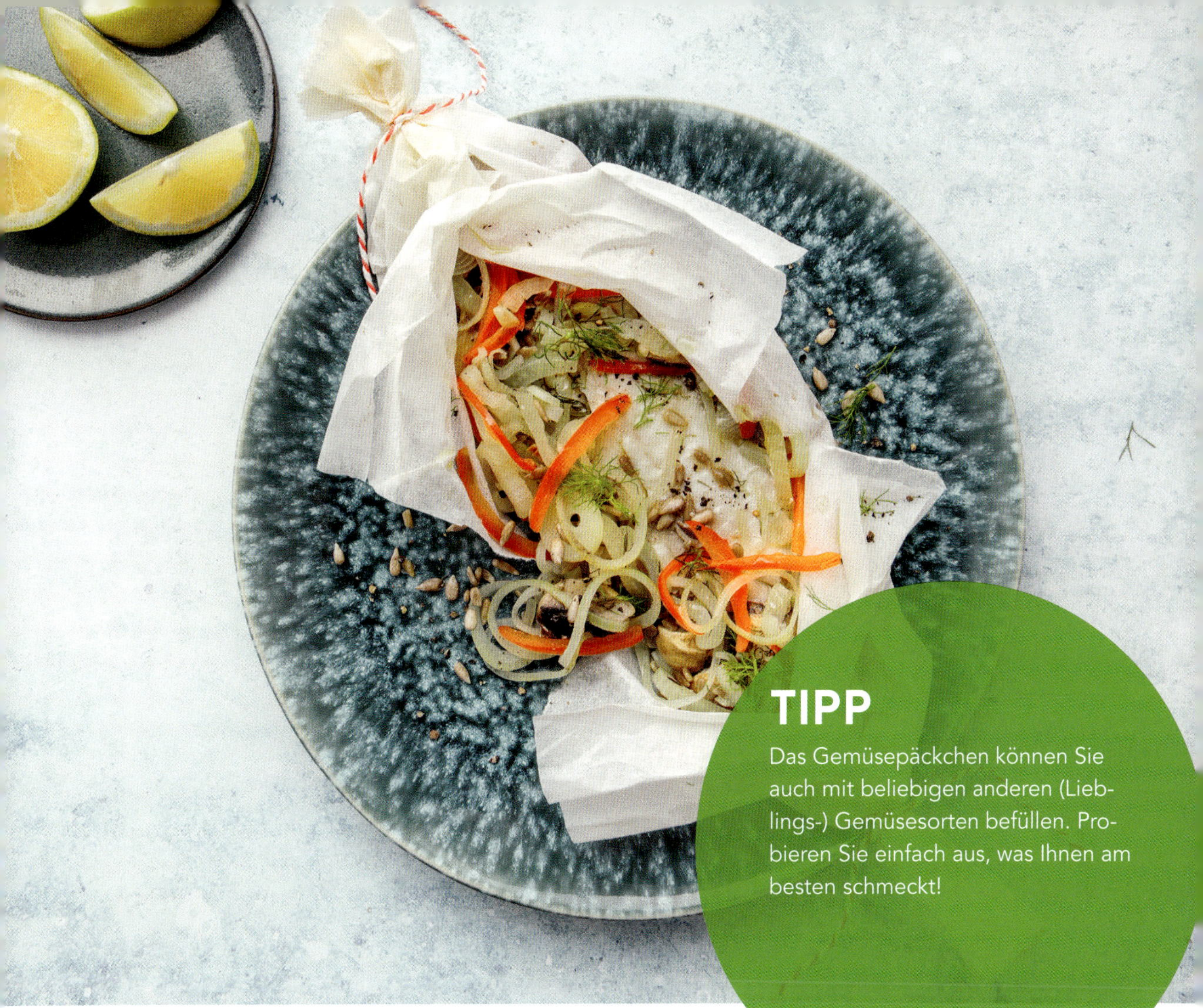

TIPP

Das Gemüsepäckchen können Sie auch mit beliebigen anderen (Lieblings-) Gemüsesorten befüllen. Probieren Sie einfach aus, was Ihnen am besten schmeckt!

ABNEHMBOOSTER

Lachsfilet statt Scholle nehmen.	Erhöht den Eiweißanteil und damit die Sättigung, liefert zudem noch mehr günstige Omega-3-Fettsäuren.	+++
Zitronensaft um 1 EL erhöhen.	Der dadurch noch intensivere saure Geschmack verhindert den Süßhunger nach dem Essen.	++
Frischen, grob gehackten Thymian anstelle der getrockneten Variante wählen.	Sorgt für mehr Geschmack und eine bessere Verdauung, kurbelt außerdem den Stoffwechsel an.	+

ROTE-LINSEN-PASTA MIT GARNELEN

Darf's ein bisschen Meer sein? Aber gern! Denn Garnelen als Begleiter der Linsennudeln liefern auf 100 g satte 20 g Eiweiß – bei sehr wenig Fett. So bleibt ein Kalorienpuffer, um mit Wein und Rahm ein cremiges Ragout zu zaubern, das sich gut auf der Sonntagstafel macht.

½ TL Salz
100 g rote Linsennudeln
1 Zwiebel
2 Knoblauchzehen
250 g Champignons
40 g Parmesan
2 EL kalt gepresstes Rapsöl
200 g Garnelen, geschält und vorgegart
100 ml Weißwein
100 g TK-Erbsen
200 ml Kochsahne (15 % Fett)
2 EL gehackte Petersilie
½ TL geriebene Muskatnuss
Salz und Pfeffer nach Bedarf

Für 2 Personen
20 Min. Zubereitung
20 Min. Garzeit

Pro Portion
ca. 700 kcal
48 g EW
34 g F
40 g KH

1 1 Liter Wasser und etwas Salz in einem Topf zum Kochen bringen. Nudeln hineingeben und ca. 5 Min. ohne Deckel und bei mittlerer Temperatur garen. Anschließend abgießen und zur Seite stellen.

2 Zwiebel schälen und fein würfeln. Knoblauch schälen und fein hacken. Pilze in dünne Scheiben schneiden. Parmesan reiben.

3 1 EL Rapsöl in einer Pfanne erhitzen und den gehackten Knoblauch darin bei mittlerer Temperatur ca. 2 Min. anbraten. Garnelen dazugeben und von beiden Seiten je 2 Min. anbraten. Garnelen aus der Pfanne nehmen, auf einen Teller legen und zur Seite stellen.

4 1 EL Rapsöl in die Pfanne geben, Zwiebelwürfel kurz andünsten. Champignonscheiben hinzufügen, 5 Min. mitbraten. Anschließend mit Weißwein ablöschen und die Flüssigkeit ca. 5 Min. ohne Deckel einreduzieren lassen.

5 TK-Erbsen, Nudeln, Garnelen und Kochsahne in die Pfanne geben, kurz aufkochen und 4 Min. unter Rühren auf niedriger Temperatur köcheln lassen. Alles mit gehackter Petersilie, Parmesan, Muskatnuss, Salz und Pfeffer abschmecken.

6 Auf zwei Teller verteilen und servieren.

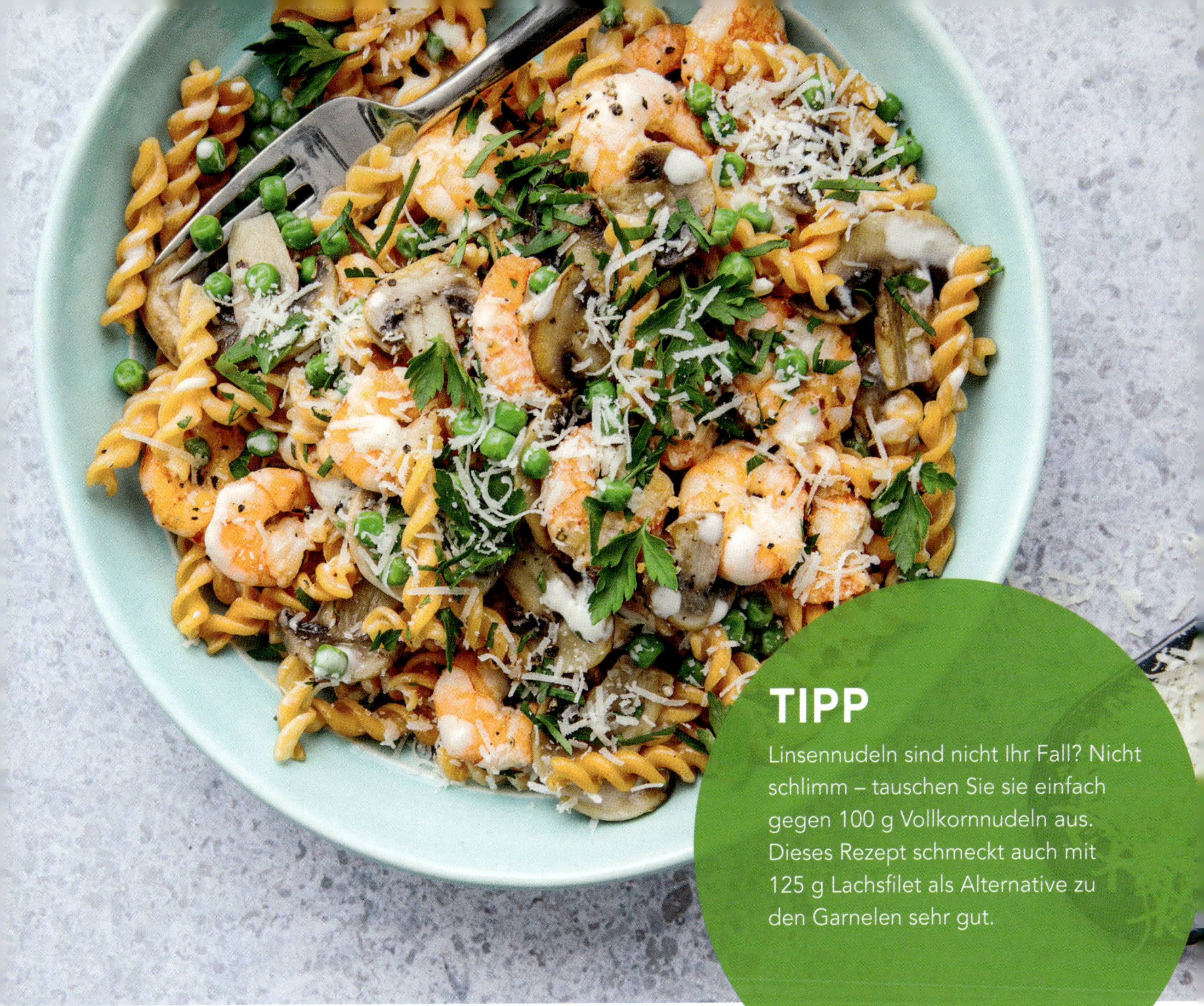

TIPP

Linsennudeln sind nicht Ihr Fall? Nicht schlimm – tauschen Sie sie einfach gegen 100 g Vollkornnudeln aus. Dieses Rezept schmeckt auch mit 125 g Lachsfilet als Alternative zu den Garnelen sehr gut.

ABNEHMBOOSTER

Die Hälfte der Kochsahne (100 ml) durch Milch oder Haferdrink ersetzen.	Spart Fett und damit Kalorien.	+++
Anstelle von Linsennudeln Zucchini-Spaghetti verwenden. Dazu eine Zucchini mit dem Sparschäler in Streifen schneiden und wie die gekochten Linsennudeln verarbeiten.	Für weniger Kohlenhydrate (und zusammen mit den TK-Erbsen, Garnelen und der Kochsahne zu den Champignons geben).	++
Den Weißwein durch Gemüsebrühe austauschen.	Verringert den Energiegehalt des Gerichts zusätzlich.	+

ZANDER AUF LINSEN-RISOTTO

Der Zander schätzt trübe Gewässer – doch seine Abnehmwirkung ist absolut klar: Mit geringer Energiedichte und hohem Eiweißgehalt hält er das Kalorienkonto ohne Hungergefühle im Minus. Erst recht, wenn er auf einem Bett aus ballaststoffreichen Hülsenfrüchten schwimmt …

1 Zitrone, unbehandelt
½ Stange Lauch
1 Knoblauchzehe
30 g Parmesan am Stück
3 EL Petersilie
2 EL Schnittlauch
2 EL kalt gepresstes Rapsöl
50 ml Weißwein
100 g Risottoreis
800 ml Hühnerbrühe
150 g rote Linsen
150 g Zanderfilet
Salz nach Belieben

Für 2 Personen
15 Min. Zubereitung
30 Min. Garzeit

Pro Portion
ca. 685 kcal
43 g EW
16 g F
82 g KH

1 Die Zitrone heiß abwaschen und abtrocknen. Mit einer Küchenreibe etwas von der Schale abraspeln. Lauch waschen, längs halbieren und in feine Streifen schneiden.

2 Knoblauch schälen und fein hacken. Parmesan reiben. Petersilie und Schnittlauch waschen und fein hacken.

3 1 EL Rapsöl in einem Topf erhitzen. Knoblauch und Lauchstreifen bei mittlerer Temperatur ca. 3 Min. andünsten. Das Gemüse mit dem Weißwein ablöschen und ca. 2 Min. köcheln lassen. Risottoreis hinzugeben, mit dem Gemüse kurz anbraten. Dann nach und nach die Brühe angießen – und den Reis auf diese Weise bei mittlerer Temperatur ohne Deckel unter Rühren etwa 10 Min. garen.

4 Linsen in einem Sieb unter fließendem Wasser abbrausen. Zu dem Risottoreis dazugeben und alles zusammen weitere 10 Min. köcheln lassen. Dabei ab und zu umrühren.

5 Zum Schluss den Parmesan, Petersilie und ½ TL Zitronenabrieb unter das Linsen-Risotto mischen.

6 Nun den Fisch kalt abbrausen, trocken tupfen und salzen. 1 EL Rapsöl in einer Pfanne erhitzen und den Fisch von jeder Seite ca. 4 Min. braun anbraten. Das Linsen-Risotto mit dem Fisch und dem Schnittlauch anrichten.

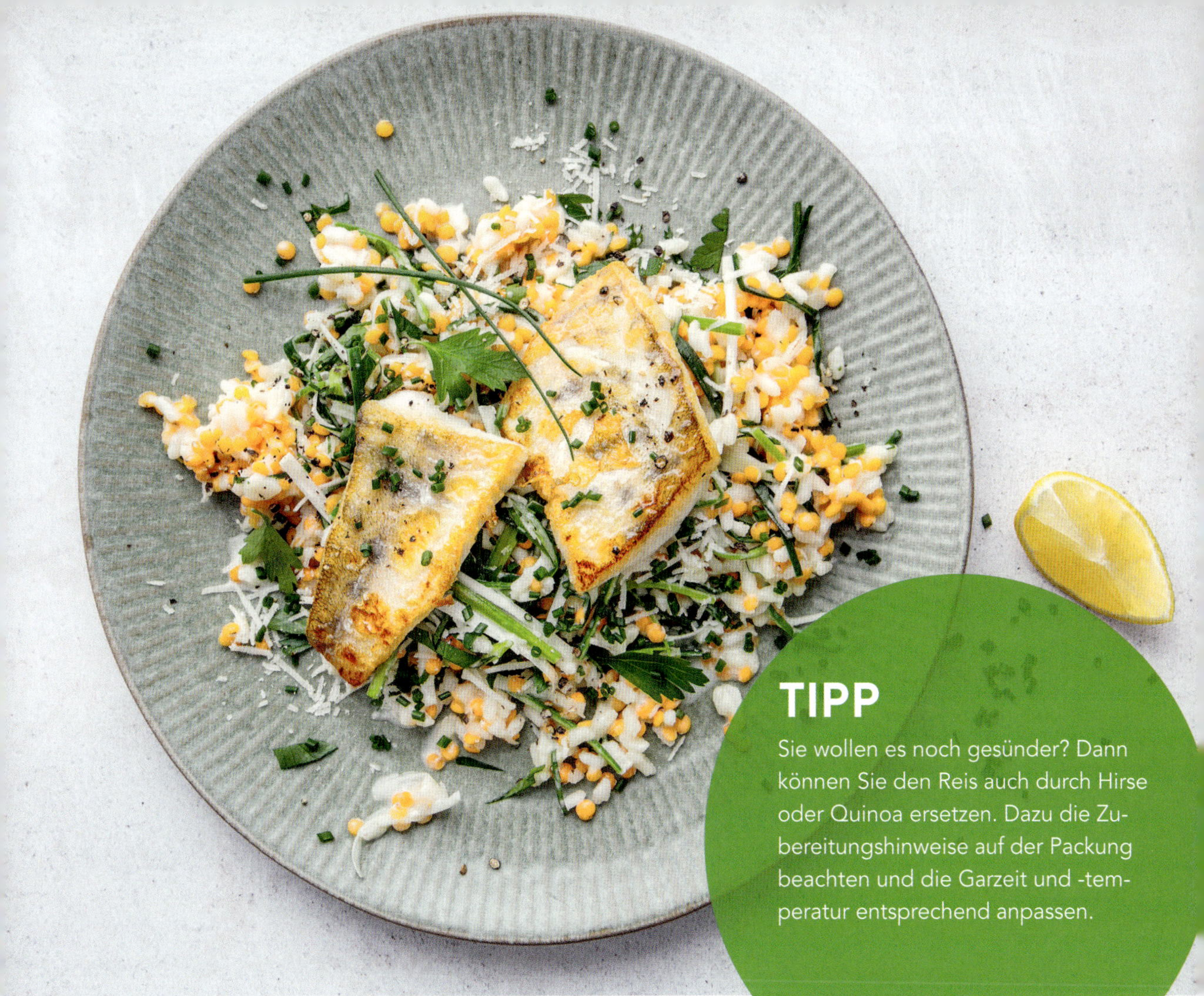

TIPP

Sie wollen es noch gesünder? Dann können Sie den Reis auch durch Hirse oder Quinoa ersetzen. Dazu die Zubereitungshinweise auf der Packung beachten und die Garzeit und -temperatur entsprechend anpassen.

ABNEHMBOOSTER

Die Menge Risottoreis auf 60 g reduzieren.	Reduziert die Kohlenhydratmenge und damit die Kalorienzahl sowie den Blutzuckeranstieg.	+++
Die Menge an Parmesan auf 1 EL reduzieren.	Spart Fett und damit Kalorien.	++
Den Lauchanteil verdoppeln.	Vergrößert das Volumen des Gerichts, was für eine bessere Magenfüllung sorgt und damit die Sättigung erhöht.	+

BUCHWEIZEN-BROKKOLI-GEMÜSE

In der bretonischen Küche längst ein Star, erobert Buchweizen aktuell auch hierzulande die Küchen. Ein Glück für Abnehmwillige! Denn mit ihrem hohen Protein- und Ballaststoffanteil sättigen die Körnchen des Knöterichgewächses prima – und regulieren gleichzeitig die Verdauung.

120 g Buchweizenkörner
240 ml Gemüsebrühe
250 g Brokkoli
150 g Champignons
200 g Porree
3 EL Sesamöl
2 TL Sojasauce
2 Eier
2 EL Mandelmus
2 TL heller Sesam
Salz, Pfeffer

Für 2 Personen
12 Min. Zubereitung
15 Min. Kochzeit

Pro Portion
ca. 645 kcal
23 g EW
35 g F
52 g KH

1 Buchweizen in einem Sieb mit warmem Wasser gründlich waschen. Buchweizen in einem Topf mit der Gemüsebrühe aufkochen lassen und dann bei schwacher Hitze ca. 15 Min. quellen lassen.

2 Brokkoli waschen und in kleine Röschen teilen. Champignons säubern und in Viertel schneiden. Porree waschen und in feine Ringe schneiden.

3 Gemüse in einer Pfanne mit Sesamöl anbraten, Sojasauce hinzugeben und alles 10 Min. dünsten lassen. Bei geschlossenem Deckel wird das Gemüse weich; wer es knusprig mag, verzichtet auf den Deckel.

4 Inzwischen die Eier in einen Topf mit kochendem Wasser geben und ca. 7 Min. kochen lassen. Anschließend abschrecken, pellen und halbieren.

5 Mandelmus und Sesam unter das Gemüse heben und nach Bedarf mit Salz und Pfeffer würzen.

6 Buchweizen mit dem Gemüse auf Teller anrichten. Eierhälften dazulegen.

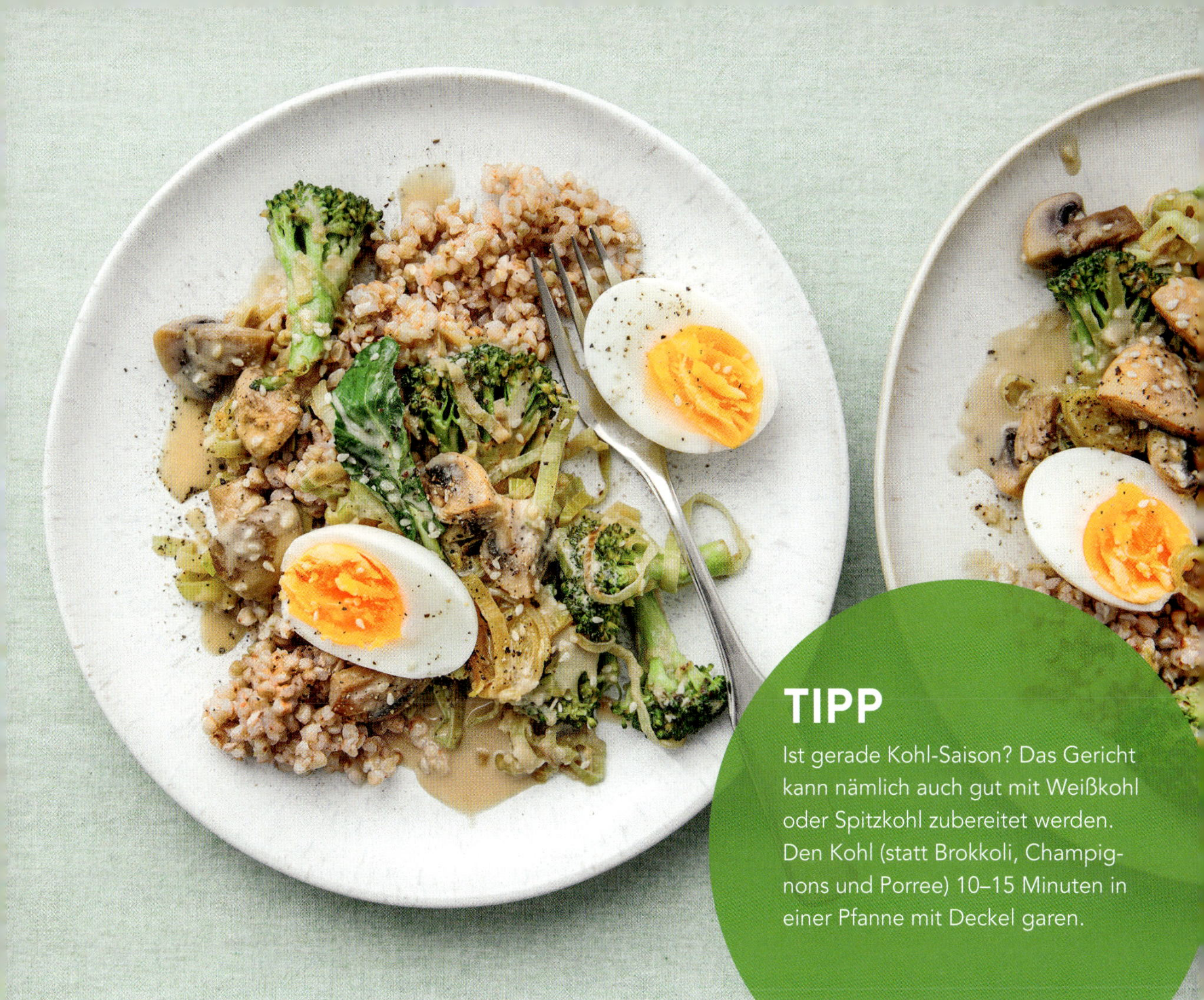

TIPP

Ist gerade Kohl-Saison? Das Gericht kann nämlich auch gut mit Weißkohl oder Spitzkohl zubereitet werden. Den Kohl (statt Brokkoli, Champignons und Porree) 10–15 Minuten in einer Pfanne mit Deckel garen.

ABNEHMBOOSTER

Statt Ei 150 g geräucherten Tofu in Würfel schneiden und mit dem Gemüse in der Pfanne braten.	Diese vegane Variante enthält kein tierisches Fett/Cholesterin, dafür eine Extra-Portion sättigendes pflanzliches Eiweiß.	+++
Buchweizenmenge auf 90 g reduzieren.	Reduziert die die Kalorienzahl und den Blutzuckeranstieg.	++
Die Menge an Mandelmus halbieren oder weglassen.	Spart Kalorien (Mandelmus enthält gute Omega-3-Fette und Magnesium, aber auch viele Kalorien).	+

KÜRBISWÜRFEL MIT HALLOUMI UND QUINOA

Wegen der ähnlichen Konsistenz und Sättigung gilt Kürbis als guter Kartoffelersatz, doch er hat extrawenige Kohlenhydrate – und das macht ihn zu einem Top-Abnehmbooster. Zusammen mit dem würzigen Halloumi und süßlichen Salat macht er satt – und energiegeladen.

100 g Quinoa
1 TL gekörnte Gemüsebrühe
½ TL Zimt
½ Hokkaidokürbis (ca. 650 g)
1 Zwiebel
1 Knoblauchzehe
200 g Halloumi
1 EL Olivenöl
Salz, Pfeffer
½ Pckg. Feldsalat (ca. 60 g)
40 g Cranberrys
1 TL Honig
2 EL Kürbiskernöl
2 EL Kürbiskerne

Für 2 Personen
25 Min. Zubereitung
15 Min. Garzeit

Pro Portion
ca. 1019 kcal
39 g EW
51 g F
91 g KH

1 200 ml Wasser in einem Topf zum Kochen bringen. Quinoa in einem Sieb gut abspülen. Zusammen mit der Gemüsebrühe und dem Zimt in das Kochwasser geben, 10 Min. offen kochen und im Anschluss noch mal 10 Min. mit geschlossenem Deckel quellen lassen.

2 In der Zwischenzeit den Kürbis waschen, die Kerne mit einem Löffel herauslösen und das Fruchtfleisch in Würfel schneiden. Zwiebel schälen und in Ringe schneiden. Knoblauch schälen und hacken. Halloumi in Streifen schneiden.

3 Kürbiswürfel, Zwiebelringe und gehackten Knoblauch in eine Schüssel geben und mit Olivenöl, Salz und Pfeffer gut vermengen. Die Würfel auf einem Backblech verteilen und mit den Käsestreifen belegen. Im vorgeheizten Ofen bei 200 °C Ober-/Unterhitze 5 Min. auf der mittleren Schiene bräunen, dann weitere 5 Min. auf der obersten Schiene rösten.

4 Den Feldsalat waschen, trocken schleudern und mit den Cranberrys in eine Schüssel geben.

5 Quinoa abgießen, leicht abkühlen lassen und zu dem Feldsalat geben und alles mit Salz, Pfeffer, Honig und Kürbiskernöl vermengen. Auf zwei Tellern zunächst den Quiona-Salat-Mix und dann den Kürbis anrichten. Mit Kürbiskernen garnieren.

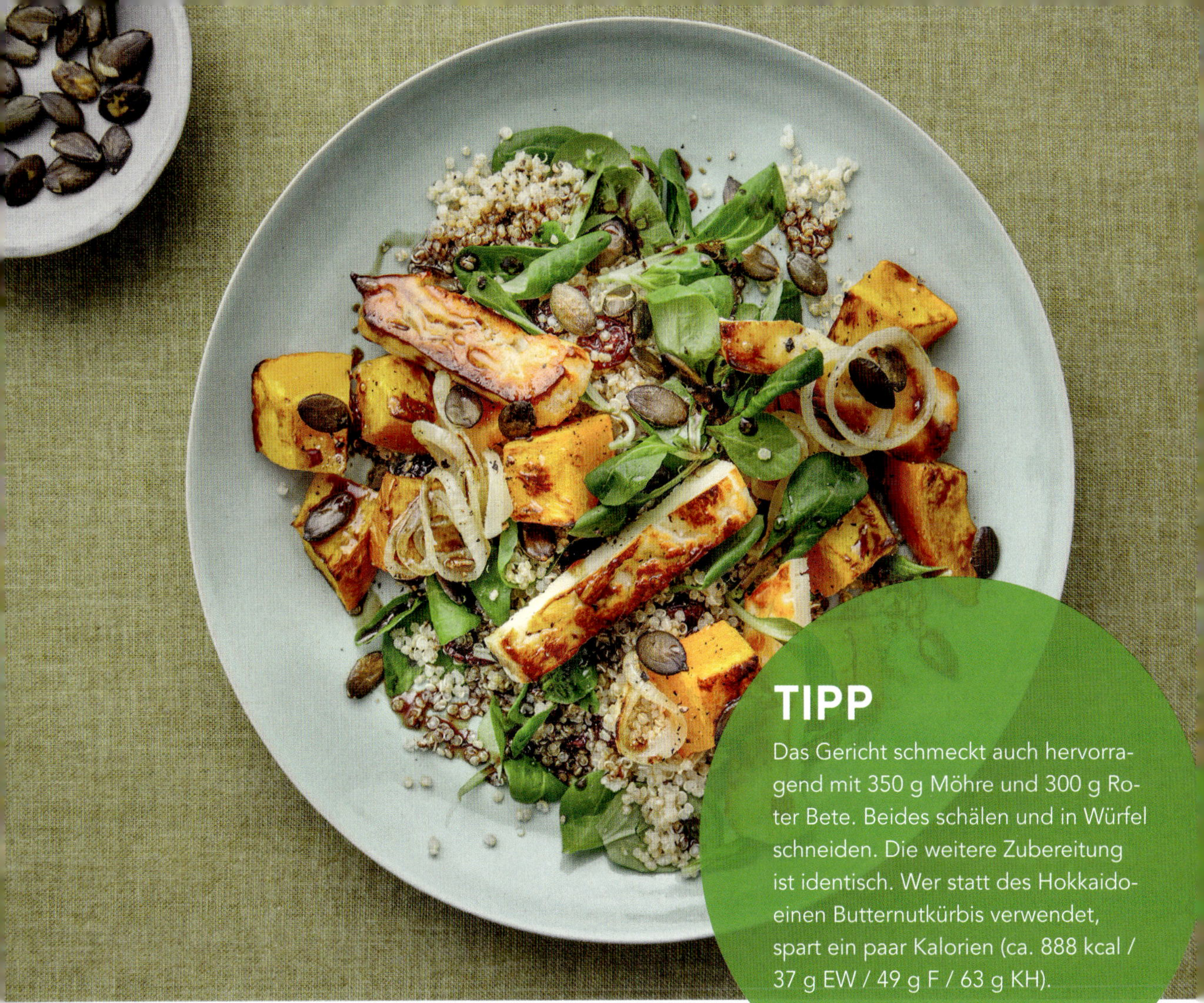

TIPP

Das Gericht schmeckt auch hervorragend mit 350 g Möhre und 300 g Roter Bete. Beides schälen und in Würfel schneiden. Die weitere Zubereitung ist identisch. Wer statt des Hokkaido- einen Butternutkürbis verwendet, spart ein paar Kalorien (ca. 888 kcal / 37 g EW / 49 g F / 63 g KH).

ABNEHMBOOSTER

Den Quinoa-Anteil auf 50 g reduzieren und dafür den Kürbis-Anteil auf 750 g erhöhen.	Reduziert die Kohlenhydratmenge und damit auch den Blutzuckeranstieg – das verhindert Heißhunger.	+++
Den Halloumi durch Hüttenkäse ersetzen.	Reduziert den Fettgehalt des Gerichts und macht es damit kalorienärmer.	++
Den Anteil der Cranberrys auf 20 g reduzieren.	Hilft, Zucker – und damit Kalorien – einzusparen.	+

RINDERGESCHNETZELTES MIT QUINOA

Schaffen Sie Platz auf dem Teller – für die Superbeilage schlechthin: Quinoa, auch »Inkareis« genannt, lässt den Blutzucker anders als Nudeln und Co. nur sanft ansteigen. Das macht sie zum Heißhungerfeind Nummer eins – und zum Freund und Helfer der schlanken Linie.

120 g bunte Quinoa
200 g Rinderfilet
1 Zwiebel
1 Möhre
250 g TK-Grüne-Bohnen
2 EL kalt gepresstes Rapsöl
400 ml stückige Tomaten (Konserve)
½ TL Kurkuma
Salz, Pfeffer
2 TL gehackte Petersilie (frisch oder TK)

Für 2 Personen
12 Min. Zubereitung
15 Min. Kochzeit

Pro Portion
ca. 533 kcal
33 g EW
18 g F
51 g KH

1 Quinoa nach Packungsangabe kochen.

2 Rinderfilet in Schnetzel schneiden. Zwiebel schälen und fein würfeln. Möhre schälen und mit einer Küchenreibe grob raspeln. Bohnen waschen und die Enden mit einem Küchenmesser entfernen.

3 Den Boden eines Topfes mit Wasser bedecken, leicht salzen. Bohnen hineingeben, alles aufkochen lassen und bei mittlerer Stufe ca. 8 Min. garen. Danach das Wasser abgießen.

4 Inzwischen Zwiebelwürfel in eine Pfanne mit heißem Rapsöl geben. Rinderschnetzel hinzugeben und alles ca. 3 Min. braten, dabei leicht salzen.

5 Tomaten, Möhrenraspel und Kurkuma zum Fleisch geben, alles gut vermischen und 5 Min. leicht köcheln lassen. Mit Salz und Pfeffer abschmecken. Petersilie unterheben.

6 Quinoa auf zwei Teller verteilen, Bohnen daneben legen und das Geschnetzelte mit der Sauce über das ganze Essen geben.

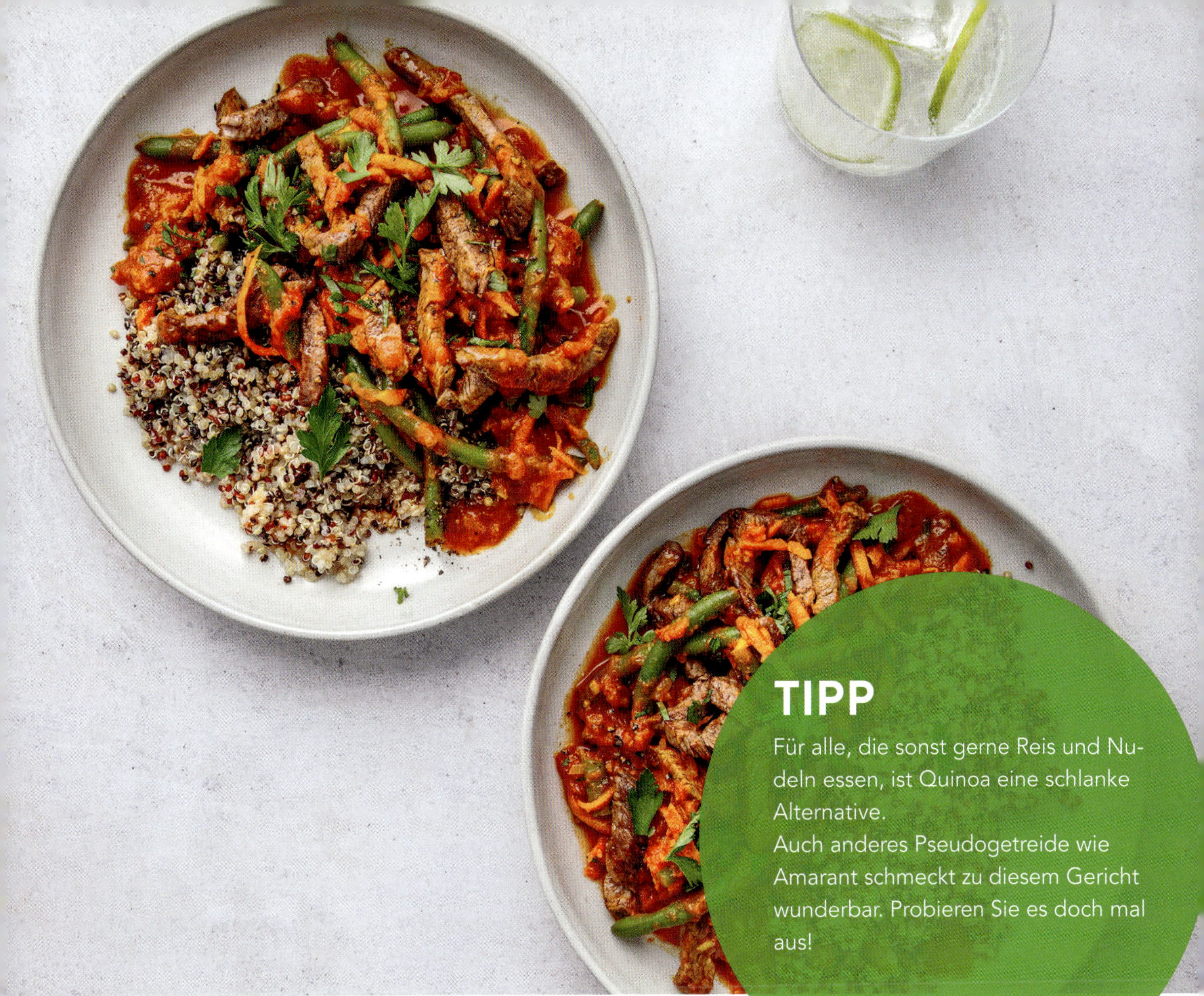

TIPP

Für alle, die sonst gerne Reis und Nudeln essen, ist Quinoa eine schlanke Alternative.
Auch anderes Pseudogetreide wie Amarant schmeckt zu diesem Gericht wunderbar. Probieren Sie es doch mal aus!

ABNEHMBOOSTER

Die Menge an Rinderfilet reduzieren und die Menge an Bohnen erhöhen.	Weniger tierisches Fett und mehr sättigende Ballaststoffe durch die Bohnen.	+++
Quinoa-Menge reduzieren auf 90 g.	Verringert den Kohlenhydratanteil und damit den Blutzuckeranstieg.	++
1 TL Kurkuma verwenden.	Regt die Fettverdauung weiter an. Die enthaltenen Bitterstoffe sorgen außerdem für ein hohes Sättigungsgefühl.	+

ONE POT MIT AMARANT UND KORIANDER

Pseudogetreide mit echter Protein-Power: Amarant enthält satte 16 Prozent Eiweiß. Weil die Nie-wieder-Heißhunger-Körnchen zudem wenig leere Kohlenhydrate und umso mehr Ballaststoffe liefern, sollten Sie Reis und Nudeln oft damit ersetzen – für mehr Spaß auf der Waage.

1 rote Paprika
1 mittelgroße Möhre
1 Stange Staudensellerie
200 g Blumenkohl
1 rote Zwiebel
1 Knoblauchzehe
1 EL kalt gepresstes Rapsöl
100 g Amarant
250 ml Gemüsebrühe
½ TL Chilipulver
½ TL Kreuzkümmel
Salz und Pfeffer nach Belieben
250 g abgetropfte Kichererbsen aus dem Glas
½ Bund Koriander zum Garnieren

Für 2 Personen
15 Min. Zubereitung
25 Min. Garzeit

Pro Portion
ca. 493 kcal
20 g EW
12 g F
65 g KH

1 Paprika waschen, halbieren und die Kerne entfernen. Die Hälften in Würfel schneiden. Die Möhre waschen, schälen und fein würfeln. Staudensellerie waschen und ebenfalls fein würfeln. Den Blumenkohl waschen und in kleine Röschen teilen. Die Zwiebel schälen und fein würfeln. Die Knoblauchzehe schälen und hacken.

2 Das Rapsöl in einem Topf bei mittlerer Temperatur erhitzen und die Zwiebel darin 2 Min. glasig dünsten. Anschließend das geschnittene Gemüse und den Knoblauch dazugeben, alles ca. 4 Min. unter Rühren braten.

3 Den Amarant dazugeben, kurz mitbraten. Mit der Gemüsebrühe ablöschen. Alle Gewürze sowie die abgetropften Kichererbsen dazugeben. Das Gemüse bei mittlerer Temperatur mit leicht geöffnetem Deckel ca. 15 Min. köcheln lassen, bis die Flüssigkeit aufgesogen ist.

4 Koriander waschen und die Blätter von denen Stielen zupfen. Den Amarant-Gemüse-Mix auf zwei Teller verteilen und mit frischem Koriander servieren.

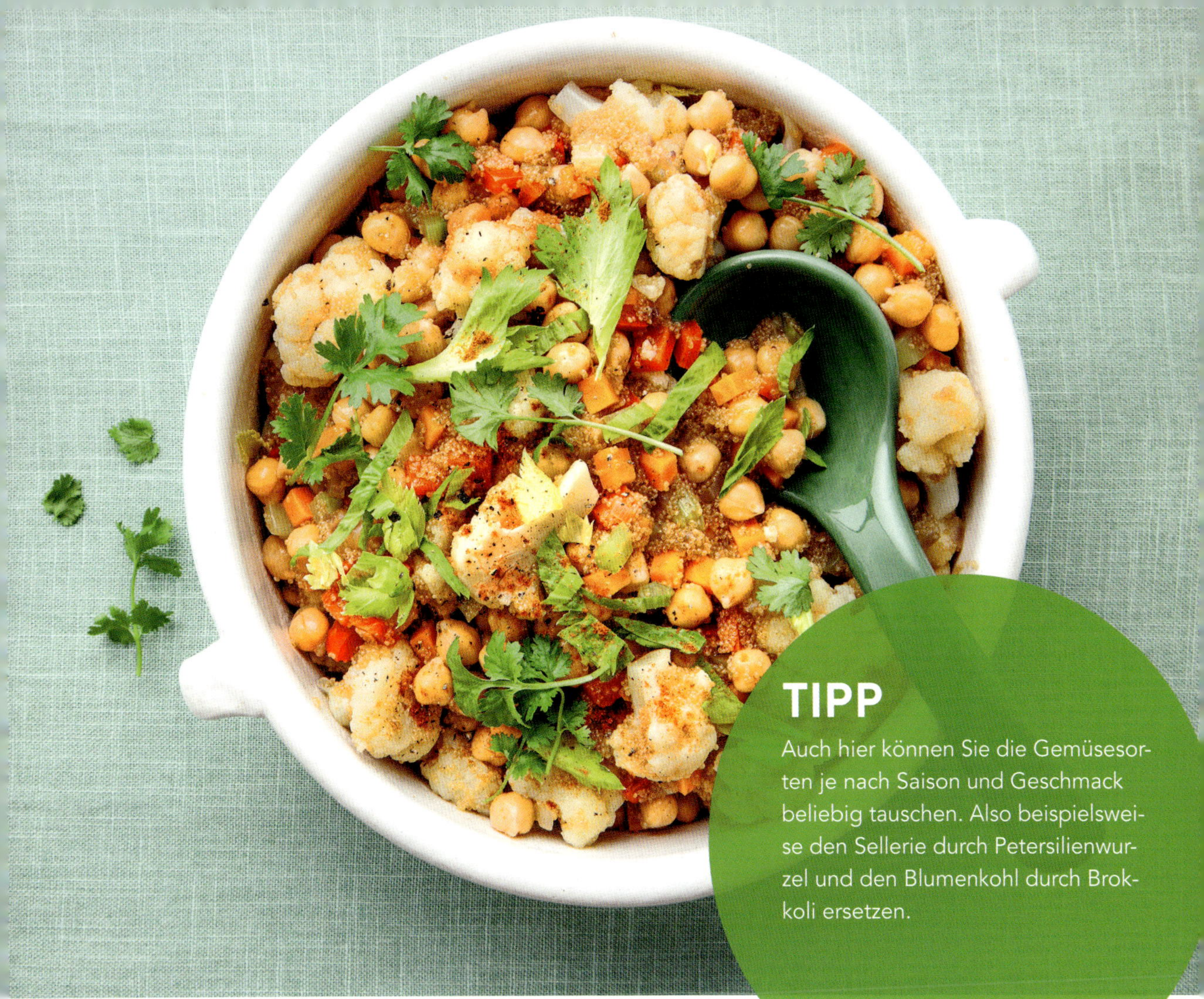

TIPP

Auch hier können Sie die Gemüsesorten je nach Saison und Geschmack beliebig tauschen. Also beispielsweise den Sellerie durch Petersilienwurzel und den Blumenkohl durch Brokkoli ersetzen.

ABNEHMBOOSTER

Amarantmenge auf 50 g reduzieren.	Verringert den Kohlenhydratanteil und damit den Blutzuckeranstieg.	+++
Die Menge an Kichererbsen auf 350 g erhöhen.	Liefert mehr satt machendes Protein.	++
Eine halbe frische Chili fein hacken und mit dem Gemüse zusammen anbraten.	Beugt Süßhunger nach der Mahlzeit vor.	+

SACHREGISTER

K

L

M

P

S

T/V

Z

REZEPTREGISTER

A/B

F

G

H/J

K

M/N

O

P

R

S/T

Z

QUELLEN

Kapitel 1: Gibt es die ultimative Schlankwahrheit?

Keine Quellen.

Kapitel 2: Essen – viel mehr als nur Nahrung

Casazza, K. / Fontaine, K.R. / Astrup, A. et al. (2013): Myths, presumptions, and facts about obesity, in: The New England journal of medicine, 368 (5), 446–454.

Kubzansky, L.D. / Bordelois, P. / Jun, H.J. et al. (2014): The weight of traumatic stress: a prospective study of posttraumatic stress disorder symptoms and weight status in women, in: JAMA Psychiatry, 71 (1), 44–51.

Perelló, M. / Zigman, J.M. (2012): The role of ghrelin in reward-based eating, in: Biological Psychiatry, 72 (5), 347–353.

Stanner, S.A. / Bulmer, K. / Andrès, C. et al. (1997): Does malnutrition in utero determine diabetes and coronary heart disease in adulthood? Results from the Leningrad siege study, a cross sectional study, in: BMJ, 315 (7119), 1342–1348.

Kapitel 3: Unser Stoffwechsel – unsere Energie

Hurst, Y. / Fukuda, H. (2018): Effects of changes in eating speed on obesity in patients with diabetes: a secondary analysis of longitudinal health check-up data, in: BMJ Open, 12, 8 (1):e019589.

Maier, L. / Pruteanu, M. / Kuhn, M. et al. (2018): Extensive impact of non-antibiotic drugs on human gut bacteria. Nature, 555 (7698), 623–628.

McFerran, B. / Mukhopadhyay, A. (2013): Lay theories of obesity predict actual body mass, in: Psychological Science, 24 (8), 1428–1436.

Palleja, A. / Mikkelsen, K.H. / Forslund, S.K. et al. (2018): Recovery of gut microbiota of healthy adults following antibiotic exposure, in: Nature Microbiology, 3 (11), 1255–1265.

Sender, R. / Fuchs, S. / Milo, R. (2016): Revised Estimates for the Number of Human and Bacteria Cells in the Body, in: PLoS Biology, 14 (8):e1002533.

Kapitel 4: Inhaltsstoffe auf dem Prüfstand

Aasheim, E.T. / Hofsø, D. / Hjelmesaeth, J. et al. (2008): Vitamin status in morbidly obese patients: a cross-sectional study, in: The American Journal of Clinical Nutrition, 87(2), 362–369.

Albracht-Schulte, K. / Kalupahana, N.S. / Ramalingam, L. et al. (2018): Omega-3 fatty acids in obesity and metabolic syndrome: a mechanistic update. The Journal of Nutritional Biochemistry, 58, 1–16.

Axelsson, A.S. / Tubbs, E. / Mecham, B. et al. (2017): Sulforaphane reduces hepatic glucose production and improves glucose control in patients with type 2 diabetes, in: Science Translational Medicine 9 (394):eaah4477.

Budhathoki, S. / Sawada, N. / Iwasaki, M. et al. (2019): Association of Animal and Plant Protein Intake With All-Cause and Cause-Specific Mortality in a Japanese Cohort. JAMA Internal Medicine, 179 (11), 1509–1518.

Chaves Curioni, C. / Roig Alves, N. / Zago L. (2019): Omega-3 supplementation in the treatment of overweight and obese children and adolescents: A systematic review, in: Journal of Functional Foods, 52, 340–347.

Clavel, T. / Henderson, G. / Engst, W. et al. (2006): Phylogeny of human intestinal bacteria that activate the dietary lignan secoisolariciresinol diglucoside, in: FEMS Microbiology Ecology, 55(3), 471–478.

Couet, C. / Delarue, J. / Ritz, P. et al (1997): Effect of dietary fish oil on body fat mass and basal fat oxidation in healthy adults, in: International Journal of Obesity and Related Metabolic Disorders, 21 (8), 637–643.

Dehghan, M. / Mente, A. / Rangarajan S. et al. (2018): Association of dairy intake with cardiovascular disease and mortality in 21 countries from five continents (PURE): a prospective cohort study, in: Lancet, 392 (10161), 2288–2297.

Dehghan, M. / Mente, A. / Zhang, X. et al. (2017): Associations of fats and carbohydrate intake with cardiovascular disease and mortality in 18 countries from five continents (PURE): a prospective cohort study, in: Lancet, 390 (10107), 2050–2062.

DiNicolantonio, J.J. / O'Keefe, J.H. / Wilson, W. (2018): Subclinical magnesium deficiency: a principal driver of cardiovascular disease and a public health crisis, in: Open Heart, 5 (1):e000668.

Doaei, S. / Gholami, S. / Rastgoo, S. et al (2021): The effect of omega-3 fatty acid supplementation on clinical and biochemical parameters of critically ill patients with COVID-19: a randomized clinical trial, in: Journal of Translational Medicine, 19 (1), 128.

Dong, T.S. / Luu, K. / Lagishetty, V. et al. (2020): A High Protein Calorie Restriction Diet Alters the Gut Microbiome in Obesity. Nutrients, 12 (10), 3221.

Duffoo, M (2016): Magnesium in Metabolic Syndrome: Review of Studies, in: Endocrinology and Metabolic Syndrome, 5:1000219.

Estruch, R. / Ros, E. / Salas-Salvadó, J. et al. (2018): Primary Prevention of Cardiovascular Disease with a Mediterranean Diet Supplemented with Extra-Virgin Olive Oil or Nuts, in: The New England Journal of Medicine, 378 (25).

García, O.P. / Long, K.Z. / Rosado, J.L. (2009): Impact of micronutrient deficiencies on obesity, in: Nutrition Reviews, 67 (10), 559–572.

Gil, Á. / Ortega, R.M. (2019): Introduction and Executive Summary of the Supplement, Role of Milk and Dairy Products in Health and Prevention of Noncommunicable Chronic Diseases: A Series of Systematic Reviews, in: Advances in Nutrition, 10 (suppl_2), 67–73.

Halton, T.L., Hu, F.B.(2004): The effects of high protein diets on thermogenesis, satiety and weight loss: a critical review, in: Journal of the American College of Nutrition, 23 (5), 373–385.

Harris, W.S. / Tintle, N.L. / Imamura, F. et al. (2021): Blood n-3 fatty acid levels and total and cause-specific mortality from 17 prospective studies, in: Nature Communications, 12 (1).

Honsek, C. / Kabisch, S. / Kemper M. et al. (2018): Fibre supplementation for the prevention of type 2 diabetes and improvement of glucose metabolism: the randomised controlled Optimal Fibre Trial (OptiFiT), in: Diabetologia, 61 (6), 1295–1305.

Kabisch, S. / Meyer, N.M.T. / Honsek, C- et al. (2019): Obesity Does Not Modulate the Glycometabolic Benefit of Insoluble Cereal Fibre in Subjects with Prediabetes-A Stratified Post Hoc Analysis of the Optimal Fibre Trial (OptiFiT), in: Nutrients, 2019, 11 (11), 2726.

Kasprzaka, K. / Wojtunik-Kulesza, K. / Oniszczuk, T. et al. (2018): Secondary Metabolites, Dietary Fiber and Conjugated Fatty Acids as Functional Food Ingredients Against Overweight and Obesity, in: Natural Product Communications, 13 (8):1073–1082.

Kimmons, J.E. / Blanck, H.M. / Tohill, B.C. et al. (2006): Associations between body mass index and the prevalence of low micronutrient levels among US adults, in: Medscape General Medicine, 8 (4), 59.

Knies, J.M. (2019): Sekundäre Pflanzenstoffe, in: Ernährungs Umschau, 66 (4), M 214–221 – Teil 2: 66 (9), M546–554.

Krishnamoorthy, L. / Cotruvo, J.A. Jr. / Chan, J. et al. (2016): Copper regulates cyclic-AMP-dependent lipolysis, in: Nature Chemical Biology, 12 (8),586–592.

Kurilich, A.C. / Jeffery, E.H. / Juvik, J.A. et al. (2002): Antioxidant capacity of different broccoli (Brassica oleracea) genotypes using the oxygen radical absorbance capacity (ORAC) assay, in: Journal of Agricultural Food Chemistry, 50 (18), 5053–5057.

Larsen, T.M. / Dalskov, S. / Baak, M. van et al. (2010): The Diet, Obesity and Genes (Diogenes) Dietary Study in eight European countries – a comprehensive design for long-term intervention, in: Obesity Reviews, 11 (1), 76–91.

LeBlanc, E.S. / Rizzo, J.H. / Pedula, K.L. et al. (2012): Associations between 25-hydroxyvitamin D and weight gain in elderly women, in: Journal of Women's Health, 21 (10), 1066–1073.

Ma, Y. / Olendzki, B.C. / Wang, J. et al. (2015): Single-component versus multicomponent dietary goals for the metabolic syndrome: a randomized trial, in: Annals of Internal Medicine, 162(4), 248–257.

Mason, C. / Xiao, L. / Imayama, I. et al. (2014): Vitamin D3 supplementation during weight loss: a double-blind randomized controlled trial, in: American Journal of Clinical Nutrition, 99 (5), 1015–1025.

Munro, I.A. / Garg, M.L. (2013): Prior supplementation with long chain omega-3 polyunsaturated fatty acids promotes weight loss in obese adults: a double-blinded randomised controlled trial, in: Food Function, 4 (4), 650–658.

Parra, D. / Ramel, A. / Bandarra, N. et al. (2008): A diet rich in long chain omega-3 fatty acids modulates satiety in overweight and obese volunteers during weight loss, in: Appetite, 2008, 51 (3), 676–680.

Ratliff, J. / Leite, J.O. / Ogburn, R. de et al. (2010): Consuming eggs for breakfast influences plasma glucose and ghrelin, while reducing energy intake during the next 24 hours in adult men, in: Nutrition Research, 30(2), 96–103.

Reynolds, A. / Mann, J. / Cummings, J. et. al. (2019): Carbohydrate quality and human health: a series of systematic reviews and meta-analyses, in: Lancet, 393 (10170), 434–445.

Schulze-Lohmann, P.(2012): Ballaststoffe: Grundlagen – präventives Potenzial – Empfehlungen für die Lebensmittelauswahl, in: Ernährungs Umschau, 59 (7), 408–417.

Song, M. / Fung, T.T. / Hu, F.B. et al. (2016): Association of Animal and Plant Protein Intake With All-Cause and Cause-Specific Mortality, in: JAMA Internal Medicine, 176 (10), 1453–1463.

Średnicka-Tober, D. / Barański, M. / Seal, C. et al. (2016): Composition differences between organic and conventional meat: a systematic literature review and meta-analysis, in: The British Journal of Nutrition, 115(6), 994–1011.

Średnicka-Tober, D. / Barański, M. / Seal, C.J. et al. (2016): Higher PUFA and n-3 PUFA, conjugated linoleic acid, α-tocopherol and iron, but lower iodine and selenium concentrations in organic milk: a systematic literature review and meta- and redundancy analyses, in: The British Journal of Nutrition, 115 (6), 1043–1060.

The Editors Of The Lancet Diabetes Endocrinology (2019): Retraction and republication-Effect of a high-fat Mediterranean diet on bodyweight and waist circumference: a prespecified secondary outcomes analysis of the PREDIMED randomised controlled trial, in: The Lancet Diabetes and Endocrinology, 7 (5), 334.

Vasickova, L. / Stavek. P. / Suchanek, P. (2011): Possible effect of DHA intake on body weight reduction and lipid metabolism in obese children, in: Neuro Endocrinology Letters, 32 Suppl 2, 64–67.

Vimaleswaran, K.S. / Berry, D.J. / Lu, C. et al. (2013): Causal relationship between obesity and vitamin D status: bi-directional Mendelian randomization analysis of multiple cohorts, in: PLoS Medicine 10 (2):e1001383.

Kapitel 5: Unsere Organe als Schlankkraftwerke

Akbaraly, T.N. / Brunner, E.J. / Ferrie, J.E. et al. (2009): Dietary pattern and depressive symptoms in middle age, in: The British Journal of Psychiatry, 195(5), 408–413.

Becic, T. / Studenik, C. / Hoffmann, G. (2018): Exercise Increases Adiponectin and Reduces Leptin Levels in Prediabetic and Diabetic Individuals:

Systematic Review and Meta-Analysis of Randomized Controlled Trials. Medical Sciences (Basel), 6 (4), 97.

Coutinho, S.R. / Rehfeld, J.F. / Holst, J.J. et al. (2018): Impact of weight loss achieved through a multidisciplinary intervention on appetite in patients with severe obesity, in: American Journal of Physiology Endocrinology and Metabolism, 315 (1), E91–E98.

DeBenedictis, J.N. / Nymo, S. / Ollestad, K.H. et al. (2020): Changes in the Homeostatic Appetite System After Weight Loss Reflect a Normalization Toward a Lower Body Weight, in: Journal of Clinical Endocrinology and Metabolism, 105 (7):e2538–e2546.

Depa, J. (2020): Positive Ernährung. Denk- und Herangehensweisen aus der Positiven Psychologie, in: Ernährungs Umschau, 67(9), M 550–557.

Dong, T.S. / Luu, K. / Lagishetty, V. et al. (2020): A High Protein Calorie Restriction Diet Alters the Gut Microbiome in Obesity, in: Nutrients, 12 (10), 3221.

Francis, H.M. / Stevenson, R.J. / Chambers, J.R. et. al. (2019): A brief diet intervention can reduce symptoms of depression in young adults – A randomised controlled trial, in: PLoS One, 14 (10):e0222768.

Ho, H.C.Y / Mui, M / Wan, A. et al. (2020): Happy Family Kitchen Movement: A cluster randomized controlled trial of a community-based family holistic health intervention in Hong Kong, in: Journal of Happiness Studies, 21 (1), 15–36.

Iliodromiti, S. / Celis-Morales, C.A. / Lyall, D.M. et al. (2018): The impact of confounding on the associations of different adiposity measures with the incidence of cardiovascular disease: a cohort study of 296 535 adults of white European descent, in: European Heart Journal, 39 (17):1514–1520.

Jacka, F.N. / O'Neil, A. / Opie, R. et al. (2017): A randomised controlled trial of dietary improvement for adults with major depression (the ›SMILES‹ trial), in: BMC Medicine, 15 (1), 23.

Lechner, K. / McKenzie, A. / Worm, N. (2021): Paradigmenwechsel in den Empfehlungen zur Ernährung bei Typ-2-Diabetes, in: Info Diabetologie, 15 (1), 34–43.

Lee, P. / Smith, S. / Linderman, J. et al. (2014): Temperature-acclimated brown adipose tissue modulates insulin sensitivity in humans, in: Diabetes, 63 (11):3686–3698.

Li, Y. / Schnabl, K. / Gabler, S.M. et al. (2018): Secretin-Activated Brown Fat Mediates Prandial Thermogenesis to Induce Satiation, in: Cell, 175 (6):1561–1574.e12.

Muzik, O. / Mangner, T.J. / Leonard, W.R. et al. (2013): 15O PET measurement of blood flow and oxygen consumption in cold-activated human brown fat, in: Journal of Nuclear Medicine, 54 (4), 523–531.

Suwandhi, L. / Altun, I. / Karlina, R. et al. (2021): Asc-1 regulates white versus beige adipocyte fate in a subcutaneous stromal cell population, in: Nat Commun, 12 (1):1588.

Taylor, R. / Al-Mrabeh, A. / Sattar, N. (2019): Understanding the mechanisms of reversal of type 2 diabetes. The Lancet Diabetes and Endocrinology, 7 (9), 726–736.

Traversy, G. / Chaput, J.P. (2015): Alcohol Consumption and Obesity: An Update. Current Obesity Reports, 4 (1), 122–130.

U-Din, M. / Saari, T. / Raiko, J. et al. (2018): Postprandial Oxidative Metabolism of Human Brown Fat Indicates Thermogenesis, in: Cell Metabolism, 28 (2):207–216.e3.

Yoneshiro, T. / Aita, S. / Matsushita, M. et al. (2013): Recruited brown adipose tissue as an antiobesity agent in humans, in: Journal of Clinical Investion, 123 (8):3404–3408.

Yu, N. / Ruan, Y. / Gao, X et al. (2017): Systematic Review and Meta-Analysis of Randomized, Controlled Trials on the Effect of Exercise on Serum Leptin and Adiponectin in Overweight and Obese Individuals, in: Hormone and Metabolic Research, 49 (3), 164–173.

Kapitel 6: Warum Diäten dick machen

Abete, I. / Astrup, A. / Martínez, J.A. et al. (2010): Obesity and the metabolic syndrome: role of different dietary macronutrient distribution patterns and specific nutritional components on weight loss and maintenance, in: Nutrition Reviews, 68 (4), 214–231.

Ahern, A.L. / Wheeler, G.M. / Aveyard, P. et al. (2017): Extended and standard duration weight-loss programme referrals for adults in primary care (WRAP): a randomised controlled trial, in: Lancet, 389(10085), 2214–2225.

Al Khatib, H.K. / Harding, S.V. / Darzi, J. et al. (2017): The effects of partial sleep deprivation on energy balance: a systematic review and meta-analysis, in: European Journal of Clinical Nutrition, 71(5), 614–624.

Allaf, M. / Elghazaly, H. / Mohamed, O.G. et al. (2021): Intermittent fasting for the prevention of cardiovascular disease, in: Cochrane Database of Systematic Reviews, 1:CD013496.

Aller, E.E. / Larsen, T.M. / Claus, H. et al. (2014): Weight loss maintenance in overweight subjects on ad libitum diets with high or low protein content and glycemic index: the DIOGENES trial 12-month results, in: International Journal of Obesity, 38 (12), 1511–1517.

Bao, Y. / Han, J. / Hu, F.B. et al. (2013): Association of nut consumption with total and cause-specific mortality, in: The New England Journal of Medicine, 369 (21), 2001–2011.

Bauersfeld, S.P. / Kessler, C.S. / Wischnewsky, M. et al. (2018): The effects of short-term fasting on quality of life and tolerance to chemotherapy in patients with breast and ovarian cancer: a randomized cross-over pilot study, in: BMC Cancer, 18 (1), 476.

Brown, A. / Leeds, A.R. (2019): Very low-energy and low-energy formula diets: Effects on weight loss, obesity co-morbidities and type 2 diabetes remission – an update on the evidence for their use in clinical practice, in: Nutrition Bulletin, 44 (1), 7–24.

Bueno, N.B. / de Melo, I.S. / de Oliveira, S.L. et al. (2013) : Very-low-carbohydrate ketogenic diet v. low-fat diet for long-term weight loss: a meta-analysis of randomised controlled trials, in: The British Journal of Nutrition, 110 (7), 1178–1187.

Cedernaes, J. / Schönke, M. / Westholm, J.O. et al. (2018): Acute sleep loss results in tissue-specific alterations in genome-wide DNA methylation state and metabolic fuel utilization in humans. Science Advances, 4 (8), eaar8590.

Chareonrungrueangchai, K. / Wongkawinwoot, K. / Anothaisintawee, T. et al. (2020): Dietary Factors and Risks of Cardiovascular Diseases: An Umbrella Review, in: Nutrients, 12 (4), 1088.

Contreras, R.E. / Schriever, S.C. / Pfluger, P.T. (2019): Physiological and Epigenetic Features of Yoyo Dieting and Weight Control. Frontiers in Genetics, 10, 1015.

Daley, A.J. / McGee, E. / Bayliss, S. et al. (2020): Effects of physical activity calorie equivalent food labelling to reduce food selection and consumption: systematic review and meta-analysis of randomised controlled studies. Journal of Epidemiology and Community Health, 74(3), 269–275.

Emond, J.A. / Longacre, M.R. / Drake, K.M. et al. (2019): Exposure to Child-Directed TV Advertising and Preschoolers' Intake of Advertised Cereals, in: American Journal of Preventive Medicine, 56 (2), e35–e43.

Fothergill, E. / Guo, J. / Howard, L. et al. (2016): Persistent metabolic adaptation 6 years after »The Biggest Loser« competition, in: Obesity (Silver Spring), 24 (8), 1612–1619.

Gardner, C.D. / Kiazand, A. / Alhassan, S. et al.(2007): Comparison of the Atkins, Zone, Ornish, and LEARN diets for change in weight and related risk factors among overweight premenopausal women: the A TO Z Weight Loss Study: a randomized trial, in: JAMA, 297 (9), 969–977.

Gardner, C.D. / Trepanowski, J.F. / Del Gobbo, L.C. et al. (2018): Effect of Low-Fat vs Low-Carbohydrate Diet on 12-Month Weight Loss in Overweight Adults and the Association With Genotype Pattern or Insulin Secretion: The DIETFITS Randomized Clinical Trial,in: JAMA, 319 (7), 667–679.

Ge, L. / Sadeghirad, B. / Ball, G.D.C. et al. (2020): Comparison of dietary macronutrient patterns of 14 popular named dietary programmes for weight and cardiovascular risk factor reduction in adults: systematic review and network meta-analysis of randomised trials, in: BMJ, 369:m696.

Ge, L. / Sadeghirad, B. / Ball, G.D.C. et al. (2020): Comparison of dietary macronutrient patterns of 14 popular named dietary programmes for weight and cardiovascular risk factor reduction in adults: systematic review and network meta-analysis of randomised trials, in: BMJ, 369:m696.

Gepner, Y. / Shelef, I. / Komy, O. et al.(2019): The beneficial effects of Mediterranean diet over low-fat diet may be mediated by decreasing hepatic fat content, in: Journal of Hepatology, 71 (2), 379–388.

Gepner, Y. / Shelef, I. / Schwarzfuchs, D. et al. (2018): Effect of Distinct Lifestyle Interventions on Mobilization of Fat Storage Pools: CENTRAL Magnetic Resonance Imaging Randomized Controlled Trial, in: Circulation, 137 (11), 1143–1157.

Gogga, P. / Śliwińska, A. / Aleksandrowicz-Wrona, E. et al. (2019): Association between different types of plant-based diets and leptin levels in healthy volunteers, in: Acta Biochimica Polonica, 66 (1), 77–82.

Golay, A. / Allaz, A.F. / Ybarra, J. et al. (2000): Similar weight loss with low-energy food combining or balanced diets, in: International Journal of Obesity and Related Metabolic Disorders, 24 (4), 492–496.

Hall, K.D. / Guo, J. / Courville, A.B. et al. (2021): Effect of a plant-based, low-fat diet versus an animal-based, ketogenic diet on ad libitum energy intake, in: Nature Medicine, 27, 344–353.

Hall, K.D. / Guo, J. / Courville, A.B. et al. (2021): Effect of a plant-based, low-fat diet versus an animal-based, ketogenic diet on ad libitum energy intake, in: Nature Medicine, 27, 344–353.

Harvie, M. / Wright, C. / Pegington, M. et al. (2013): The effect of intermittent energy and carbohydrate restriction v. daily energy restriction on weight loss and metabolic disease risk markers in overweight women, in: The British Journal of Nutrition, 110 (8), 1534–1547.

Hays, N.P. / Starling, R.D. / Liu, X. et al. (2004): Effects of an ad libitum low-fat, high-carbohydrate diet on body weight, body composition, and fat distribution in older men and women: a randomized controlled trial, in: Archives of International Medicine, 164 (2), 210–217.

Hjorth, M.F. / Ritz, C. / Blaak, E.E. et al. (2017): Pretreatment fasting plasma glucose and insulin modify dietary weight loss success: results from 3 randomized clinical trials, in: The American Journal of Clinical Nutrition, 106 (2), 499–505.

Hooper, L. / Abdelhamid, A. / Moore, H.J. et al. (2012): Effect of reducing total fat intake on body weight: systematic review and meta-analysis of randomised controlled trials and cohort studies, in: BMJ, 345:e7666.

Howard, B.V. / Van Horn, L. / Hsia, J. et al. (2006): Low-fat dietary pattern and risk of cardiovascular disease: the Women's Health Initiative Randomized Controlled Dietary Modification Trial, in: JAMA, 295 (6), 655–666.

Kahleova, H. / Petersen, K.F. / Shulman, G.I. et al. (2020): Effect of a Low-Fat Vegan Diet on Body Weight, Insulin Sensitivity, Postprandial Metabolism, and Intramyocellular and Hepatocellular Lipid Levels in Overweight Adults: A Randomized Clinical Trial, in: JAMA Network Open, 3(11):e2025454.

Kaviani, S. / vanDellen, M. / Cooper, J.A. (2017): Daily Self-Weighing to Prevent Holiday-Associated Weight Gain in Adults, in: Obesity (Silver Spring), 27 (6), 908–916.

Klementova, M. / Thieme, L. / Haluzik M. et al. (2019): A Plant-Based Meal Increases Gastrointestinal Hormones and Satiety More Than an Energy- and Macronutrient-Matched Processed-Meat Meal in T2D, Obese, and Healthy Men: A Three-Group Randomized Crossover Study, in Nutrients, 11 (1), 157.

LaRose, J.G. / Lanoye, A. / Tate, D.F.: Frequency of self-weighing and weight loss outcomes within a brief lifestyle intervention targeting emerging adults, in: Obesity Science and Practice, 2 (1), 88–92.

Lean, M.E. / Leslie, W.S. / Barnes, A.C. et al. (2018): Primary care-led weight management for remission of type 2 diabetes (DiRECT): an open-label, cluster-randomised trial, in: Lancet, 391 (10120), 541–551.

Ludwig, D.S. / Willett, W.C. / Volek, J.S. et al. (2018): Dietary fat: From foe to friend?, in: Science, 362 (6416), 764–770.

Mancini, J.G. / Filion, K.B. / Atallah, R. et al. (2016): Systematic Review of the Mediterranean Diet for Long-Term Weight Loss, in: The American Journal of Medicine, 129 (4), 407–415. e4.

McClernon, F.J. / Yancy, W.S. Jr. / Eberstein, J.A. et a. (2007): The effects of a low-carbohydrate ketogenic diet and a low-fat diet on mood, hunger, and other self-reported symptoms, in: Obesity (Silver Spring), 15 (1), 182–187.

McClernon, F.J. / Yancy, W.S. Jr. / Eberstein, J.A. et al. (2007): The effects of a low-carbohydrate ketogenic diet and a low-fat diet on mood, hunger, and other self-reported symptoms, in: Obesity (Silver Spring), 15 (1), 182–187.

Meng, Y. / Bai, H. / Wang, S. et al. (2017): Efficacy of low carbohydrate diet for type 2 diabetes mellitus management: A systematic review and meta-analysis of randomized controlled trials, in: Diabetes Research and Clinical Practice, 131, 124–131.

Mozaffarian, D. / Hao, T. / Rimm, E.B. et al. (2011): Changes in diet and lifestyle and long-term weight gain in women and men, in: The New England Journal of Medicine, 364 (25), 2392–2404.

Mueller-Cunningham, W.M. / Quintana, R. / Kasim-Karakas, S.E. (2003): An ad libitum, very low-fat diet results in weight loss and changes in nutrient intakes in postmenopausal women, in: Journal of the American Dietetic Association, 103 (12), 1600–1606.

Norman, J. / Kelly, B. / McMahon, A.T. et al. (2018): Sustained impact of energy-dense TV and online food advertising on children's dietary intake: a within-subject, randomised, crossover, counter-balanced trial, in: The Internal Journal of Behavioural Nutrition and Physical Activity, 15 (1), 37.

O'Neil, C.E. / Fulgoni, V.L. 3rd / Nicklas, T.A. (2015): Tree Nut consumption is associated with better adiposity measures and cardiovascular and metabolic syndrome health risk factors in U.S. Adults: NHANES 2005–2010, in: Nutrition Journal, 14, 64.

O'Neil, P.M. / Miller-Kovach, K. / Tuerk, P.W. et al.(2016): Randomized controlled trial of a nationally available weight control program tailored for adults with type 2 diabetes, in: Obesity (Silver Spring), 24 (11), 2269–2277.

Ostendorf, D.M. / Caldwell, A.E. / Creasy, S.A. et al. (2019): Physical Activity Energy Expenditure and Total Daily Energy Expenditure in Successful Weight Loss Maintainers. Obesity (Silver Spring), 27(3), 496–504.

Park, S. / Ahn, J. / Lee, B.K. (2016): Very-low-fat diets may be associated with increased risk of metabolic syndrome in the adult population, in: Clinical Nutrition, 35(5), 1159–1167.

Romagnolo, D.F. / Selmin, O.I. (2017): Mediterranean Diet and Prevention of Chronic Diseases, in: Nutrition Today, 52 (5), 208–222.

Sackner-Bernstein, J. / Kanter, D. / Kaul, S (2015): Dietary Intervention for Overweight and Obese Adults: Comparison of Low-Carbohydrate and Low-Fat Diets. A Meta-Analysis, in: PLoS One, 10 (10):e0139817.

Schübel, R. / Nattenmüller, J. / Sookthai, D. et al. (2018): Effects of intermittent and continuous calorie restriction on body weight and metabolism over 50 wk: a randomized controlled trial, in: The American Journal of Clinical Nutriton, 108 (5), 933–945.

Schweinlin, A. / Ulbrich, S. / Stauß, S. et al. (2018): Vergleich einer kommerziell erhältlichen, Formula-basierten, mit Haferballaststoffen angereicherten Ernährungstherapie mit einer isokalorischen diätetischen Therapie ohne Formula zur Therapie der nichtalkoholischen Fettlebererkrankung (NAFLD) – eine randomisierte, kontrollierte Interventionsstudie, in: Zeitschrift für Gastroenterologie, 56 (10), 1247–1256

Seimon, R.V. / Roekenes, J.A. / Zibellini, J. et al. (2015): Do intermittent diets provide physiological benefits over continuous diets for weight loss? A systematic review of clinical trials. Molecular and Cellular Endocrinology, 418 Pt 2, 153–172.

Shai, I. / Schwarzfuchs, D. / Henkin, Y. et al. (2008): Weight loss with a low-carbohydrate, Mediterranean, or low-fat diet, in: The New England Journal of Medicine, 359 (3), 229–241.

Smith, C.F. / Williamson, D.A. / Bray, G.A. et al. (1999): Rigid dieting strategies: relationship with adverse behavioral outcomes, in: Appetite, 32 (3), 295–305.

Stachow, R. (2004): Flexible Kontrolle als umfassendes Prinzip in der Adipositasschulung, in: Aktuelle Ernährungsmedizin, 29–86.

Steinberg, D.M. / Bennett, G.G. / Askew, S. et al. (2015): Weighing every day matters: daily weighing improves weight loss and adoption of weight control behaviors, in: Journal of the Academy of Nutrition an Dietetics, 115 (4), 511–518.

Stekovic, S. / Hofer, S.J. / Tripolt, N. et al. (2019): Alternate Day Fasting Improves Physiological and Molecular Markers of Aging in Healthy, Non-obese Humans, in: Cell Metab, 30 (3), 462–476.e6.

Stockman, M.C. / Thomas, D. / Burke, J. et al. (2018): Intermittent Fasting: Is the Wait Worth the Weight?, in: Current Obesity Reports, 7 (2), 172–185.

Strath, L.J. / Jones, C.D. / Philip George, A. et al. (2020): The Effect of Low-Carbohydrate and Low-Fat Diets on Pain in Individuals with Knee Osteoarthritis, in: Pain Medicine, 21 (1), 150–160.

Tay, J. / Thompson, C.H., Luscombe-Marsh, N.D. et al. (2018): Effects of an energy-restricted low-carbohydrate, high unsaturated fat/low saturated fat diet versus a high-carbohydrate, low-fat diet in type 2 diabetes: A 2-year randomized clinical trial, in: Diabetes, Obesity and Metabolism, 20 (4), 858–871.

Tene, L. / Shelef, I. / Schwarzfuchs, D. et al. (2018): The effect of long-term weight-loss intervention strategies on the dynamics of pancreatic-fat and morphology: An MRI RCT study, in: Clinical Nutrition ESPEN, 24, 82–89.

Thomas, J.G. / Raynor, H.A. / Bond, D.S. et al. (2017): Weight loss in Weight Watchers Online with and without an activity tracking device compared to control: A randomized trial, in: Obesity (Silver Spring), 25 (6), 1014–1021.

Tobias, D.K. / Chen, M. / Manson, J.E. et al. (2015): Effect of low-fat diet interventions versus other diet interventions on long-term weight change in adults: a systematic review and meta-analysis. The Lancet Diabetes and Endocrinology, 3(12), 968–979.

Tobias, D.K. / Chen, M. / Manson, J.E. et al. (2015): Effect of low-fat diet interventions versus other diet interventions on long-term weight change in adults: a systematic review and meta-analysis. The Lancet Diabetes and Endocrinology, 3 (12), 968–979.

Trepanowski, J.F. / Kroeger, C.M. / Barnosky, A. et al. (2017): Effect of Alternate-Day Fasting on Weight Loss, Weight Maintenance, and Cardioprotection Among Metabolically Healthy Obese Adults: A Randomized Clinical Trial, in: JAMA International Medicine, 177 (7), 930–938.

Trepanowski, J.F. / Kroeger, C.M. / Barnosky, A. et al. (2017): Effect of Alternate-Day Fasting on Weight Loss, Weight Maintenance, and Cardioprotection Among Metabolically Healthy Obese Adults: A Randomized Clinical Trial, in: JAMA Internal Medicine, 177 (7), 930–938.

van Baak, M.A. / Larsen, T.M. / Jebb, S.A. et al. (2017): Dietary Intake of Protein from Different Sources and Weight Regain, Changes in Body Composition and Cardiometabolic Risk Factors after Weight Loss: The DIOGenes Study, in: Nutrients, 9 (12), 1326.

van Baak, M.A. / Mariman, E.C.M. (2019): Dietary Strategies for Weight Loss Maintenance, in: Nutrients, 11 (8), 1916.

Wadden, T.A. / Neiberg, R.H. / Wing, R.R. et al. (2011): Four-year weight losses in the Look AHEAD study: factors associated with long-term success, in: Obesity (Silver Spring), 19 (10), 1987–1998.

Wutzke, K.D. / Heine, W.E. / Köster, D. et al. (2001): Metabolic effects of HAY's diet, in: Isotopes in Environmental Health Studies, 37 (3), 227–237.

Yokose, C. / McCormick, N. / Rai, S.K. et al. (2020): Effects of Low-Fat, Mediterranean, or Low-Carbohydrate Weight Loss Diets on Serum Urate and Cardiometabolic Risk Factors: A Secondary Analysis of the Dietary Intervention Randomized Controlled Trial (DIRECT). Diabetes Care, 43 (11), 2812–2820.

Yoshino, M. / Kayser, B.D. / Yoshino, J. et al. (2020): Effects of Diet versus Gastric Bypass on Metabolic Function in Diabetes, in: The New England Journal of Medicine, 383 (8), 721–732.

Zafar, M.I. / Mills, K.E. / Zheng, J. et al.(2019): Low glycaemic index diets as an intervention for obesity: a systematic review and meta-analysis, in: Obesity Reviews, 20(2), 290–315.

Wichtiger Hinweis

Die Gedanken, Methoden und Anregungen in diesem Buch stellen die Meinung bzw. Erfahrung des Verfassers dar. Sie wurden vom Autor nach bestem Wissen erstellt und mit größtmöglicher Sorgfalt geprüft. Sie bieten jedoch keinen Ersatz für persönlichen kompetenten medizinischen Rat. Jede Leserin, jeder Leser ist für das eigene Tun und Lassen auch weiterhin selbst verantwortlich. Weder Autor noch Verlag können für eventuelle Nachteile oder Schäden, die aus den im Buch gegebenen praktischen Hinweisen resultieren, eine Haftung übernehmen.

MEHR ENERGIE, MEHR WOHLBEFINDEN!

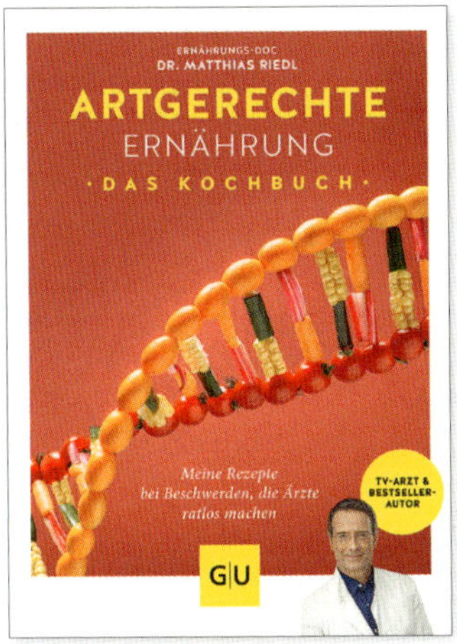

ISBN 978-3-8338-6873-3

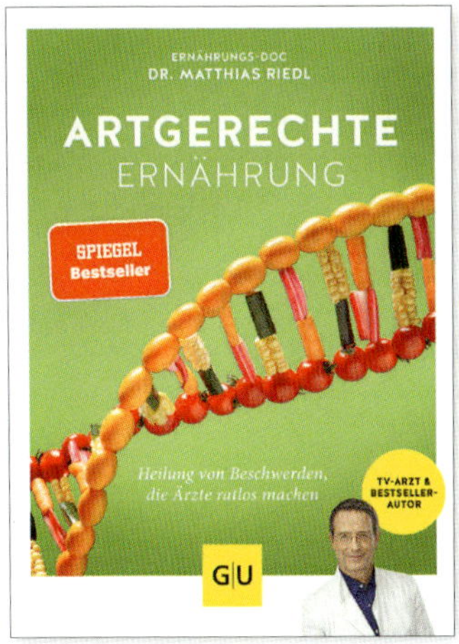

ISBN 978-3-8338-6833-7

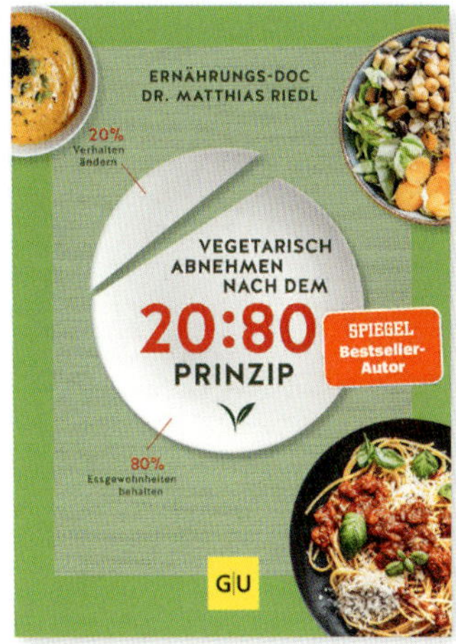

ISBN 978-3-8338-7705-6

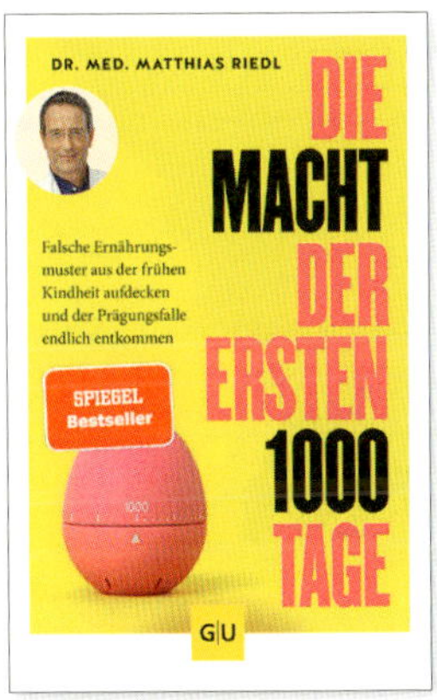

ISBN 978-3-8338-7275-4

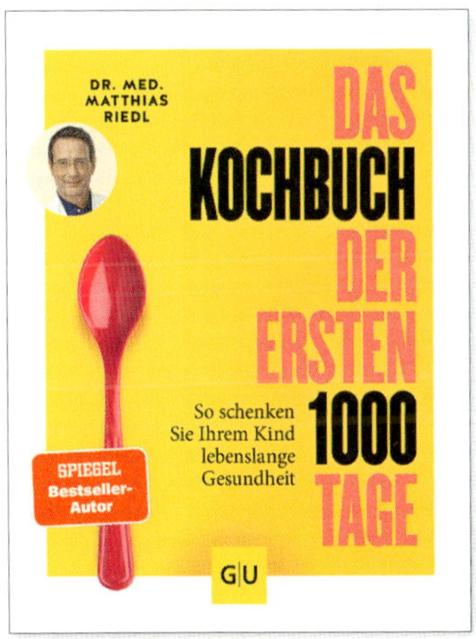

ISBN 978-3-8338-7328-7

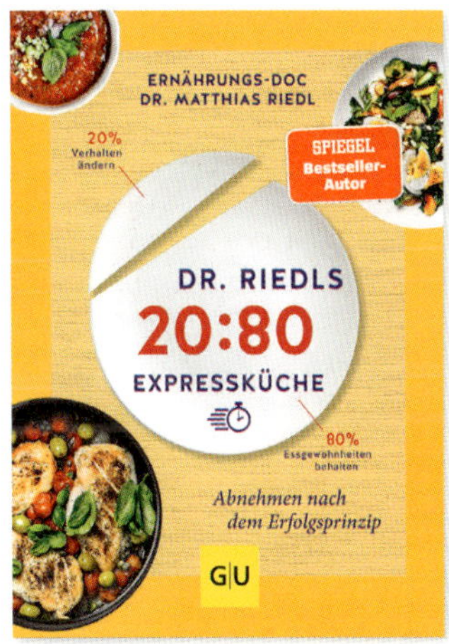

ISBN 978-3-8338-7234-1

Alle hier vorgestellten Bücher sind auch als eBook erhältlich.

GU

Mehr von GU auf **www.gu.de** und **facebook.com/gu.verlag**

IMPRESSUM

GU QUALITÄTS GARANTIE

LIEBE LESERINNEN UND LESER,

wir wollen Ihnen mit diesem Buch Informationen und Anregungen geben, um Ihnen das Leben zu erleichtern oder Sie zu inspirieren, Neues auszuprobieren. Wir achten bei der Erstellung unserer Bücher auf Aktualität und stellen höchste Ansprüche an Inhalt und Gestaltung. Alle Anleitungen und Rezepte werden von unseren Autoren, jeweils Experten auf ihren Gebieten, gewissenhaft erstellt und von unseren Redakteur*innen mit größter Sorgfalt ausgewählt und geprüft.

Haben wir Ihre Erwartungen erfüllt? Sind Sie mit diesem Buch und seinen Inhalten zufrieden? Wir freuen uns auf Ihre Rückmeldung. Und wir freuen uns, wenn Sie diesen Titel weiterempfehlen, in Ihrem Freundeskreis oder bei Ihrem Online-Kauf.

Sollten wir Ihre Erwartungen so gar nicht erfüllt haben, tauschen wir Ihnen Ihr Buch jederzeit gegen ein gleichwertiges zum gleichen oder ähnlichen Thema um.

KONTAKT ZUM LESERSERVICE

GRÄFE UND UNZER VERLAG
Grillparzerstraße 12
81675 München
www.gu.de

GU

GU ist eine eingetragene Marke der GRÄFE UND UNZER VERLAG GmbH, www.gu.de

ISBN 978-3-8338-7568-7
1. Auflage 2022

Projektleitung: Nadine Widl
Rezepte: Johanna Brenke, Christin Müller
Lektorat: Dr. Peter Schäfer
Bildredaktion: Simone Hoffmann
Umschlaggestaltung: Bettina Stickel, ki 36, München
Layout: Antonia Bares, independent Medien-Design, München
Herstellung: Renate Hutt
Satz: Christopher Hammond
Reproduktion: Medienprinzen, München
Druck und Bindung: Firmengruppe APPL, aprinta druck, Wemding
Printed in Germany

Die GU-Homepage finden Sie unter www.gu.de

Bildnachweis

Cover: Andreas Sibler (Foto), Creative Market (Illustration)
Fotoproduktion: Marina Jerkovic
Foodstyling: Max Faber
Adobe Stock: S. 6, 8, 18, 54, 78; Andreas Sibler: S. 4; Getty Images: S. 14; iStock: S. 16; Jonathan Borba/Unsplash: S. 31; Shutterstock: S. 7, 8, 13, 19, 25, 27, 32, 34, 40, 46, 48, 57, 58, 62, 76, 100, 102, 107, 111, 112, 118, 135; Stocksy: S. 5;

Syndication: www.seasons.agency

Umwelthinweis

Nachhaltigkeit ist uns sehr wichtig. Der Rohstoff Papier ist in der Buchproduktion hierfür von entscheidender Bedeutung. Daher ist dieses Buch auf PEFC-zertifiziertem Papier gedruckt. PEFC garantiert, dass ökologische, soziale und ökonomische Aspekte in der Verarbeitungskette unabhängig überwacht werden und lückenlos nachvollziehbar sind.

GRÄFE UND UNZER
Ein Unternehmen der GANSKE VERLAGSGRUPPE